思想觀念的帶動者

文化現象的觀察者

本土經驗的整理者

生命故事的關懷者

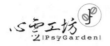

SelfHelp

顛倒的夢想，窒息的心願，沈淪的夢想
為在暗夜進出的靈魂，守住窗前最後的一盞燭光
直到晨星在天邊發亮

他不知道他病了
協助精神障礙者接受治療
（20 週年紀念版）

I Am Not Sick,
I Don't Need Help!
How to Help Someone Accept Treatment

（20th Anniversary Edition）

哈維亞・阿瑪多（Xavier Amador, Ph.D.） 著

陳文怡、魏嘉瑩　譯

楊連謙　審閱

獻給
亨利、塔蒂亞娜、羅賓森，
和安尼塞托・阿瑪多。

實務演練 LEAP 方法時
的一些建議

劉震鐘（臺灣大學精神醫學部
一般精神科主任、
國立臺灣大學醫學院精神科副教授）

　　和不同階段的精神病患者和他們的家人一起工作了這
麼多年，我有責任和義務來為這本重要的衛教書籍寫序。

　　精神疾病治療成效的基礎是建立在彼此間的信任關
係上，特別當互動的對象是重大精神障礙者時，這點是很
大的挑戰，有時也是令人灰心的地方。我們這麼想幫他／
她、費了這麼多力氣了，為什麼病人非但不領情，有時還
要反過來咬我一口？本書作者阿瑪多博士以身為病人近親
家屬多年的經驗、以及心理治療的專業背景，生動且深刻
的描繪數個案例，並佐以實證研究的成果，宣告這種矛盾
的情境其實是可以被打破的，並說明如何運用一系列的技
巧來辦到這些。

　　對於第一線面對精神病人的專業人員或病人的主要
照顧者而言，這不啻是一大福音。但事實上這本書二十年
前就出版了，為何還是有這麼多人被相似的問題困擾著？
就個人的臨床經驗來檢視，LEAP 本身的確是很清楚地捕

捉到和重大精神障礙者互動時的精髓，也提出合適、可行的解方，但光是知道有這個方法還不夠，因為執行時需要一定的心理準備和很多的練習，容我嘮叨地做一些重點提示：

精神病人受到精神病理中「思考障礙」的影響，跟他們談起話來得多費點心力，因為他們有時天馬行空、不知所云，有時則沉浸在偏執的妄想中無法自拔，考驗聆聽者的耐性和思路邏輯是否夠清晰，才不會被牽著團團轉，若是話題繞到哪裡去都搞不清楚，就別提作者強調的「反映式傾聽」。而儘管對於「同理心」，一般人似乎都說得上來、多少懂一點，但實際面對「不可理喻」的精神病人時，要怎樣表達、甚至讓同理成為重要的策略工具，將病人從對立拉成同盟的關係，操作上不是那麼直觀，需要許多的練習、回饋和反思來培養技巧。至於「贊同」，不是要我們單方向無條件的同意病人所言，而是緊隨著同理而來，你要能先願意同理病人的經驗，才有可能適當地認同他對精神症狀的主觀感受，卻不需認同他們相信的妄想內容，從而取得信任、引起共鳴，再創造出彼此都能認同的立基點，從而建立起「夥伴」關係，一起面對一致認為是問題的問題，才不會在「我是要幫你解決問題」、「我不要你管」、「我才不想管你」……當中，沒完沒了的打轉。

書中舉了不少鮮活的例子，讀起來有如神乎其技的表演，建議讀者不要將之視為特例、或覺得太困難、不可能學得來。如果連你自己都如此難以嘗試接受另一個觀點，如何期待你想改變的對象會接受你的介入呢？的確有些人

比較有天分，一點就通，很快能掌握 LEAP 操作時的眉角，巧妙地結合自身經驗和對於病人的瞭解，發展獨到的做法，而且可以觸類旁通。然而可能更多人一開始會氣餒怎麼自己都學不來，老是被病人打槍，特別是已經習慣於某種信念、對嚴重精神病人抱持負面態度（如不信任、害怕）者，需要比較長的時間來調整。但只要抱持希望、願意練習，大多數人都可以從中獲益。儘管不可能百分之百對所有病人都有效，只要肯嘗試，不論是精神醫療專業人員、病人家屬、好友、學校、職場、司法相關等會接觸到精神病患的人員，儘管書中描述的是美國的狀況（例如非自願治療），實務上或多或少都可以派得上用場。

如同前面提到，事實上這本書有點老了，這次發行二十年後的改版，雖然有新增實證研究的資訊，但不可否認地，所舉的例子多是傳統印象中「毫無病識感」的重大精神障礙者。難道「有病識感」、「沒那麼嚴重」的精神病人不存在嗎？其實過去二十多年來，國際上針對精神病發生的早期已有深入研究與更多的服務建置，透過衛教、專業訓練、追蹤疑似處於精神病風險期的個案、及早辨識首次發病的患者，可將「精神病未治療期」（Duration of untreated psychosis, DUP）從過去的一、兩年以上，縮至幾個星期甚至更短。作者提到，察覺發病後盡快求助的個案，相對較容易建立病識感。我在臨床上也看到，有些個案甚至樂意接受這樣的說明：其實是有一個情況，叫做「腦子生病了」，可以解釋自己正備感困擾的經驗。相信對於這樣的個案，LEAP 同樣適用，而且一定更容易上手。

目前，政府對於精神病早期介入也開始投入資源，第一線的工作人員的教育訓練中，十分需要這樣一本參考書。若能定期演練討論 LEAP 方法，一定可以日益精進，成為助人百寶箱中的重要工具。也期許精神醫療專業同仁及所有關心病人的夥伴們一同努力，讓精神病的治療有更好的成果、相關的暴力悲劇事件減少，屆時精神病被汙名化或精神病人被歧視的問題，自然就淡化了。

【推薦語】
實用的溝通之書

　　本書的副標題是「協助精神障礙者接受治療」。從第一章第一行的「我沒生病！我不需要協助！」（I am not sick, I don't need help）到最後一章章名〈亨利〉，全書以亨利為起始，也以亨利結束。作者阿瑪多博士是美國的精神科教授、臨床心理學家，對於大他八歲的兄長亨利（思覺失調症患者），從一開始的爭執不斷，到後來運用阿瑪多博士自己提倡的 LEAP（傾聽 - 同理 - 贊同 - 結為夥伴）方法溝通之後，亨利的病情穩定，兩人從而能夠「與他共同創造新的美好回憶」。

　　這是本值得一讀的書：適合患者家屬與精神醫療團隊成員臨床上實作應用。

謝明憲

臺大醫院精神醫學部主治醫師與臨床副教授。
曾與許藝瀚醫師聯合審閱《思覺失調症（第四版）：你應該知道的事實》、《思覺失調症完全手冊：給病患、家屬及助人者的實用指南》（第七版）兩本書（皆為心靈工坊 2020 年出版）。

繞過「病」，直接跟「人」接觸

楊連謙（台北市立聯合醫院松德院區一般精神科主治
醫師）

就在他，你的親人，開始不對勁、生病的時候，你決定，其實更確切地說是你就自然而然地變成照顧者，因為你愛他，對他有責任。從此，你就投入一段照顧的關係旅程，這對你和他的一生都影響重大；成功的話會是雙贏。

他不知道他病了。但是，他會隱約覺得有些地方出錯了，他的人生走到岔路上。關心他的你，也能很顯然地看到，他的狀況變糟了，人際關係、學業、工作、感情……幾年過去，他也會看到自己落後同儕。其實你，最少是一開始，也很難想到是他病了。

雖然，「病」將你們緊緊地連在一起，不要忘了，「病」和「藥」不是你們之間的唯一連結；他是生了病的「人」，要他承認自己生了病、必須吃藥，只是關係裡的一小部分，甚至要先加以擱置才能跟他建立好關係，以免關係被「病」破壞了。

本書作者阿瑪多博士提出 LEAP，即傾聽、同理心、贊同、結伴四個要點，從照顧關係著眼，你就可以看到

其內在的連結。要繞過「病」直接跟「人」接觸，你須先放下自己急切要他順從你的心、放下你的擔心，而「知道他病了」讓你比較能不去責怪他；「擱置爭議」看到他「人」的部分，才能做到「跟他談」、「讓他說出」，以及「去了解他」，他所遭受疾病折磨、人生受挫的心情；這一連串的分解動作就包括了「傾聽」、「同理心」，然後，順著他想要「趨吉避凶、去苦得樂」重回正常人生的心，你就能跟他「求同存異」取得一致的方向、一起合作去達成他所想要達成的目標，這就是「贊同」和「結伴」。

在你和他「結伴」而行的歷程裡，「陪伴」他、跟他「保持接觸」、「維續關係」是重要原則。不是要你勾勾纏、事事管（他也需要自主空間），而是讓他知道你「在」，他需要你時，能如何找到你。協助他更有自主性，負起自己的責任是這照顧關係的主要方向。事後能夠跟他討論（不論是成功或失敗的經驗），是達成這方向、幫助他成長很重要的動作，例如：當他不吃藥發病了、當他吃了藥感覺較好了、當他成功地做到不理會幻聽的命令、當他終於踏出家門、當他少洗了一次手……

心理治療能否治癒思覺失調症的症狀，如聽幻覺、妄想？能否治癒躁症？我認為：一、心理治療能增強因應症狀的能力：心理治療能增強他辨識自己陷入負面情緒、症狀的能力、作出適切的因應，包括專注於手頭上的工作（聽幻覺就較不會出現）、轉移注意力、深呼吸、肌肉放鬆、離開現場、求助於你、藥物或他人；二、心理治療能減少發病的源頭因素：心理治療有助於患者跟他人和環境

維持更好的關係，減少生活壓力，避免症狀或疾病復發。

強制送醫、住院治療在我們國家精神衛生法有明確規範（目前法律正在重新修訂，近期會通過最新版本）。在患者有自傷、傷人之虞時，你可報警，警察無法判斷是否符合嚴重精神病患強制送醫時，會啟動精神「緊急醫療」，由一位專科醫師決定是否將病人強制送到急診。在急診會由兩位專科醫師決定是否強制鑑定，之後經審查會通過才能強制住院。患者不服可以提出提審，法院會進行裁判是否繼續強制住院治療。

你將他強制送醫會破壞關係，還是轉機？這要看他怎麼看這件事，也考驗你維持關係的態度作法。他外顯的憤怒，其實常來自被拋棄的內在恐懼，你的持續接觸和善意是化解的良藥。不要忘了，他在現實生活中，常是弱勢依賴的一方。在病房患者對於因故被約束在保護室，生氣、不滿的固然有，但經事後討論，往往就能了解為什麼會被約束，後來許多患者甚至會喜歡被約束、保護。類似的，也不乏患者在症狀緩解後感激照顧者當時將他強制送醫。

在這照顧的路上，你並不孤單，社會上有各種資源網絡伙伴陪你一起走。在醫療方面你可找到願意跟你共同照顧他的醫師，你漸漸會知道所謂重大傷病卡、身心障礙殘障手冊、康復之家和能夠較長期住院的醫院；在社會資源方面有社會服務福利中心的社工、健康中心精神衛生護理師、脆弱家庭、長照資源等和你協力照顧他；緊急時你可報警，啟動緊急醫療，若有家庭暴力發生也可通報家暴中心，將有警力及社工協助你；你也可以參加由照顧者組成

的康復之友協會，分享經驗、相互支持，以前他們催生了精神衛生法，近年他們倡議信託；精神復健資源方面，除了醫院之外，也有很多社區的工作坊、小作坊、會所等單位有助於讓患者症狀穩定、有生活重心，也會提供職業訓練，以及就業服務員輔導患者庇護就業。

使我兒子得以康復

皮特・厄利（Pete Earley）

「要是你所愛的人自殺，爸，你會感覺如何？」

當我讀大學的兒子麥克問我這個問題，我正急著送他去急診室。那時他由於看到暗藏在汽車保險桿貼紙上的訊息，以致情緒為之七上八下。我們抵達醫院之際，我如釋重負，因為那裡的醫師知道該做什麼！

四小時過後，醫師終於現身。他問了麥克一些事，並表示他幫不了麥克。因為麥克確信他沒生病，而且還拒絕服用抗精神病藥物。

既然醫師不相信麥克本身和他對別人來說，都「岌岌可危」，於是我兒子別過臉去，即使他顯然有妄想症。

在後續四十八小時中，麥克的代謝功能失調。站在兒女身旁，卻只能眼睜睜看著孩子在心理上逐步滑落深淵之中，只有為人父母者，才可能真正明白置身此情此景有多麼痛苦。當然，我試圖插手管這件事。所以我告訴麥克，他的抗精神病藥物會協助他，讓他比較能清楚思考。可是麥克卻對我說，他的思考方式一點差錯都沒有。我試圖向麥克說明他有妄想症，他卻反對我說的話。最後，我乞求他吃藥：「拜託，我求求你，就當作是為了我做這件事吧！」但麥克不願意這麼做。「我沒生病。」他只是一再

重複這麼說。歷經數小時令人精疲力竭的對話，我要求麥克服藥，否則就離開這間屋子。然而這樣的恐嚇，卻只讓情況變得更糟。由於擔心麥克在街上可能會出事，我打了退堂鼓。隔天早晨，麥克發現我將他的藥摻入早餐穀片，這令他大為光火。

四十八小時後，麥克遭警方拘留。起因是某天早晨，他溜到外面，而且由於他覺得髒，就闖入一所住宅，讓自己洗了個泡泡浴。幸好屋主當時出城去了。為了制服麥克，有六名警官出動。後來警方指控麥克，表示他犯下兩項重罪。

我不確定自己該做什麼，於是聯繫美國最大的民間心理健康機構，也就是「全美精神障礙聯盟」（National Alliance on Mental Illness，縮寫為「NAMI」）。那裡的一位志工，催我讀哈維亞・阿瑪多博士所寫的《他不知道他病了：協助精神障礙者接受治療》。

讀這本書時，我大為驚奇。原來先前我為了協助麥克所做的一切，幾乎全部都做錯了。我的所作所為，其實在在損害麥克與我之間的關係，而非能使情況平靜下來。麥克說的話我不曾「傾聽」（Listen），面對他的時候，我也沒有「運用同理心」（Empathize），當然更別提我要「贊同」（Agree）他，導致我終究無法與他「結為夥伴」（Partner）。為了教導家長和其他人，協助他們明白該怎麼做，才能與自己所愛卻患有精神障礙的人可以溝通得更為順暢，阿瑪多博士以上述四個英文詞彙的第一個字母縮寫，創造了「LEAP」（傾聽・同理・贊同・夥伴）這個

口訣。在這個口訣背後，蘊含了四項指導原則。與麥克爭吵時，我感到氣餒，也覺得不知所措。然而，我在阿瑪多博士的書裡，卻找到了一份藍圖，而且它無論對於身為患者父母、兄弟姊妹、兒女和友人的人，都顯得簡單易懂，又易於遵循。閱讀阿瑪多博士的書，也讓我領悟到我並非孤單一人，因為其他人所面臨的處境，與我和麥克遇到的境況完全相同。

我發覺阿瑪多博士的建議，來自他擔任臨床心理學者的多年經驗，而且他的學術和專業資歷，都令人印象深刻。過去他不僅曾經在美國哥倫比亞大學任職精神醫學系教授，也曾在「全美精神障礙聯盟」擔任研究中心總部主任，而且還在美國紐約州精神醫學研究中心（New York State Psychiatric Institute）擔任心理部門主任。除此之外，他曾經任職美國國家廣播公司新聞網（NBC News）顧問，在不計其數的電視新聞節目中露面，媒體也經常引述他說的話。美國國家心理健康研究所（National Institute of Mental Health）、美國退伍軍人管理局（Veterans Administration），和美國司法部，都曾要求阿瑪多博士提供建言。況且諸如「大學航空炸彈客」希歐多爾·卡辛斯基（Theodore Kaczynski）、伊莉莎白·史馬特（Elizabeth Smart）綁架案，以及「九一一恐怖攻擊事件」第二十名劫機者穆沙維（Zacarias Moussaoui）等備受矚目的案件審判時，阿瑪多博士也都受邀擔任專家證人。

話雖如此，阿瑪多博士出身背景中的另一則花絮，也就是他的兄弟亨利患有思覺失調症，確實令我矚目。於我

而言，這件事很重要。因為這表示阿瑪多博士不但具備專業經歷，他所進行的研究，也涉及他的個人切身利益。畢竟他開發「LEAP」的原因之一，就是要協助他自己，找到更瞭解手足的方式。

最後，我兒子麥克遭判處兩年緩刑。在等待判決期間，他循規蹈矩，而且他除了去看診，也參與團體治療，並服用藥物。然而，當法庭判處麥克刑罰過了幾個月，他的病徵卻又浮上檯面。發覺麥克停止服藥時，我目瞪口呆。儘管我們順利通過了一切，他卻放棄服藥，而且是再度放棄。那時最初湧上我心頭的衝動，是想要單刀直入問他：「你怎麼能又這麼做呢？你什麼教訓都沒學到嗎？」不過，我太太卻使我想起阿瑪多博士的書，因為她用了「LEAP」，設計出一項協議，讓麥克很快就恢復服藥，並重新開始接受治療。

在這本書的新版中，阿瑪多博士翻新了他這本具有開創性的著作。他說明患者「沒有意識到」自己有精神障礙，這是由疾病所引發的**症狀**，而**非**患者本人所做的決定。有鑑於美國聯邦政府的「健康保險便利和責任法案」（Health Insurance Portability and Accountability Act，縮寫為「HIPAA」），非但經常妨礙患者親人瞭解患者病況，也屢屢阻止他們參與治療，使得患者家屬和醫師之間，因而產生難以跨越的鴻溝。阿瑪多博士針對應如何弭平這些隔閡，提出了實用意見。他在書裡概述美國各州監管法，也運用簡單易懂的措辭，來解釋法律系統的錯綜複雜。自從阿瑪多博士出版第一本書以來，他不僅曾發表超過三百

場演講，還帶領過數百場的「LEAP」工作坊。阿瑪多博士從這些聚會中汲取資料，將它們都加進這個版本裡，而且其中還包括他所撰寫的示範講稿，是他為大家面對患者時，建議使用和**不**建議用的特定說法。能參考這些段落，宛如阿瑪多博士置身你臀部口袋，讓你能穩操勝算。

　　儘管每位精神障礙者的需求都獨一無二，但無論每位患者特有的問題是什麼，阿瑪多博士所傳授的基礎，都能協助讀者改進溝通技巧，並協助大家發展信任關係，同時還能讓大家舒緩相互爭鬥的情景，扭轉為攜手合作的局面。

　　某天晚上，阿瑪多博士在簽書時，一位雙手空空如也的男子，走近阿瑪多博士。他向阿瑪多博士解釋說，他那本已經翻爛的書留在家裡，不過他還是前來排隊。據他所述，他這麼做的原因，是阿瑪多博士「使我兒子得以康復」，所以他想握握博士的手。

　　我對此心有戚戚焉。

||||||||||||||||||||||||||||||||||||||||||||||||||||||||||||||||||||||||||||||||||||||

　　皮特・厄利著有《發狂：一位父親在美國各地尋覓心理健康的瘋癲之舉》（*Crazy: A Fathers Search through Americas Mental Health Madness*）。他是前《華盛頓郵報》（*Washington Post*）調查報導記者，而且他筆下的多本作品，都是《紐約時報》（*New York Times*）的暢銷書。

從拯救兄弟開始的旅程

　　當初我動筆寫這本小書，只是由於我樂意為此付出。如今這本小書對患者家屬、醫師、護理人員、治療師、刑事司法專業人員，和政策制定者的影響，卻持續增長。這本書先前已經譯為法文、西班牙文、匈牙利文、中文、阿拉伯文、捷克－斯洛伐克文、波蘭文、日文、瑞典文，和世界各地的其他語言。現在我修訂這本書，並非由於它暢銷，而是為了早先版本中的不足。畢竟曾經有無數讀者，都要求我針對他們如何在各自面對的特定情境中運用「LEAP」，能夠給予更多指引，尤其是在「如何結為夥伴」這方面。

　　為了滿足這項要求，藉以引導大家，我和兩位共同創辦人（其中一位是我女兒塔蒂亞娜），一起建立了「LEAP 實踐研究基金會」（LEAP Foundation for Research to Practice，請參見：www.LFRP.org）[1] 這個非營利公共慈善機構，不但已經訓練數以千計的使用者，讓他們都能運用「LEAP」，而且它還進一步培訓教練，所以目前在全美

1　譯註：該基金會自 2021 年 4 月 1 日起，更名為「亨利・阿瑪多病覺缺失症中心」（Henry Amador Center on Anosognosia），網址也改為 https://hacenter.org/home 。

各地，已經能找到數百名「LEAP」教練。話雖如此，這本書的舊版本卻沒有特別解說大家學習運用「LEAP」所需要知道的建議。因此，在接下來的篇幅裡，除了會有許多新的研究，還會出現一份比過去更加堅實有力，也更為睿智的指南，讓讀者學習運用「LEAP」。

這本書需要修訂版，還有一個理由，也就是在充實「LEAP」相關章節，好讓讀者能更迅速地與患者結為夥伴之外，患者家屬應如何實地運用「LEAP」，也是這本書需要表達的部分。

畢竟有愈來愈多的專業人士和患者家屬，都為了與深陷成癮苦海的人打交道，而開始運用這本書和「LEAP」。由於這個趨勢存在多年，我對此不感訝異，況且我聽聞「LEAP」如何緩解成癮的故事，至今已經有二十年。除此之外，「LEAP」有部分基礎，建立在所謂的「動機式晤談法」（Motivational Interviewing）上，而這種方式對於成癮的效用，先前已經有充分研究。所以你會在接下來的章節裡，發現內容比較直接強調成癮、沒有意識到自己成癮的患者，以及大家應如何運用「LEAP」來協助成癮者接受治療。

當面直接指出患者否認自己生病，是我與生俱來的本能，而我初次得知自己這項本能，會如何引發災難，距今已經有將近四十年（那是 1981 年的事）。當時我罹患思覺失調症的哥哥首度住院治療，才剛回到家。儘管先前醫師開給他的藥，令他回到我所知的現實世界中，然而，他

回到家還不到一天，我就在垃圾桶裡發現他的藥。可想而知，我詢問他何以把藥扔掉。

「現在我沒事了，不需要再服藥。」他向我解釋。由於這和院方對他的耳提面命背道而馳，我為此特別提醒他。

「但醫生說，你可能終生都得服用這種藥。你不能中斷服藥！」

「醫生沒這麼說。」

「當然，他說了！那次家人會面我在場，你記得嗎？」

「不，他說我在醫院時，才需要服藥。」

「那麼，為什麼醫生給你藥，讓你帶回家？」我和他爭辯，試圖證明他錯了。

「那只是以防萬一我又發病。可是我現在好了。」

「不，醫生說的不是這樣。」

「沒有錯，醫生是這麼說的。」

「為什麼你這麼固執？你知道我是對的！」我說道。

「這是我的事。你別管我。」

「既然你病了，這就成了所有人的事。況且我會擔心。」

「你不必擔心我。我很好。」

「你現在很好，不過要是你沒持續服藥，你就會不好。」

「醫生沒這麼說！」

「這樣的話，我們打電話給醫生，我會證明這件

事！」

「我不要談這個！別煩我！」他這麼說，並一走了之。

對於我嘗試提出的每項「實情」，亨利都藉由更多的否認來加以反駁，而每一回合的對話，也讓我們兩人都愈來愈生氣。

我認為他固執又不成熟。我為了證明他有錯，而指責他威脅他，不但令他發怒，也使他設法袒護自己。我本能地當面直接指出他否認自己生病，可是這種本能反應在這種情況下，非但完全無效，還讓事情變得更糟。於是我們倆陷入更多面質（confrontation）與更多否認形成的輪迴之中（我稱之為「否認之舞」），而這種輪迴，也迫使我們的關係變得更加疏遠。事情到了最後，總是他火冒三丈地走開。隨後他的病情復發，接著則以回到醫院作結。

我先是由於我哥哥，後來又因為那些與我合作的患者而邂逅的解決之道，正是我在這本新書中與你分享的解答。針對患者否認自己生病的問題，以及書裡提供的七項「LEAP」工具，我至今已經發表的演講和舉行的工作坊，數量已經破千，而且全美各地、法國、比利時、澳洲、紐西蘭、匈牙利、克羅埃西亞、英國、葡萄牙、土耳其、海灣合作理事會（Gulf Community of Countries，縮寫為「GCC」）和西班牙的許多城市，也都曾經舉行過「LEAP」研討會。

現在，隨著「LEAP」非營利基金會的創立，我希

望能將「LEAP」帶給全美各地的家庭、心理健康從業人員，以及刑事司法專業人員（相關內容請參見基金會網站）。

我在此停筆。請容我在最後，再度引用我為這本書在2000 年初版時所寫的序文內容：「先前（對於病識感薄弱的研究）那場演講結束後，聽眾在講台上包圍我幾乎有兩個小時。他們除了談到自己需要勸告的家屬，也談到希望能更深入瞭解自己所愛的人，拒絕接受協助的原因。這些人期盼能學到更多，也渴望能與明白自身挫折的人談談，都讓我從中獲得啟發。他們之中有許多人，目前都尚未觸及我熟悉的科學進展，而這些人卻可能是從當前所知受益最深的人。領悟到這一點，令我深有所感——這就是我寫這本書的理由。」

目次

概論

　　倘若你在讀《他不知道他病了：協助精神障礙者接受治療》，這可能是因為你有某個嚴重的問題需要處理——要不是你正嘗試與某人溝通，而對方是重大精神障礙者，或者是嚴重上癮者，但對方不僅「否認」自己生病，還很可能由於拒絕治療，導致症狀復發，否則就是對方雖然在治療中，卻一再中斷療程。先前你試過形形色色的對策，卻都沒有用，所以你為了自己該如何協助他或者她，才能使對方獲益，目前在找資料。你可能是對方的親人，也可能是心理健康從業人員，或者是刑事司法專業人員（例如警察、矯正人員、見習生、法官等）。無論你是誰，只要你當前正著手處理這個問題，這本書都是為你而寫的。

　　在這本書裡，我除了寫重大精神障礙者，筆下也寫成癮者。這些人的問題並非互斥。儘管書中的多數案例，都聚焦於精神障礙者，成癮者並非重點，但這本書所提供的解決方案，對上述兩者卻都有效。大家的確都常以「LEAP」這種手法，來使成癮患者痊癒，不過，為了忠於這本書的血統，書裡收錄的案例，幾乎完全都集中在精神障礙者身上。既然我在這裡提供的溝通技巧，也適用於那些面對癮頭苦苦掙扎，還否認自己濫用毒品（酒精或藥物）的人，因此，原本關心自己該如何協助成癮者的讀

他不知道他病了：協助精神障礙者接受治療 ― 28 ―

者，請別為此卻步。

　　針對你即將著手處理的問題，這本書在第一部所提供的資料，都和這些問題的性質與範圍有關。

　　你們之中可能會有某些人，想跳過這個部分不讀，直接前往「LEAP」相關章節（也就是本書第二部）。由於「LEAP」是為了讓缺乏病識感的人能信任你，藉此使你和他們成為「朋友」，同時也讓他們會聽進你的勸告（例如應該要接受治療、支持性住宅〔supportive housing〕、復康療程，和其他服務），而設計出來的溝通策略，所以對於你想要這麼做，我不但沒有疑問，而且如果你現在面對的是緊急狀況，我還會鼓勵你這麼做。倘若情況不是這樣，而是你的處境更加急迫的話，你可能會想直接翻到第三部，因為我在那裡提供了實用指南，解釋一個人該在什麼時候，以及如何進行「協助治療」（assisted treatment，亦即住院，或者是在門診接受非自願治療）。在我看來，跳過這本書前面的章節，是運用這本書的恰當方式。只不過，要是你這麼做，我強烈建議你：等事情平靜下來，你還是應該回頭讀完本書第一部所囊括的三個章節。

　　第一部的資料何以至關重要，有幾個理由。首先，當你協助自己此時試圖協助的對象，他們的表現在你眼中看來，似乎純粹只是固執而已。然而最新的研究中，卻已經說明造成他們如此表現的原因，而本書第一部對於你瞭解最新研究顯示了什麼，將會有所助益。精神障礙者往往會感覺我們是他們的敵人（我以身兼治療師與患者家屬的立場說這句話）。從他們的觀點來看，我們是敵對勢力，

也是誹謗他們的人，絕對不是他們的盟友。與此同時，我們對於他們似乎不能，或者是不願意接受我們所提供的協助，也感到大惑不解。在這種情況下，我們常常會與對方變成對立關係，一點也不令人意外。不過，一旦你明白精神障礙者與成癮者拒絕接受治療的起因，一般都是腦部功能障礙使然，而這是他們無法控制的事，你就能理解何以自己不該認為對方拒絕接受治療這反應是針對你而來，同時也能看清楚自己為何不應為了對方似乎刻意否認生病，而指責對方。

曾經有無數次，我針對專業聽眾和一般聽眾（包括家屬和客戶／患者）發表演講之後，總會有人來告訴我，表示最新研究所提供的知識，有助於他減輕內疚。

同樣不勝枚舉的，則是有人聽完演講來對我說，面對拒絕接受協助的精神障礙者，這種資料除了會減少他直接責備對方，他的怒火也會因而縮減。倘若你面對自己目前試圖協助的人，心裡不但生氣，也想要責怪對方（這兩種感覺都很常見，也都不令人意外），那麼這種情形對你此時設法完成的事，未來產生的效果非但將比較不如預期，你的任務也會演變為不愉快的彼此對抗，而非具有建設性的相互合作。

同樣值得重視的是，日後你會學到何以持續嘗試協助對方是如此重要。因為研究指出，愈快接受治療，患者不但預後愈好，未來需要住院治療的頻率，也不會那麼高，再說即使患者需要住院治療，對方留在醫院裡的時間，屆時會因此縮短。只是當你伸出援手，對方卻一點也不想要

你提供的協助，和這種人來往時，自己要維持決心往往並非易事。所以說，知道治療有多麼必要，會使你堅持不懈。

一旦明白這個問題的本質所在，也知道何以需要迫切處理它，就會使你準備得更為充分，得以瞭解這本書第二部所描述的嶄新手法，並加以實踐，同時藉由這種方式，來應付患者病識感薄弱，卻又拒絕治療的情況。未來你將學到的技巧（也就是「LEAP」），資料來源不僅止於你會讀到的病識感和服藥遵從性（也就是「參與治療」）相關研究，我發展這種技巧的根據，還包括近日臨床實驗中服用安慰劑對照組的研究結果，以及我自己和患者與家屬攜手合作，和我督導其他治療師的臨床經驗。

對於你正嘗試協助的人，我不保證「LEAP」肯定會消除對方拒絕治療的問題。不過，要是你如實遵守我的指引，這些指導方針將有助於舒緩緊張、加強信任。如此一來，此刻你試圖協助的人聽你勸告的可能性，來日也會大幅增加。若是我的經歷和已經發表的研究中暗示了什麼，那應該就是運用這種方式，很可能會為你帶來若干差異，而且這差異還非常具有建設性。

數不清的患者家屬和治療師，都面臨一個兩難局面，也就是「是否該運用當地美國州政府所訂立的非自願監管法，來強迫你目前試圖協助的人接受治療」。改善問題這段期間，你可能也會面對這個困境。儘管在治療過程中，強迫對方接受治療有時不可或缺，不過，既然此舉會影響你們之間的盟友關係，與其在會破壞你和對方的同盟關係

時這麼做，倒不如在它最後能鞏固你們之間的同盟關係時做這件事，才會產生最大效用。這本書第三部的重點，集中在何時「該或不該」違背對方意願，送他或她前去住院治療，或者是接受門診治療。在這個部分，你會學到該如何向醫院尋求治療的具體細節，有鑑於這種干預行動，會強化身在其中的每個人心裡的痛苦，所以你也會學到該如何應付這種情況。此時你很可能會遭人指控背叛，也很有可能會感到內疚，我的主要目標，是要向你說明該如何處理這些情緒，以及最重要的事是，你該如何運用強迫對方接受治療的機會，使你和對方建立信任關係，同時藉此建立團隊合作的意識。

　　強制患者住院治療，往往是危機使然。因此這種行動，只能說是迫不得已。儘管如此，先前已經贏得的信任和已經獲得的進展，都是你在對方出院後可以仰賴的根基，而且我會提供策略，使你能達到目的。

　　最後，這本書的第四部，會串聯起這所有一切。你會在某個簡短的章節裡，認識「LEAP」的理論基礎、科學根據，和其他目前已經發現能有效減輕症狀的心理治療類型，並從中得知學術研究現正提出強而有力的論證，表明當前對極度否認自己生病的患者進行診斷的方式應該要有所修改才是。簡單來說，對於他或者她是否察覺自己生病，我主張我們得評估狀況，並加以記錄。如此一來，我們設計的治療計畫才會有意義。

　　在最後一章，我會告訴你亨利的死。說得更準確些，我會對你訴說他的人生，以及他和他女友、朋友、社工，

還有他和他弟弟——也就是我的關係。

由於「LEAP」挽救了我們之間的關係，也給了我們數年的歡娛和希望，所以我這麼做，是打算讓你從這一章汲取靈感，也得以從中獲得動力。與此同時，我也希望在這一章，和你分享亨利了不起的忘我無私。

這本書最後這個部分，為書裡描述的所有主要干預行動，做了簡明的摘要。要是有人「拒絕」接受治療和相關服務，而且更重要的是對方還「拒絕」接受你的友誼與支持，那麼本書第四部往後將協助你輕鬆想起這些不可或缺的工具，借助它們來說服對方。以這層意義而言，這個部分完全是名符其實的「備忘」。

最後，我鼓勵所有患者家屬，仔細研究我在提供資源的章節裡所列出來的家庭倡議團體（family-advocacy group）和消費者組織（例如全美精神障礙聯盟、戒酒無名會家屬團體〔AL-ANON〕等等），並參與其中某個團體或組織。雖然我鼓勵你這麼做有許多理由，但其中一個原因，是身為精神障礙者親屬的你，在探索應如何改善對方生活之際，至少不會感到那麼孤單，也會覺得自己得到的支持比較多。況且家裡有人是精神障礙者，令你感到的羞恥和難堪，這些機構也會協助你舒緩。畢竟當你試圖協助你所愛的人，這些不明所以的感受，都只會妨礙你而已。

我哥哥有思覺失調症，多年來我都為此無地自容。儘管知道他生病，是腦部功能失調所致，而且我也懂得自己對於這件事，沒有絲毫需要感到羞恥之處，不過我還是避

開了這類機構，並對同事隱瞞我哥哥的病情。直到和像我一樣的人談過之後，我對我哥哥有思覺失調症，才能不再覺得難為情。倘若你不認為自己已經準備好要參加任何攸關精神障礙的聚會或研討會，根據我自己的經驗，我當然可以理解你的感受。只不過，諷刺又令人難過的是不談家庭問題的這種直覺反應，會導致我們之中有許多人，無從得到解決問題時所需要的支持與資料。

無論如何，即使目前你對於自己是否要和這些機構打交道仍感遲疑，你依舊可以從這類組織中受惠。

因為你可以透過這類組織的網站學習，不必參加任何聚會。否則，這些團體也會提供其他文獻，你可以向他們索取資料。過去我從這些機構學到了許多，也從中得知有許多家庭都和我家一樣，並瞭解這時候有些勢力，正在為了改變精神衛生法、資助相關研究、改進治療方式而努力運作，這些都讓我感到極度欣慰。

對於閱讀這本書的治療師，我的目標是給你一份希望，讓你面對有重大精神障礙，以及（或者是）嚴重上癮，而且不認為自己生病，也拒絕接受你協助的患者時，能與對方交流。如果你身為精神健康專業人員，或你是患者家屬的話，固然你的絕望有時會令你想轉過頭去，眼不見為淨，但這本書將來會協助你，驅散你的心灰意冷。這本書會讓你重新燃起希望，期盼自己能使現況改頭換面。

第一部
患者否認自己生病的真相

「知識就是幸福，因為有了知識——而且是廣博精深的知識，就可以分辨真偽、區別高低。」

——海倫·凱勒

「縱然我們有部分感知是經由感官，感覺出現在我們眼前的事物而來，然而我們另一部分的感知，卻始終都來自於我們自己的腦袋（而且這個部分的感知，可能還比較多）。

唯一和心智運作直接相關的生理條件，就是人腦。如今這項事實獲得的認可，確實已經普遍得不需要我再多花時間說明。我只需要將它視為理所當然的事，將它傳遞下去即可。」

——威廉·詹姆斯（William James）
（摘自《心理學原理》〔The Principles of
Psychology〕第一冊序言〔1890〕）

第一章

我們並非孤身一人

> ☞「我沒生病！我不需要協助！」亨利‧阿瑪多
> （Henry Amador）對作者大吼時所言。
>
> ☞「他對我們有糟糕透頂的妄想，也不願意和家人說
> 話。與其接受我們協助，他情願無家可歸。目前他
> 是街友，我們不知道他身在何方。」皮特與琳達告
> 訴作者。
>
> ☞羅素‧威斯頓（Russell Weston）由於射殺美國國會
> 大廈兩名警衛，而遭到起訴。「我弟弟病得很重，
> 而且他還拒絕服藥。我們曾經試著勸他考慮服藥，
> 但他拒絕。」羅素‧威斯頓的姊姊愛普莉‧卡拉罕
> （April Callahan）這麼說道。「他就是不肯服藥。」他
> 的母親艾芭‧威斯頓（Arbah Weston）補充表示：
> 「面對一個四十一歲的男子，我們能做什麼呢？你
> 無法把他丟進車子裡。」（摘自 1998 年 7 月 26 日，
> 美聯社〔AP wire〕報導。）
>
> ☞「先前（這位）病人之所以會闖入大衛‧賴特曼
> （David Letterman）的家，是她的病情使然。她厭惡
> 治療，也痛恨承認她有問題。」安娜麗莎‧強那森
> （Anna-Lisa Johanson）如此告訴作者。

> ⟳「我媽媽要我們在他的土地上露營，而且要說服他
>   尋求協助。不過對他來說，有問題的不是他，而是
>   我們。」「大學航空炸彈客」泰德‧卡辛斯基（Ted
>   Kaczynski，也就是 Theodore Kaczynski）的哥哥大
>   衛‧卡辛斯基（David Kaczynski）向作者招認。
> ⟳「上回傑夫躁症發作後，我以為他終於意識到他需
>   要持續服藥。可是上週，他再度中斷服用鋰鹽。他
>   表示自己目前情況好轉，已經不需要鋰鹽了。」茱
>   莉亞對作者說。

　　我們其實不孤單。我用「我們」代替「你」，是因為
我曾經遇到無數家庭，都為了親人有精神障礙或某種癮
頭，卻對自身症狀一無所知，以致家庭失和。這種情形
就像我自己家裡的狀況，也和你家相同。有些家庭不認為
自己是我剛才所描述的「我們」，那麼，這些家庭又如何
呢？無論這些家庭是否意識到這件事，他們都會在新聞標
題中，看到自己家裡的故事。畢竟否認生病，也拒絕接受
治療的精神障礙者或是成癮者，有數百萬人之譜。身為這
種人的親屬，我們會不由自主在這些新聞標題中，看到我
們自己和親人的處境。即使皮特、琳達和茱莉亞所面臨的
窘境，從未成為新聞報導的焦點，但他們的困境，卻突顯
了全美約莫一千一百萬個家庭，以及全球數千萬姓名不曾
在報刊上曝光的人所遇到的問題。以往我們都讀過攸關暴
力或自殺的事，這是理所當然。不過事實上，這種進退兩

難的局面，卻遠比暴力或自殺都更常見。前文引述的那些範例，是其中最惡名遠播的幾個例子。正如它們所述，皮特與琳達和茱莉亞所愛的人，都不認為自己生病，也都不肯接受治療。雖然他們否認自己生病和拒絕接受治療，不會導致他們聲名狼藉，但他們這種行徑，卻幾乎肯定會使病情惡化、生活逸出常軌又處於險境，同時還會讓他們錯失治療良機，而他們與親人的關係，也會因此遭到破壞。

某些雙相情緒障礙症（bipolar disorder，俗稱躁鬱症）或者是思覺失調症患者，以及某些成癮者，都以為他們的病情已成往事。這些人都認為自己曾經生病，後來就康復了。就像先前有一小段時間，傑夫承認自己生病，也遵從醫囑服藥。只不過，傑夫病況好轉之後，他就打定主意，決定他不需要再持續服用鋰鹽。對傑夫來說，鋰鹽之於他的精神障礙，正如抗生素治療感染一樣，當藥瓶空了，他的病也就隨之痊癒。只是實際上，胰島素之於糖尿病，才是鋰鹽之於雙相情緒障礙症的合適對照，因為它們都是需要每天服用，才能避免症狀復發，甚或藉此預防死亡的藥物。

況且雙相情緒障礙症和思覺失調症，幾乎都和成癮一樣致命（雙相情緒障礙症患者和思覺失調症患者中，有百分之十到十五，都由於自殺過世），所以這個類比，可謂格外貼切。有鑑於許多重大精神障礙[2]者，不僅從未承認

2　原註：雖然有許多精神障礙都可能非常嚴重（例如成癮症、憂鬱症、焦慮症、人格障礙，和其他精神障礙），不過，為了行文

自己生病，也拒絕接受所有類型的治療，因此，即使傑夫只是偶爾服藥而已，在這場競賽中，他依舊領先了一步。

「大學航空炸彈客」希歐多爾‧卡辛斯基的哥哥大衛‧卡辛斯基曾告訴我，儘管他弟弟有二十年的時間，對國家造成威脅，但卡辛斯基家依然從某些重大精神障礙者親屬那裡，收到了無數來信，向他們表達支持、理解與弔唁之意。這些人一如大衛和他母親，過去也曾經照料否認自己有精神障礙的人，並為此感到無助與心痛。事實上，**我**也是寄出這些信的人之一。因為我和其他人一樣，在卡辛斯基家的處境中看到自己的境況。我只是比較幸運。畢竟我哥哥亨利和這些精神障礙者中的絕大多數人一樣，都從不曾行使暴力。

精神障礙者否認生病，也拒絕接受治療，不僅考驗家人關係，對於接受委託，照料我們親人的治療師，以及和刑事司法專業人員來說，這種情況對於他們所懷抱的道德信念，也是一種試煉，況且這種考驗與試煉造成的悲劇，遠比成為新聞標題還更常見。每當我們又在垃圾桶裡找到一瓶藥，或者是發現藥物塞在床墊底下，以及有人對我們說，要我們別管閒事，否則就是當對方向我們表示，瘋了的人其實是我們，還有對方再次錯過醫師約診時，我們所

簡潔，提及包括思覺失調症、情感思覺失調症（schizoaffective disorder）、雙相情緒障礙症（舊稱「躁鬱症」），以及成癮症之類的精神疾病（psychotic illnesses）時，我主要會用「重大精神障礙」（serious mental illnesses）這個措辭來指稱。

有人都會更傾向要朝絕望舉手投降。有些時候，無論我們是否不再插手管這件事，我們所愛的人[3]都會一走了之。

他們會就此失蹤數小時、數天、數週，甚至是數年。從前我哥哥亨利也有失蹤多日的習慣，而且他甚至還曾經搭便車，橫越全美各地旅行。這些失蹤者之中，有些人會淪落至無家可歸之列，或者是遭到監禁。此時他們會以無名氏的身分，成為新聞標題，而這種情況就是我先前最恐懼的事。

全美罹患**重大精神障礙**的人，大約有一千一百萬，而且在全球各地，毫不誇張地說，還有數億名重大精神障礙者。最近的研究結果，已經明確指出這些精神障礙者之中，大約有百分之五十不相信自己生病，也拒絕接受服務，還不肯服用醫師開立給他們的藥物——這相當於罹患重大精神障礙，又沒有意識到自己生病的美國人，已經有五百萬名以上。儘管目前為止，你對這些精神障礙的普遍程度，或許已經有了些許概念，但你是否曾經想過，這

3　原註：我寫這本書，不僅為了目前正試圖協助某位重大精神障礙者的一般讀者，置身這種情況的專業讀者，也是我寫這本書的原因。所以談到接受協助的對象時，我能指稱對方的用語很多（例如患者、當事人、家屬、所愛的人／親人、案主、嫌犯等等）。為了避免用語繁瑣，從現在起，提及接受協助的對象時，我在行文間主要使用的措辭，將會是「所愛的人／親人」、「家人」，或者是「親屬」。在為心理健康照護從業人員，以及身為刑事司法專業人員的讀者而寫的部分，我應該會以「患者」、「客戶」、「當事人」、「個體」或「嫌犯」，來取代家庭關係用語。

其中涉及多少家屬呢？倘若我們只計算這些精神障礙者的父母，家屬的數量就是兩倍！接著只要再加上一位兄弟姊妹，或者是加上一位子女，家屬的數字，就會變得非常驚人。於是乎，這才是真正的新聞標題：**家裡有一位近親罹患精神障礙，而且還否認自己生病，也拒絕治療的美國人，有一千五百萬名以上。**

多數研究發現：重大精神障礙者大約有半數不肯服藥。最常見的原因，是他們的病識感薄弱。

過去二十年間，針對病識感薄弱進行的研究數量遽增，而其中有一項早期研究，是由我和我同事所進行。那個時候，美國精神醫學會（American Psychiatric Association）帶領大家進行《精神疾病診斷與統計手冊》（*Diagnostic and Statistical Manual of Mental Disorders*，簡稱為「DSM」）修訂工作，而我們參與的這項「田野測試」（field trial），是這項修訂工作的一部分。我們為此研究了全美各地的四百多名精神障礙者。

由於我們評估的症狀範圍很廣，所以精神障礙者是否洞悉自己生病，以及他們是否接受治療的各個層面，也包括在內。我們希望由此得知，精神障礙者沒有意識到自己生病的這種情況，究竟有多麼普遍。我們調查的結果顯示：在受試者中，有接近百分之六十的思覺失調症患者，以及大約百分之二十五的情感思覺失調症患者，和幾乎達

百分之五十的雙相情緒障礙症個案，都沒有意識到自己的病情。這項主要發現，不但在研究文獻中經人重複驗證百餘次，而且在這個領域裡，大家對於這項發現的充分接受程度，也已經使得美國所有心理健康專業人員使用的標準診斷手冊中，自西元兩千年起，出現了這段陳述：「大多數思覺失調症患者，對於自己有精神疾病的事實，都不太理解……」（請參閱美國精神醫學會出版社〔American Psychiatric Association Press〕於西元 2000 年出版的《精神疾病診斷與統計手冊》第四版修訂版，第三〇四頁）。正如我在第三章所述，時下流通的《精神疾病診斷與統計手冊》（也就是《精神疾病診斷與統計手冊》第五版〔DSM 5〕）中，對於這個問題為患者自己和群體生活所帶來的負面影響，有更進一步的描繪。

當年為《精神疾病診斷與統計手冊》進行調查時，我們詢問加入研究的患者，想知道他們在心理、精神，或者是情緒方面，是否有任何問題之際，不僅大約半數患者都回答「沒有」，而且他們回應時，除了通常都會為這個「沒有」加強語氣，有時還會隨之提出怪誕的辯解，說明他們何以住進精神科病房，成為住院病人。這些患者對此提出的解釋，從「父母帶我來這裡」，到諸如「我只是來這裡接受一般健檢」之類的古怪看法，都包括在內。相對於大多數憂鬱症和焦慮症患者都由於覺得自己很糟、需要協助而主動尋求治療，這些參與研究的患者，反而沒有意識到自己有嚴重的精神障礙，而且正因他們自認沒有絲毫「症狀」，以致他們和憂鬱症及焦慮症患者不同，從不曾抱

怨自己的症狀。更確切來說，他們主要的怨言，一般都是家人、朋友和醫師強迫他們為了自己沒有的病去接受治療，這經常使他們感覺遭人迫害！

> 得知病識感的問題不僅止於患者否認診斷，令我們感到訝異。在我們的記錄中，患者沒有病識感的情況不但非常嚴重，而且它還是普遍存在的現象。

除此之外，在我們的研究中，儘管這些調查對象周遭的每個人，都能輕易辨識出他們所展現的症狀（例如思考障礙〔thought disorder〕、狂躁、幻覺等等），但這許多種種症狀，即使令他們「受苦」，他們自己沒有意識到的比例，卻相當顯著。下方圖表顯示的樣本中，說明了患者普遍都沒有意識到自己表現出來的症狀。我們在研究過的其他精神病患裡（精神病性憂鬱症〔psychotic depression〕患者除外），也發現了這種情形。這個問題在當時，是首次有人研究的議題，所以得知**病識感**的問題不僅止於患者否認診斷，令我們感到訝異。在我們的記錄中，患者沒有病識感的情況不但非常嚴重，而且它還是普遍存在的現象。（換言之，患者對於自己的診斷結果，都沒有意識到它代表什麼，甚至他們的症狀和最明顯的患病跡象，他們自己也都看不出來。）

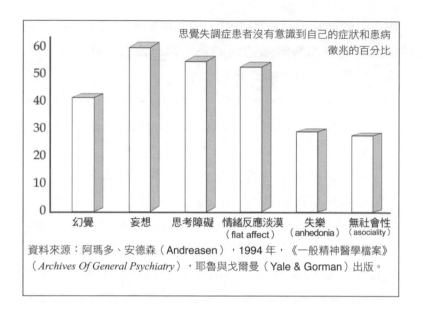

思覺失調症患者沒有意識到自己的症狀和患病徵兆的百分比

資料來源：阿瑪多、安德森（Andreasen），1994 年，《一般精神醫學檔案》（*Archives Of General Psychiatry*），耶魯與戈爾曼（Yale & Gorman）出版。

　　為了說明沒有病識感的問題可以有多麼嚴重，我們來看看我昔日患者麥特的經歷。不過，閱讀麥特的故事時，我要你記住：即使麥特不相信自己有精神障礙，在後續章節中，你也會得知我藉由什麼方式來協助他，好讓他接受治療！既然麥特可以接受治療，那麼在他拒絕繼續接受治療期間，他與家人連綿不絕的衝突，也就此告一段落──而這是意料中事。

麥特

　　我見到麥特時，他二十六歲，單身，與父母同住。我認識他的六年前，他首次出現誇大偏執的妄想（他認為自己是上帝派來的特使，也和美國總統有私交，同時還擔心

美國中央情報局〔CIA〕正企圖要殺害他）。當時經由診斷，確認麥特有情感思覺失調症。儘管他語無倫次、舉止超乎尋常（他用鋁箔紙裹起破損耳機，而且還戴著它），況且他有幻聽，但這些明顯表示他有精神障礙的徵兆，他自己卻都漠不關心。麥特的家人、朋友和鄰居，都得忍受他令人震耳欲聾的說話方式，也因此飽受折磨。自從麥特發病以來，他曾經四度住院治療。

在你接下來要讀到的訪談進行當時，我在美國紐約市哥倫比亞大學的思覺失調症研究病房，擔任科學主管，而麥特那時自願進入我們的病房。在那之前，麥特由於母親報警，而警方違背他的意願，將他送往一所市立醫院的精神病房，因此，他是從那個地方，來到我們這裡。雖然不確定麥特停止服藥有多久，不過，他在母親報警前至少六週，就已經停止服藥。事發當晚，山雨欲來的妄想症，在醞釀多日後終於爆發——

麥特相信自己是上帝指派給美國總統的特使，於是他開始朝著他母親大吼大叫，指責她妨礙他執行上帝賦予的任務。此前數日，麥特則除了拚命寫信給總統，還發狂似的撥電話到白宮。然而，最令麥特母親恐懼的事，是麥特聽到上帝的聲音告訴他，要他將母親關進衣櫥裡！

當麥特來到哥倫比亞大學，他接受藥物治療已經有一個月。我訪問他的時候，除了妄想之外，他所有的症狀，幾乎都已經有了顯著改善。雖然他依舊相信自己是上帝的使者，也仍然相信美國中央情報局正打算要殺了他，但這些念頭，那時已經不會催促他趕緊做些什麼，對於自己的

安危，他也已經不會再那麼擔憂。儘管當時他對於自己的病況顯然病識感仍舊薄弱，可是那時他即將獲准出院，回到父母家中，並經由轉診來接受門診治療計畫。我請麥特告訴我，他是怎麼來到這所醫院，由此展開我們這段訪談。

「我想是因為……我不知道確切的用語。目前為止，我還不確定原因。我認為他們帶我來這裡，是要我接受一般健檢。他們想知道我是否喝酒，以及是否抽菸。我已經告訴警察，我既不喝酒，也沒有抽菸。我們只是起了輕微的爭執而已。況且要說先前發生的事，我相信我母親比我有資格說。所以他們帶我前往診所，要醫師確定我的富裕程度。」

雖然麥特所言有點條理不清，也略微顯得不太尋常，但我還是抓住了他試圖告訴我的事情要領，同時問道：

「所以說，你和你母親發生爭執的那時候，有人撥電話給警察嗎？」麥特點頭。「那麼，報警的人是你母親？」

「我想是這樣。」

「你母親為什麼要報警呢？」

「我不知道。她想要我去醫院吧。」

「你母親為什麼要你來醫院？」

「她是說我們在吵那種事的時候，她不是真的要我去醫院，因為我們當時在討論我用電話的事。」

「你剛才說的話，讓我有一點困惑。」我承認，並接著問：「為什麼她會想要你去醫院呢？」

「我們那時在爭執。我想，她認為我病了，所以需要

檢查。」

「你病了嗎？」

「沒有。我們只是在爭執。」

「所以警察帶你去醫院。」

「對。」

「為什麼醫院的人會要你住院呢？」

「他們沒說。不過那裡有個傢伙，他真的很親切。他告訴我：『別擔心，你會在這裡待一陣子，我希望你能理清思緒。』從那時起，我就一直待在醫院裡。」

「好，但那是在醫院急診室裡的事。後來你去了哪種病房呢？」

「我去了樓上的精神科病房。他們脫掉我的衣服，而且還告訴我，說我會在那裡待一段時間。」

「但為什麼你待的地方，會是精神科病房呢？」

「我想是因為吸毒和酗酒的人很多，如今他們可用的病房，只剩精神科病房而已。如果使用一般健檢診間的話，他們可能會拿不到補助。」

「麥特，我現在**已經**搞不清楚了。你是說，市立醫院的醫師為了一般健檢，要你住進精神科病房？」

麥特對於自己的境遇，似乎沒感到任何不對勁，也彷彿完全沒有為此不快。他回應道：「沒錯。」

「你認為自己不必待在精神科病房嗎？」我頓了一下，又繼續問：「你認為自己在精神或情緒方面，沒有任何問題？」

「對。但是由於兩黨制[4]的關係，他們要我接受情緒測試。他們要求我配合，所以我一直都相當合作。即使其中某些事違背我的意願，我還是可以配合他們。」

「你不想留在那裡，是嗎？」

「是。」

「那麼，你為什麼會留下來？」

「法官判我留在那裡一個月。由於判決的緣故，我必須留下。」

「不過，在那裡待滿一個月後，你決定要來這裡，也就是來到思覺失調症研究病房，是這樣嗎？」

「沒錯。」

「可是這樣的話，你覺得自己一點問題也沒有嗎？」

「沒錯啊。雖然母親要我來，但我一點問題也沒有。」

說麥特對於自己的病，顯得病識感薄弱，只是輕描淡寫而已。況且這種說辭，也不足以形容他描述自己境遇的怪異主張。麥特相信警察阻止他的作為，又因為母親要求帶他去醫院，都純粹只是由於母親比他「年長」，所以比他有資格說話。與此同時，麥特也相信急診室醫師讓他住進精神科病房一個月，是為了要他接受「一般健檢」。

4　原註：我相信麥特指的是紐約當時實施的「非自願治療法」（involuntary treatment law）。這項法律規定要證明某個人由於精神障礙，而對自己造成危險，或者對他人構成威脅，必須要有兩名醫師證實此事（two physicians to certify，簡稱為「2 PC」），才能確認這個人需要住院治療，也需要接受評估。

再說，這些行徑不僅不公，而且很嚇人，而麥特敘述這些時，看起來卻無動於衷。如此一來，我們應如何看待他這種態度呢？警方為他戴上手銬，將他帶往醫院，並違背他的意願監禁他一個月，他卻沒有揚言要提起訴訟，也沒有驚呼這麼做是殘忍的謀殺？患有這些精神障礙的人，有許多確實會這麼做。然而其他患者的表現，則像麥特一樣明顯缺乏憂傷。

我應該要說清楚的事，是麥特的智商事實上沒問題。他這種情況，不是理解力低落所致。

既然如此，這中間到底出了什麼事？是麥特的精神障礙令他難為情，以致他不想向我透露實情嗎？這有可能。不過，如果是這種情形，提出比較沒有那麼古怪的解釋，不會比較能令人信服嗎？無論如何，更重要的事，是麥特知道他住院治療的所有相關細節，我全部都一清二楚。畢竟院方指派前來照料他的醫師，就是我！

如你所料，麥特對於自己聽到聲音，也沒有意識這是罕見的事。他相信那些聲音實際存在，宛如它們是再尋常不過的聲音，他當然也就完全毋需為此擔憂。

不妨想像這樣的場景：假設房間裡空無一人，而你突然開始聽到聲音。如此一來，你會做什麼呢？你很有可能會為此擔心，而且要是幻覺再度出現，你還會趕緊就醫。多數人都會這麼做，這一點我很清楚，因為我在神經科門診工作時，曾經遇到過這樣的人（有些時候，腦瘤的初期症狀中，就包括幻覺）。然而，幻覺出現時，何以有些人為此發愁，但有些人卻不會呢？這種情形單純只是否認自

己生病嗎？還是說，某些人比較能接受自己有問題，而其他人面對這種情況，則會害怕過頭、自尊心變得太強，或者是變得異常頑固？抑或是，有其他解釋可以說明這種現象呢？

以這個層面來說，精神障礙的另一項症狀，顯然是病識感薄弱，而且它完全不涉及自我防衛，也和固執絲毫無關。

事實上，麥特**並非**否認自己生病。我們和其他臨床科學家的研究，反而都向我們指出：麥特至少還有一項症狀，沒有因為醫師開立給他的藥物好轉。麥特對於自己為何在精神病院所提出的古怪解釋（為了要接受一般健檢，況且毒癮患者已經塞滿了其他所有病房），以及他沒有意識到自己生病，也不明白自己可以從藥物中得益的原因，都不是他否認自己生病，也不是他目中無人。他這種現象的起因，完全不涉及自我防衛，也和固執絲毫無關。

反過來說，麥特對於自己生病顯得病識感薄弱，也不太理解接受治療的好處，無疑就是**精神障礙本身的另一項症狀**。第三章提到的研究將說明這些精神障礙會造成神經認知缺失，或者是腦部功能失調，所以將這種病識感薄弱，理解為**神經認知的缺失**或者是**腦部功能失調所致**的症狀，會讓人比較容易明白何以會有這種現象發生。這項資料非常重要，因為只有瞭解病識感薄弱的成因，你才能有效處理由它所造成的拒絕治療。

【第二章】
留在賽局中

> ➲ 「有些人活在灰暗薄暮中,不明白何謂勝利,也
> 不清楚挫敗的滋味。這些人不會因此樂不可支,也
> 不至於為此受苦太多。勇於承擔大事,贏得光榮勝
> 利,縱然有失敗交錯其間,也遠比和這些可憐人為
> 伍,要好得太多。」
>
> ──美國前總統羅斯福(Theodore Roosevelt)

　　要是你有時很想將問題拋諸腦後,我不會怪你。聽到
有人對你說:「我沒有任何不對勁,我不需要協助。」無
論你是對方的家人、朋友、治療師,或者你是員警,只是
想試著伸出援手,你終究都會聽膩這句話。我們經常都覺
得無可奈何。

　　可想而知,當對方沒有造成問題,而且事情大致說來
都進展順利時,我們就很容易忽略對方否認自己生病,也
拒絕治療的問題。我們在那些時候,如果不是很想坐等下
次危機到來,好讓它迫使我們採取行動以確實解決問題,
就是會很希望疾病已消失無蹤(這種想望是我們自己的一
種否認)。既然面對生病的事實使人懼怕,也令人感到絕
望,那麼假裝情況似乎不像它看起來的那麼糟,總是會輕

鬆許多。

即使知道親人已經停止服藥，或者是曉得對方仍持續吸毒和（或）酗酒，倘若當前風平浪靜，我們就會忍不住想要稍微讓步。

承受對方對我們的指控時，上述反應尤其準確。舉例來說，四十五歲的維琪是兩個孩子的母親，也患有躁鬱症。維琪的丈夫擔心她，她卻對丈夫說：「我的病已經好了，我沒有問題。你才有問題！別再數落我，也別試圖控制我！」若是我們猜想（但不確定）親人一直都扔掉藥物，或者是始終偷偷喝酒的話，我們經常都會由於自己已設法增強某種類似信任的東西，不想要負面的對峙來削弱它，導致我們為此讓步。稍後我會說明你不必讓步的原因，也會解釋你這時候能做什麼，好讓你能建立未來得以說服親人，使對方可以持續接受治療的那種信任。不過，「萬一遇上重大精神障礙與成癮，有時『別無端生事』比較好」的這種說法，其實是個迷思。首先，我需要破除這個迷思。

正如羅素‧威斯頓射殺美國國會大廈的兩名警衛後，他的母親接受採訪時所言：「面對一個四十一歲的男子，我們能做什麼呢？你無法把他丟進車子裡，然後載他去就醫。」如果事發之後，她和她丈夫希望他們至少曾經試著好好做到這件事，或者是他們盼望自己昔日未經兒子同意，就將他送進醫院的話，這些都不會令我感到訝異。

只是陳述這些事，卻比做到它們，要容易許多。雖然你在本書第三部會學到「強制治療」（forced treatment，

也稱為「輔助治療」），可是判斷是否該送某人進醫院治療，一如你選擇讀這本書，學習應如何處理患者否認自己生病，以及拒絕接受治療的問題一樣，都是非常個人的決定。你得期盼自己的努力將使情況有所好轉，才能迅速有效地解決問題。要是你沒有懷抱一絲希望的話，聽天由命會容易得多。畢竟「遲早會有另一次住院治療，結束眼前的危機」的這種念頭，誰沒有想過呢？況且**沒有**危機發生時，「別無端生事」對我們的誘惑，甚至還更強烈。

何以我們能「無端生事」

　　要防止精神障礙者自殺、預防他們訴諸暴力，以及避免他們無家可歸、阻止他們做出魯莽行為，持續監督他們的情況，同時讓他們接受治療，都會對他們有所助益，而且大家對於這一點，始終都有目共睹。然而讓思覺失調症和雙相情緒障礙症患者在發病之初，就能持續接受治療，在患者的病情進展和康復的可能性上，效果都非常正面，卻是最近才釐清的事。瞭解這項研究，日後將協助你做出有根據的決定，也會讓你知道自己該做什麼。倘若你下定決心，要著手處理對方否認自己生病的問題，而且確定要以「促使對方持續參與治療」作為目標，那麼接下來的資料，將會有助你維持這個決定。

||||||||||||||||||||||||||||||||||||||||||||||||||||||||||||||||||||||||||||||||||||||||||||||||||||

　　一些研究顯示：讓重大精神障礙者及早接受治療，與持續接受治療，是很重要的事。

||||||||||||||||||||||||||||||||||||||||||||||||||||||||||||||||||||||||||||||||||||||||||||||||||||

根據新的研究，每當重大精神障礙者再度發病，患者的長期預後就會變得更糟。某些科學家甚至走極端，主張精神疾病發作[5]會毒害大腦。

　　他們的見解，是腦細胞在精神疾病發作期間，會產生變異或者死亡，而且這種情況在精神疾病發作之後，也會立即隨之而來。雖然目前為止，沒有確切證據能證實這個觀點，不過，針對重大精神障礙的長期研究中，卻有大量資料間接支持這項推論。

　　位於美國紐約皇后區的西塞醫院（Hillside Hospital），曾經進行過一項劃時代的研究。當時研究人員除了發現思覺失調症患者在發病之初就持續接受治療的話，治療的成果會卓著許多，而且這項研究也指出，倘若能在精神疾病初次發作不久就給予患者抗精神病藥物，之後患者不僅在症狀發作時都能迅速接受治療，藉以縮短發作時間，未來患者對於治療的反應和預後也都會大幅改善。

　　一項後續研究也發現類似結果。參與這項研究的人，是兩百七十六位年輕的重大精神障礙者。研究人員先在他們發病期間進行研究，而後有接近七年半的時間，也和他們保持聯繫。後來研究人員發現：在研究初期發病次數較多的研究對象，在後續數年期間病情都惡化許多。這項成

5　原註：許多人談到精神疾病發作，都稱之為「神經衰弱」（nervous breakdown）。但「神經衰弱」這個用語，有時也指精神疾病之外的其他情況。精神疾病發作的特有症狀，包括幻覺、妄想，以及（或者）思緒和行為都極度沒有條理。

果再度強而有力地表示：藉由限制患者完全發病的次數，並在疾病復發時及早介入，不僅會使患者腦部運作情形較好，在日後的生活中，患者也會較少發病。

最後，有一項追蹤調查，是研究人員在為期十五年的研究期間，追蹤八十二位思覺失調症患者。這些研究人員發現以長遠來看，心理健康治療的延誤和發病期比較長，都會導致精神障礙者的預後較差。由於參與這項研究的患者都是在真正初次發病期間就加入研究，所以從這項研究所獲得的資料也格外豐富。

有愈來愈多的證據，都贊成在思覺失調症患者拒絕服藥時及早介入，會產生功效。剛才敘述的研究，只不過是其中少數範例而已。除此之外，也有研究顯示：以其他不同的重大精神障礙來說，無論患者是否同時罹患精神病臨床憂鬱症，這項原則也同樣正確。

在《當所愛的人有憂鬱症：照顧他，也照顧好自己》（*When Someone You Love is Depressed: How to help your loved one without losing yourself*）這本書裡，與我合寫此書的蘿拉・羅森（Laura Rosen）博士，先前和我一起仔細讀過治療憂鬱症的相關研究。我們在大部分研究中，都發現症狀發作期間未經治療的臨床憂鬱症患者（也就是那些「自行熬過」憂鬱症的患者），他們的病情非但都嚴重許多，將來他們憂鬱症復發的機率，也都比較高。

其他研究則顯示雙相情緒障礙症患者在發病期間，要是沒有接受快速而有效的治療，他們的情況也都會比較糟。

在福樂・托利醫師（Dr. E. Fuller Torrey）所寫的《走出陰影：正視美國的精神障礙危機》（*Out of the Shadows: Confronting Americas Mental Illness Crisis*）第一章裡，除了可以找到他對這項重要研究更完善的描述，為了證明何以該讓重大精神障礙者就醫，他也引述了下列統計資料：

- 精神障礙十分嚴重，卻沒有接受治療的美國人，大約有三百萬名。
- 這些人之中，有十五萬人無家可歸。
- 有十五萬九千人，在沒有接受藥物治療時犯罪，也為此遭到監禁。

　　托利醫師主張，精神障礙者無家可歸、承受牢獄之災、引發暴力事件和提早結束生命，都不是必然會發生的事，畢竟我們知道自己能做什麼來防範上述情況，只是我們出於經濟、法律和意識形態方面的理由，沒有做到自己能做的事。況且他還特別提到，我們這個社會對於是否能侵犯同胞的個人權利和自由，總是躊躇不前，可是這一點對於要提供重大精神障礙者所需的醫學治療來說，簡直可以說是主要障礙。

　　儘管托利醫師在他的書裡呈現的問題，已經大幅超出我這本書的討論範圍之外，然而他所提出的具體方案，像是讓重大精神障礙者接受治療，以及設法協助他們，讓他們能主動照料自己，卻都和本書直接相關。我鼓勵你讀他的書，尤其是你在這一章結束時，對於「協助某位重大

精神障礙者接受治療，會有極為正面的影響」依舊存疑的
話。

||||||||||||||||||||||||||||||||||||||||||||||||||||||||||||||||||||||||||||||||||||||||||||||||

「病識感薄弱」和「拒絕治療」彷彿孿生
兄弟。如果想要親人擁有康復的最佳契機，我
們就必須解決這兩個雙胞胎般的問題。

||||||||||||||||||||||||||||||||||||||||||||||||||||||||||||||||||||||||||||||||||||||||||||||||

　　上述三項研究，都清楚說明我們不理會問題時，問
題非但不會消失，反而還會變得**更糟**。「病識感薄弱」和
「拒絕治療」彷彿孿生兄弟。如果想要親人擁有康復的最
佳契機，我們就必須解決這兩個雙胞胎般的問題。

　　拒絕治療從許多方面來說，都可以視為患者內心病識
感薄弱的表徵。好消息是，科學家對「重大精神障礙者病
識感薄弱」的本質與成因，近幾年來已經有許多瞭解，而
且對於該如何處理這個問題，他們的研究結果，也已經針
對具體方式提出建議。這份資料和目前仍在研究中的某些
進展不同，它立刻就能派上用場。

攸關病識感的迷思與事實

　　新近研究揭示的一些看法，都是無稽之談。要消除
其中某些毫無根據的概念，開始著手破除這些迷思，就是
最好的起點。在相關謬論中，「病識感薄弱對於精神障礙
來說，通常是好事」就是最常見的迷思之一。儘管在臨床
研討會上，常常會有好心的心理健康專業人員表示：「難

怪他會否認自己生病。要是他有病識感的話，他可能會自
殺！」而且過去我也一樣，經常都這麼想。不過新的研
究，卻顯示病識感正如多數美好事物，通常都很棒，只是
必須適量。換言之，以疾病的某些方面而論，洞悉自己生
病，一般都對我們有益，但是在其他情境，有些時候病識
感卻可能有害。

‖‖

> 研究顯示以服藥遵從性而論，體認藥物帶
> 來的正面影響，可能會比意識到自己生病還更
> 重要。

‖‖

《思覺失調症學刊》（*Schizophrenia Bulletin*）是由美
國國家心理健康研究所發行的刊物。1991 年，我在哥倫
比亞大學的同事和我，在這份期刊上發表了一篇論文，為
有興趣研究病識感的研究人員，提出了幾項準則。我們提
出的第一項標準，是衡量患者的病識感時，應該要以病識
感所包含的複雜性來完整評估。當我使用「病識感」這個
措辭，我所談的事情，遠超過精神病患是否能表示「對，
我生病了」。畢竟有病識感的患者，可以洞察的事形形色
色，但以病患的康復而言，患者能意識到某些事，比他能
體認到其他事更加不可或缺。舉例來說，一個人毋需承認
自己是精神病患，就能深刻理解「要參與社會事務的話，
抗精神病藥物對自己有益」這項事實。

況且有研究顯示：以服藥遵從性而論，體認藥物帶來
的正面影響，可能會比意識到自己生病還更重要。我曾經

見過有患者知道自己有某些症狀，卻沒有意識到「只有自己聽到的聲音」也是一種病徵。還有其他患者雖然表示自己病了，卻不相信服藥能使他們獲益，即使有客觀證據，能證明實情正好與他們的認知相反。我們在二十多年前提出的那些準則，如今科學界已廣泛接受，而且針對病識感薄弱的問題，他們的研究步調也已經明顯加快。

至於酗酒和吸毒，也和上述情況相同。酗酒和吸毒者都不必徹底意識到自己濫用毒品，就可以決定要尋求協助。有時候只需要酗酒或吸毒的人，察覺他或她濫用毒品已經對他人造成嚴重傷害，而且明白他或她的飲酒／吸毒量已然失控，就足以讓這個人下定決心尋求協助。和意識到自己生病（例如看穿自己是酒鬼）相比，認清自己的生活這時候正因自己濫用毒品而急遽失控，還比較重要。

無論我們要談精神障礙，或者是談濫用毒品，認清病識感並非全有全無，也和患者是否有病識感同樣重要。畢竟有些人對於自己生病的各方面，都徹底有深刻理解，但其他人對於自己所生的病，卻只是隱約瞭解而已。舉例來說，維琪因躁症發作住院接受治療，而我在她住院不久後訪問她時，她就說了這樣的話：

「我情緒不穩定，而且我知道自己有時候會情緒失控。由於這會導致我太不切實際，所以每當我好運連連，我就得小心。可是話說回來，會有這種情況發生，都只是因為我有創意。」

我知道實際上是維琪的丈夫把她拖進醫院，於是我詢問她：「妳的家人也這麼想嗎？」

「我的家人認為我有雙相情緒障礙症，需要服用鋰鹽。」

「那麼妳認為呢？」

「可能真的是這樣，但我不曉得有這回事。」

甚至在我稍早引用的訪談裡，麥特接受訪問那時，也曾經稍微顯露出病識感。當時他告訴我：「有時候我真的很偏執，這是我神經過敏所致。」

微弱的病識感能為你開啟一扇門，讓事情有所變化。無論從哪方面來衡量病識感，多數研究都發現重大精神障礙者愈能意識到自己的病情，和接受治療的好處，患者的預後也就愈好。儘管沒有人能確定「病識感較佳的患者，不僅住院期間較短，整體來說住院治療的次數也比較少」這種情形何以出現，不過，要想像這種事卻易如反掌，尤其是根據研究顯示：各種不同的病識感都能促使患者由「遵從醫囑服藥」，進展到「（參與）治療」。況且在我們研究中心進行的研究裡，我們也發現：預測未來最有可能讓患者遵從醫囑服藥的因素中，就包括患者意識到藥物療效對自己有益。

以精神疾患而言，許多人都相信拒絕服藥的患者如此之多，最重要的成因是藥物副作用（而非缺乏病識感）使然。後來卻證實在患者拒絕接受治療的原因裡，藥物副作用對他們的影響其實很小。最能預測患者將為此拒絕服藥的最大因素，實際上是病識感薄弱。

這項研究結果反覆出現多次。對於患者不怎麼遵從醫囑服藥，藥物副作用的影響固然重要，但大家卻高估了這

項因素所具有的影響力。有許多病識感薄弱的人都知道，自己對醫師和親人談藥物副作用時，對方會認真傾聽，這使得他們都放棄說服對方自己沒有生病，而改和對方談論藥物副作用。有鑑於此，我相信上述說法屬實。從某方面來說，這些患者這麼做，和我在這本書第二部會讓你明白的事正好相反。病識感薄弱的精神障礙者，不僅學會用**醫師的**表達方式說話，他們說話時，重點也會集中在醫師（以及更進一步來說，還有親屬）想談的事情上。

以其他形態的服藥遵從性而論，病識感薄弱也有類似影響。

舉例來說，美國耶魯大學的保羅・李薩克（Paul Lysaker）和莫里斯・貝爾（Morris Bell）兩位博士，曾針對病情穩定，而且登記參加門診病人就業復健計畫的思覺失調症患者進行評估。他們發現缺乏病識感的患者，儘管都聲稱自己渴望工作，卻很少遵循醫囑參加自己同意參與的社會心理治療（包括醫院日間照護計畫、職能治療等等）。研究人員因此斷定，無論治療方式是藥物或心理的，病識感薄弱的人在治療過程中，問題可能都比較多。

「患者的病情愈嚴重，病識感就會愈差」則是大家的另一項迷思。多數研究都發現事實並非如此。倘若不理會患者的病識感，多數患者的病識感高低，通常會維持穩定。病識感薄弱的人即使病情處於危險期，他們的病識感也同樣維持穩定，亦即他們的病識感依舊會比較差。無論症狀是否控制得住，這些人都堅信自己確實毋需接受治療。他們雖然可能會承認自己過去病了，但此時此刻，他

們卻都不承認這件事。

||||||||||||||||||||||||||||||||||||||||||||||||||||||||||||||||||||||||||||||||||||||||||||||||||||||||||||||||||

　　既然科學界已將注意力轉向這個非常嚴重
的問題，而且當前他們仍這麼做，那麼我希望
針對病識感薄弱所施行的藥物治療，未來會有
所增加。

||||||||||||||||||||||||||||||||||||||||||||||||||||||||||||||||||||||||||||||||||||||||||||||||||||||||||||||||||

　　約瑟夫・馬克弗依（Joseph McEvoy）博士和他在美
國杜克大學（Duke University）的同事，先前共同進行了
一項研究。他們在一些思覺失調症患者獲准出院後，密切
觀察這些病患兩年半到三年半的時間。雖然幾乎所有患者
在住院治療期間症狀都已有所改善，可是其中的非自願住
院患者，對於自身病情的病識感高低，卻沒有絲毫改進。
除此之外，這些患者在追蹤調查期間，從頭到尾都維持這
樣的低病識感。

　　不出所料，在追蹤調查進行的過程中，比較容易遭人
強制送進醫院的也同樣是這些病患。展開這項研究的學者
因此推斷：許多思覺失調症患者頑固不變的特點，似乎就
是他們「看不出自己生病」，而這項特點，也是導致他人
強迫這些患者住院的原因。

　　我贊同馬克弗依博士的論點，而且我仔細審視了文
獻資料，得知除了少數例外，多數研究也都和他的觀點一
致。儘管如此，這不表示我們應該放棄「藥物可能使病識
感好轉」的希望。關於這一點，有新的證據顯示了某種跡
象，也值得再進一步調查。這個部分我會在第十一章告訴

你。既然科學界已將注意力轉向這個非常嚴重的問題，我希望針對病識感薄弱施行的藥物治療，未來會有所增加。

至於「重大精神障礙者洞悉自己病情，會造成患者意志消沉、罹患憂鬱症，也會導致患者動念自殺」，是最近研究才剛證實有誤的一項迷思。不過以憂鬱症和思覺失調症而論，自殺顯然都是非常嚴重的問題。畢竟根據估計，每十位思覺失調症患者中，就有一位死於自殺。

只是話說回來，也有人告訴過我，病識感薄弱雖然對慢性精神障礙者的服藥遵從性會造成問題，但在預防患者自殺這方面，它卻可能是天賜恩惠，而且這種現象也和多數臨床醫師的經驗相同。提出這種說法的根據，如果不是假定「不明白自己生病的患者比較不會變得憂鬱，也比較不會想要自殺」，就是設想「已經認清自己病情的患者，比較會有自殺傾向」。

無論如何，在我同事和我進行的一項研究中，發現患者意識到自己生病，實際上和患者的自殺意念變得強烈，或者是試圖自殺的行為增加，**都沒有**關聯。從前認定病識感薄弱是一種保護因素，然而這項研究卻發現事情並非如此。況且這項研究也提出論據，反對「讓沒有意識到自己生病，也拒絕治療的患者，就只是自己照顧自己」這項對策。

過去我在研究所接受培訓期間，也有人曾經教我，說患者的誇張妄想（例如「我和某位富裕的名人結婚」）成功治癒時，患者的自殺風險也會隨之提升。

我在第一章提過安娜麗莎的母親，她妄想深夜脫口秀

主持人大衛‧賴特曼是她丈夫。儘管她長期非自願住院治療那段期間,不僅接受藥物治療,症狀也稍微改善,不過後來她卻自殺身亡。安娜麗莎母親的密友相信她之所以會輕生,是由於妄想為她創造了一個夢幻世界,而藥物卻使她失去了那個世界。換言之,她的病使她認定自己是某個人,實際上她卻**不是**,於是當她必須面對現實,她會無法忍受。

　　導致安娜麗莎母親自殺的原因,事實上不是病識感,也不是她失去自己的妄想世界,而是她當時沒有和她信任的醫師或治療師密切合作,以致她並未得到合乎她需要的追蹤治療。上述那種說法不但是種迷思,也是太多人都會有的嚴重迷思。要是那時有人能伸出援手,適時引導安娜麗莎的母親,使她得以跨越她對現實的嶄新理解,她就不太可能會失去希望,也不太可能會自戕。患者需要與值得信賴的心理健康專業人員進行合適的追蹤治療,這種需求怎麼強調都不為過。

摘要

　　調查研究所揭露的相關事實,都說明患者病識感較高,也就能預見未來患者會:

* 始終都能確實遵從醫囑服藥。
* 比較少住院治療。
* 縮短住院時間。
* 較少遭人強制送進醫院。
* 積極參與治療的各個層面。

而且研究也說明「分別檢視病識感的各個不同層面」具有重要價值。所以現在我們知道,「洞悉疾病的某些早期警訊」和「深刻理解治療產生的效用對自己有益」,遠比「大致瞭解自己生病」來得重要許多。

　　為了協助你所愛的人,首先你需要瞭解問題的根源。既然研究表明重大精神障礙者所展現的病識感薄弱,通常都與防衛、固執、無知、不願合作,或者單純只是難以相處沒有太多關係,那麼這個部分,正是你在下一章會學到的內容。

第三章

問題的根源──針對病覺缺失症的新研究

> ➲「既然受到思覺失調症和雙相情緒障礙症影響的器官，和我們用來關心自己、評定自己所需的那個器官，都同樣是大腦，那麼這就不出所料了。」
>
> ➲福樂・托利針對重大精神障礙者普遍病識感薄弱所發表的評論
>
> ──（摘自 1996 年出版的《思覺失調症和雙相情緒障礙症》〔*Schizophrenia and Manic Depressive Disorder*〕，第 27 頁。）

　　當時有兩位護理人員、一位治療助理、一位社工師，以及一位精神科醫師與我一起圍坐桌旁。我們這個臨床小組在開會，討論我們認為麥特的康復程度，是否足以讓他出院。

　　「他的症狀已經大幅改善。」麥特的全責護士（primary nurse）瑪莉亞帶頭說：「藥物治療對他的幻覺有效。他變得比較平靜，也不再偏執。」

　　「他的父母都已經準備好，要讓他重新回家。」麥特

的社工師辛西雅補充：「而且瑞馬斯醫師也已經接受他，他可以前往門診就醫。」

「聽起來我們好像已經準備就緒。」率領這個臨床小組的普瑞斯頓醫師下了結論，同時在麥特的病歷上匆匆寫下註記。

「令我憂慮的事只有一件。」辛西雅對這個結論感到遲疑，於是插嘴說道：「我不認為他會遵守治療計畫。畢竟他現在依舊不認為自己有任何問題。」

「目前他在服藥。」我說明自己的觀察。

「那是現在。他真的很固執，防衛心又很強。我不認為他出院後持續服藥的時間，會超過一週或兩週。」

我得贊同辛西雅的預測。至於她提到麥特出院後不會持續服藥的**原因**，我的觀點和她不同。

「妳表示他防衛心很強的理由是什麼呢？」

此時圍坐桌旁的每個人，不僅都認為我在開玩笑，而且幾乎所有人，都突然開始放聲大笑。於是我說：「別笑，我是說真的。我很認真。」

指派給這個病例的住院醫師布萊恩・葛林，這時候踴躍加入討論。

「就是說啊，他不認為自己有毛病。在麥特眼裡，他會在這個地方的唯一理由，是母親強迫他這麼做。這個人不但驕傲得要命，還非常一意孤行。別誤會我的意思——我喜歡他，但只要他否認自己生病，我就不認為我們還能再為他做什麼。沒有人能說服他，讓他相信自己生病。所以他只能以吃力不討好的方式，來學到教訓。他不僅會回

來這裡，而且是在他還弄不清什麼對他產生不良影響之前，他就會回來。」

　　普瑞斯頓醫師意識到麥特出院已成定局，就為討論劃下句點：「關於這一點，以及我們這裡不能再給他什麼的事實，很可能你都說對了。等麥特願意承認自己的問題，我們就能幫得上忙。但在那之前，我們束手無策。布萊恩，為了說明治療計畫，三點鐘的時候，你和麥特及他父母見面。有任何問題嗎？」此時大家默不作聲。一會兒之後，我們開始傳閱麥特的病歷，好讓圍坐桌旁的每個人，都能在出院計畫上簽名。

|||||||||||||||||||||||||||||||||||||||||||||||||||||||||||||||||||||||||||||||||||||||||||||||||||||||||||

　　　「我需要的就只是找一份工作而已。我什

　麼毛病也沒有。」

|||||||||||||||||||||||||||||||||||||||||||||||||||||||||||||||||||||||||||||||||||||||||||||||||||||||||||

　　我哥哥生病的最初幾年間（當時我尚未為了成為臨床心理師，而進入研究所接受培訓），我常常都認為他個性不成熟，而且固執。每當他又一次住院治療，出院後被人問起他的計畫時，他總是行禮如儀回應：「我需要的就只是找一份工作而已。我什麼毛病也沒有。」他用來回應這個提問的另一個老套答案，則是「我很快就會結婚」。儘管他這兩個願望都不奇怪，也都可以理解，不過，考慮到他近來的病史，以及他病情的嚴重程度，還有他拒絕治療，他這兩個願望也就都顯得不切實際。或許有那麼一天，這兩個願望都會成真，不過，除非他積極參與醫生建議的治療，否則他的願望要實現可能比登天還難。

與亨利談他為何不肯服藥的問題，會令人火冒三丈。由於我面對這種病的經驗有限，對於亨利堅決拒絕服藥，我想得到的原因只有一個，就是他固執、防衛心強，以及坦白說，他這傢伙極討人厭。由於安娜麗莎就像許多重大精神障礙者的子女一樣，也常納悶她母親是否不夠愛她，而不希望自己的病情好轉，後來她母親自殺，她才知道實際上出了什麼事。有鑑於此，我只認為我哥哥固執，是我的幸運。於我而言，我直到開始在這個領域工作，遇見更多重大精神障礙者，才不再相信諸如此類的理論。大家對於像麥特和我哥哥這樣，普遍沒有意識到自己生病，而且還會對自己這種情況提出超乎尋常的說明的人，就只是簡單解釋為他們個性不成熟，或者是他們都缺乏愛。這對我來說，始終一點意義也沒有。

　　你不必聽我的。針對什麼導致患者病識感薄弱，而且還拒絕接受治療的問題，為了尋求更為客觀的解答，我們來看看這項研究。

病識感薄弱的成因研究

　　針對重大精神障礙者病識感薄弱的成因，我考慮過三種可能。首先，這可能源自**防衛**。畢竟重病者否認疾病帶走自己日後所有的潛在可能，也否認它帶走自己對未來的展望，都言之成理。

　　若非如此，這也可能單純只是**精神障礙者和試圖伸出援手的人之間，由於文化和教育方面的差異**使然，也就是

將這種現象歸咎於次文化和價值觀上的分歧。舉例來說，安娜麗莎始終相信與其說她母親病識感薄弱是她母親否認自己生病所致，倒不如說疾病帶給她母親的想像世界，令她母親感到興味盎然，也使她母親偏愛那個世界。她母親發病之際，這個世界不僅魔幻迷人，其中也充滿令她母親覺得自己必須經歷的冒險和應該探索的神祕事物。所以安娜麗莎從不曾動念質疑母親的妄想，因為她害怕自己說破母親的妄想它們就會消逝無蹤，甚至在某個層面上令她母親更加痛苦。

第三個可能導致這種現象的成因，是**精神障礙其他症狀所引起的腦部功能失調**，同時也造成患者的病識感薄弱。從歷史上來看，以往說明思覺失調症患者的病識感薄弱時，精神分析理論往往占有主導地位。儘管文獻中有豐富的案例研究，都暗示病識感薄弱源自患者為了保護自己，而否認自己生病，但這個疑問直到最近，才在對照研究中加以檢測。

██

這些患者病識感嚴重不足的現象，會如此普遍，起因不是一般常見的防衛心。

██

克莉蘇拉・卡薩比斯（Chrysoula Kasapis）和依麗莎白・尼爾森（Elizabeth Nelson），都是我的博士班學生。她們兩位在博士論文中研究這個題目時，使用的研究方法都和過去不同——卡薩比斯博士針對她所研究的患者，仔細調查了所有研究對象的防衛心高低，而尼爾森博士研究

的議題，則是患者汙名化對這個問題的影響。

　　她們兩人所用的方法，都沒有發現患者的防衛心高低和背負汙名，和這個問題有重要相關。大致說來，非常具有防衛心的患者病識感薄弱的可能，不會比那些防衛心較低，或者是沒有防衛心的患者要來得高。有異曲同工之妙的是，背負汙名的患者如何看待自己的症狀，對於他們是否洞悉自己生病，影響也很輕微。大家原本就都偶爾會變得有防衛心，而且有些人和他人相比，會比較容易否認實情，這種情況對重大精神障礙者來說，也是一樣。儘管如此，這些患者病識感嚴重不足的現象，會如此普遍，起因不是「一般常見的」防衛心。

　　檢查人員和患者之間的文化差異，也可能會導致檢查人員判斷錯誤，將患者誤認為病識感薄弱。換言之，精神障礙者或許並非清楚意識到自己的各方面症狀，而是知道自己的大部分症狀，但即使如此，患者所屬的次文化，也可能會以其他名稱，來稱呼患者自己察覺的症狀。所以說，在這種情況下，患者多半不會藉由「精神障礙」這個名稱來描述自己的情形，而可能會以「我有神經方面的問題」來取代。或者是，倘若患者有宗教信仰，例如在加勒比海國家常見的宗教信仰中，患者敘述自己的症狀時會說「我遭惡靈附身了」。所有病識感的研究，都需要考慮患者所屬的次文化。

||||||||||||||||||||||||||||||||||||||||||||||||||||||||||||||||||||||||||||||||||||||||||||||

　　雖然這說來諷刺，但許多病識感薄弱的患

者，卻都很擅長診斷出他人和自己患了同一種
病！

和文化影響相關的問題，則是患者所受的教育。像是先前是否有人告訴過患者，他或她已經生病了呢？如果是的話，那麼是否有人教過他或她，應如何發現與稱呼這種精神障礙的症狀呢？以我的經驗來說，在病識感薄弱的患者裡，多數都曾經被人告知過自己生了病，但他們不是宣稱沒有人告訴他們，就是堅決反對自己生病，並主張他們的學識優於做出這項診斷的醫師。雖然這說來諷刺，但許多病識感薄弱的患者，卻都很擅長診斷出他人和自己患了同一種病！

當你有那麼一會兒時間，可以讓自己後退一步，來考慮「重大精神障礙者不知道自己生病，是否多半由於他們沒有這種病的相關資料」，答案其實顯而易見。要是你胃灼熱的程度，足以讓朋友或親屬說服你去看家庭醫師，而家庭醫師將你的問題診斷為心臟方面的疾病，並以「心絞痛」來解釋你所感受到的疼痛，那麼之後你談到自己的疼痛時，大概不會再說它是胃灼熱，而會以心絞痛來稱呼它。除此之外，你可能也會為了這樣的診斷，而取消下次前往腸胃科醫師那裡看診的預約，並向心臟科醫師掛號。

只不過，何以會有那麼多思覺失調症和雙相情緒障礙症患者，都做不到這件事呢？儘管所有證據都顯示實情與他們的認知相反，為何他們仍堅持以「胃灼熱」來稱呼自己感到的疼痛呢？

早已擱淺的自我概念

　　我同事與我在 1991 年發表的論文中，為了提出重大精神障礙者病識感薄弱，是大腦功能受損所致，曾經套用「腦袋壞掉」這句老話。當時我們就相信導致精神障礙者普遍缺乏病識感，還會以不合邏輯的想法來解釋自己住院治療的緣由，就是腦神經缺陷。雖然我們那時尚未考慮以神經系統方面的假設，來說明雙相情緒障礙症患者何以病識感薄弱，但我們已經感覺到有充分理由相信在思覺失調症患者身上看到的情況，與其說是固執、防衛心，或者是大家對精神障礙通常都一無所知使然，倒不如說這種現象是患者腦部功能失調所造成的結果。事情的真相，則是諸如此類的患者，腦部負責記錄與更新自我概念的迴路，都無法正常運作。

　　舉例來說，**我的**自我概念，會包含我對自己能力所抱持的看法，像是「我保得住自己的飯碗」、「要是我回到學校，我應該會是令人滿意的學生」、「我所受的教育和擁有的經驗，都能讓我成為治療師」，以及「當我在社交場合與人互動，我的表現通常算是得體」。

　　你對你自己和你的能力，有什麼樣的看法呢？你相信你能保得住自己的飯碗嗎？要是我告訴你說，你對自己的看法錯了，你不但沒有工作能力，而且除非你吞下我為你準備的藥丸，否則你可能永遠都找不到工作，這時候你會有什麼反應呢？倘若我還對你表示，或許會有很長一段時間，你都得服用那些藥，甚至你必須服用那些藥的時間，

有可能會是你的餘生,那麼你的反應又會是什麼呢?

　　如果你聽到我對你說這些,你可能會說什麼呢?曾經有一次,我對我哥哥表示,除非他老老實實服藥,否則他可能會永遠都保不住飯碗。當時我哥哥聽了對我說:「你神經錯亂!」或許你也會和我哥哥說一樣的話。

　　你很可能會認為我對你說這些,只不過是在開玩笑而已。要是我讓你相信我對你說這些,根本就認真得要命,你可能會因此認定我瘋了。畢竟你**知道**自己有工作能力,而且這對你來說,是顯而易見的事實。倘若我這時候,還把其他人牽扯進來,包括親屬和醫師等等,也許你就會開始感到自己遭受迫害,並覺得害怕。

　　我曾經和重大精神障礙者進行訪談,而這樣的體驗,**正是**他們許多人都曾經有過的經歷。他們的神經心理缺損(neuropsychological deficit),讓他們的自我概念(亦即他們對自己做得到什麼,以及做不到什麼所抱持的信念)早已擱淺,而且我這種說法,並非誇大其詞。他們都相信自己目前擁有的能力、享有的前景,都和他們病發之前完全相同。我們之所以會從親人口中,聽到如此不切實際的計畫,這就是原因所在。

要是一個人會將自己的太太誤認為一頂帽子……

　　倘若你從不曾與中風、罹患腦瘤,或者是頭部受到外傷的人交談,那麼我剛才所言對你來說,可能會難以

置信。這樣的話，我推薦你閱讀已撒手人寰的神經科醫師奧立佛‧薩克斯（Oliver Sacks）所寫的《錯把太太當帽子的人》（*The Man Who Mistook His Wife for a Hat*）（電影《睡人》〔*Awakenings*〕所本的原著，也同樣是他的作品）。薩克斯醫師的天賦，是他能透過生動翔實的文筆，來描繪出腦損傷患者的內心世界。

　　《錯把太太當帽子的人》這個書名，源自於一個案例。薩克斯醫師寫這個案例時，描述一位男子腦部處理視覺的部分長了惡性腫瘤，並談到他首次見到皮博士那時，這位身為音樂教授的男子，無法說明自己何以經由轉診，來到薩克斯醫師的門診接受評估。這位男子當時所說的話沒有絲毫異狀，而且他看起來，也似乎與常人無異。只不過，評估進行到神經系統時，怪誕的感覺卻開始浮現——當時薩克斯醫師要求皮博士穿回鞋子，皮博士卻遲遲沒有這麼做，而且他的眼神專注認真，卻看錯位置，緊盯著自己的腳。於是薩克斯醫師問皮博士，他是否幫得上忙。此時皮博士卻婉拒薩克斯醫師的提議，持續東張西望。最後，皮博士抓住自己的腳，開口詢問：「這是我的鞋子，不是嗎？」後來皮博士看到他的鞋子實際上在哪裡時，他回應道：「我以為那是我的腳。」

　　皮博士的視覺一點差錯都沒有。他的問題在於腦部建構知覺，以及為知覺歸類的方式受到干擾。當時皮博士與妻子一起坐在薩克斯醫師的診間，後來，皮博士認為他們該離開了，就伸手去拿帽子。只是他沒有抓住帽子，而是抓住妻子的頭，試圖拿起來——顯然皮博士將妻子的頭，

誤認為帽子了！針對「重大精神障礙者病識感薄弱」發表演講時，我常常都喜歡這麼說：「如果腦損傷會導致一個人將自己的太太誤認為帽子，那麼這種情況，可能會使人將**昔日的自己**誤認為**當前的自己**，也就不難想像了。」

　　為了發現腦損傷對神經內科病患造成的缺失何在，我曾經在 1980 年代末，大規模與神經內科病患合作，為他們進行心理檢測。當時我不禁注意到一件事：大家稱之為「病覺缺失症」（anosognosia）的神經系統併發症（也就是患者沒有意識到疾病造成的損害、引發的症狀，或者是患者因而沒有察覺病徵），和重大精神障礙者所展現的病識感薄弱相仿。我們先前討論過病識感薄弱的典型案例，而病覺缺失症和這些具有代表性的案例，不僅相似之處顯著，而且它們表現出來的症狀和神經系統的缺損，也都彼此雷同。

　　舉例來說，病覺缺失症患者都相信自己沒生病，所以他們面對與此抵觸的言論時，為了說明自己沒生病，若非常常提出怪異的解釋，就是常會罹患神經科醫師所謂的「虛談症」（confabulation）。之前我評估過一位四十二歲的男子，他在車禍中頭部遭受嚴重外傷，以致腦部右側額葉、頂葉和顳葉組織，都因此受損，而他的身體左側，也為此癱瘓。我在他車禍後一週左右見到他時，詢問他是否能為我舉起左臂，他回答「可以」。不過當我要求他這麼做，他卻無法移動癱瘓的手臂，只是面無表情地躺在那裡。有鑑於我指出他沒有移動手臂，他卻反對我這種說法，於是我要求他看著自己的左臂，並再次移動它。後來

他目睹自己的手臂文風不動，變得心慌意亂。此時我詢問他為何不移動手臂。起初他拒絕回應。我催他回答時，他才表示：「我知道這麼說聽起來很瘋狂，但你肯定把它綁起來，或者是做了什麼事。」

　　病覺缺失症與我們相伴的時間，和我們人類享有意識帶來的好處一樣久。兩千多年前，當古羅馬哲學家塞內卡（L.A. Seneca）撰寫自我信念的道德寓意時，就曾描繪過一個案例，看起來好像是偏盲（hemianopia，指腦損傷造成的失明）後所產生的病覺缺失症：「這似乎匪夷所思……她不知道自己失明，也因此一再再要求她的監護人，請對方帶她前往其他地方，而且她還聲稱『我家一片漆黑』。」她是盲人這件事，怎麼可能有人會不瞭解呢？而她面對足以證明自己失明的證據時，何以會試圖辯解呢？

||||||||||||||||||||||||||||||||||||||||||||||||||||||||||||||||||||||||||||||||||||||||||||||||||||||||||||||||||||

> 當一個人對於自己是誰的概念滯留在過去，只要面對和自己認知矛盾的證據，這個人就會不由自主地不予理會，或者是加以辯解。

||||||||||||||||||||||||||||||||||||||||||||||||||||||||||||||||||||||||||||||||||||||||||||||||||||||||||||||||||||

　　那位因車禍癱瘓的男子，不瞭解自己的身體左側再也動不了。

　　既然這種情況和他對自己的信念（相信他的手臂與腿部都能良好運作）有所分歧，當他面對和自己信念對立的證據，他就會忍不住設法為自己辯護。這位男子的表現，和前述那位失明女子一樣。前述那位失明女子非但不明白自己失明，而且比起相信實情，她更容易相信藉以代替真

相的另一種解釋（例如「屋裡一片漆黑」）。重大精神障礙者每天都會藉由類似的解釋，來支持「自己沒有任何問題」這項信念。畢竟一個人對於「自己是誰」的概念滯留在過去，重要的新訊息也因而不得其門而入，隔絕在他的世界之外，此時只要這個人面對和自己認知矛盾的證據，他就會不由自主地不予理會，或者是加以辯解。所以許多慢性精神病患都會將自己住院治療的緣由，歸咎於他們和父母發生爭執，或者是這其中有若干誤解等等。他們沒有察覺自己生病，還執拗地認定自己沒有生病，而且沒有能力統合與自己錯誤信念相反的新資訊，這些都與患有病覺缺失症的神經系統患者相同。

　　患有病覺缺失症的神經系統患者和重大精神障礙者之間，還有最後一個相似之處，也就是他們展現病識感薄弱的模式，都宛如斑駁塊狀，也就是這些患者腦海中沒有意識到自己生病的部分，和他們察覺自己已經生病的部分，往往同時存在。例如病覺缺失症患者或許會意識到自己記憶不全，卻沒有察覺到自己已然癱瘓。和這種情況類似的現象，則是我們看過有許多思覺失調症患者，即使知道自己有特定症狀，對於自己出現的其他症狀，卻仍一無所知。

　　病覺缺失症的起因，是腦部的特定區域受損。因此，病覺缺失症的研究，為「腦部結構影響重大精神障礙者的病識感」這項假設，提供了實用起點。常有人發現罹患病覺缺失症的神經系統患者，腦部額葉出現病變（也就是這些患者的腦部前額，已經遭受某一種或另一種損傷）。有

趣的是，目前有研究顯示，重大精神障礙者的腦部相同區域，功能也經常失調。

我曾經在美國紐約皇后區朱克山醫院，和威廉‧巴爾（Dr. William Barr）、亞理山卓‧依克諾莫（Alexandra Economou）兩位博士合作，針對神經系統病患進行研究。這項研究中有三組病患，而且三組患者的腦部受損區域，都彼此互異。我在這項研究中，比較了這三組病患沒有察覺自己生病的模式。這項研究由史坦利研究基金會（Stanley Foundation）贊助，目標之一是確認「腦部功能失調」，是最有可能引發意識缺陷的因素。不出我們所料，額葉病變患者比腦部左後側頂葉受損的患者，更有可能會顯現病識感的問題。我們來看一個例子：

我們要求七十一歲的中風患者喬治，請他畫出一個像下圖左側那樣的時鐘。在他動手作畫前，我們先問他：「要你模仿這幅畫，你覺得會有困難嗎？」

我們告訴喬治，他可以藉由下列四種分數等級，來回答這個問題，也就是「0＝沒有困難」、「1＝有點困難」、「2＝很難」、「3＝做不到」。喬治的答案是「0」，而且還表示他畫這幅畫，沒有任何困難。這張圖的右側，就是喬治費了九牛二虎之力完成的畫。

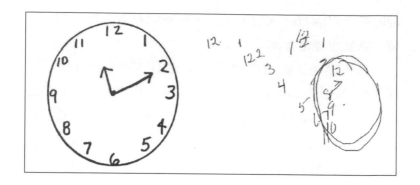

　　喬治做不到如此簡單的任務，原因是他先前中風。然而與他無力認清此事相比，接下來發生的事，還更加令人矚目——當我們詢問喬治，他畫時鐘是否遇到任何難題，喬治答道：「沒有，這一點也不難。」不過，當我們進一步接著問他，他的回應卻顯示出他對於自己所畫的鐘，和我們給他看的那個時鐘之間，若非看不出其間差異，就是搞不懂這兩個時鐘不同。

　　後來我們向喬治指出他畫的鐘面數字已經飄到圓圈之外時，他變得慌亂，而且還說：「等等，那個鐘不可能是我畫的。我畫的那個鐘怎麼了？你們竟然在我面前動手腳！」這是一個「虛談症」的實例。虛構是腦部「本能反應」的結果，它會填滿我們對自己周遭世界的理解，和我們記憶之間的空隙。幾乎所有人都會稍微虛構，這就像大家都曾聽過有人敘述自己發生的事情，說著說著，卻停下來表示：「等一下，我在說謊。我不知道自己為什麼會這麼說，但事情不是這樣！」或者是會說諸如此類的話。這就是對方意識到自己虛構了什麼，並更正自己所言的範

例。

　　虛構是「構思而成」的記憶和（或）經歷。以腦部功能失調者而論，這種情況格外普遍。但因他們不明白自己需要更正自己說的話，所以我們通常都看不到他們會自我修正。除此之外，喬治說我在他面前對他那幅畫動手腳，他不是在說謊。畢竟對他來說，當時唯一言之成理的事，就是我對他的畫動了手腳，所以他在那個當下，會相信這是實際發生的事。

　　　　與其說他的腦部功能，是按照他目前的自
　　我概念運作，倒不如說他的腦部功能運作所
　　本，關乎他從前對自己的看法。

　　美國哲學家兼心理學家威廉・詹姆斯，在他的《心理學原理》寫道：「縱然我們有部分感知是經由感官，感覺出現在我們眼前的事物而來，然而我們另一部分的感知，卻始終都來自於我們自己的腦袋（而且這個部分的感知，可能還比較多）。」

　　要說明詹姆斯的洞見，很少會有其他範例，比我剛才提供給你的例子還更合適：儘管喬治透過視覺「看見」他所畫的那幅畫，但他所感知到的時鐘（也就是他的腦部加工處理後，他動手畫出來的圖像），和他雙眼看到的時鐘，二者卻大相逕庭。會發生這種情形，是由於喬治對自己的概念（亦即他的「自我基模」〔self-schema〕），相信他能輕而易舉就模仿一幅簡單的時鐘畫。

你的自我基模中，也有同樣的信念，也就是你或許不認為自己有藝術天賦，但若有人要你根據一幅畫，描摹出一幅還算過得去的複製畫，你會相信自己做得到。從某種意義上來說，喬治腦中的這項信念，停留在昔日的歲月中，以致他的信念與他的視覺脫節，而中風也讓他這項信念，沒有隨著時間流逝有絲毫變化。與其說喬治的腦部功能，是按照他**目前的自我概念**運作，倒不如說他的腦部功能運作，攸關他**從前對自己的看法**。即使喬治看見鐘面上的數字，都已飄到他所畫的不對稱圓圈之外，但他的感知，卻認為那些數字都適得其所，待在一個對稱的圓圈裡。我們腦部的作用，在於建立秩序，甚至它也會協助我們建構感知。

　　關於我在談的事，這裡有個簡單的例子。請回答這個問題：你在右側的框框裡，看見了什麼字母？

　　要是你回答「E」，那麼你所看到的，就是接受這項任務的大多數人眼中所見。可是話說回來，你其實沒有**看到**字母 E，而是看到帶有兩個直角的一條線（也就是像盒子一樣的字母「C」），和一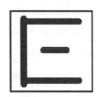條沒有與那條較長的線相互連接的短線。你之所以會回答「E」，是因為你的認知將圖片裡的線條**視為**字母 E。儘管那些線條之間有缺口，但你腦海中處理視覺的部分和記憶迴路，卻為了要讓你回答問題，而「封閉了圖片中的缺口」。

　　無論如何，只觀察到重大精神障礙者和神經系統病

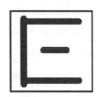

患之間的相似之處，還不足以讓同事與我證明重大精神障礙者的病識感薄弱，是神經系統問題所致。我們還需要禁得起驗證的假設，和已經確認的數據資料，才能證實這一點。

加拿大多倫多的唐諾・楊博士（Dr. Donald Young）與他的同事，不僅針對我們的假設迅速進行了試驗，他們也確認了我們所提出的假設。

他們研究了一些思覺失調症患者，以審視患者接受神經心理方面的測試時，是否能透過其額葉功能的表現，來預料患者洞悉自己生病的程度。結果不僅顯示出患者的額葉功能，極有可能與他們的病識感相關，而且其中特別值得注意的是，患者額葉功能與病識感之間的關聯，和他們所測試的其他認知功能都無關，包括所有患者的智力。換言之，智力運作上更普遍的問題，無關患者病識感薄弱；攸關病識感薄弱的，是患者腦部的額葉功能失調。整體而言，這些研究結果，都強而有力地支持了「患者因病識感薄弱而拒絕治療，與其說是患者瞭解情況所做的選擇，倒不如說是他們的精神缺陷所致」這個想法。

話雖如此，正如「以偏概全」這句成語所指，單一的研究發現無法成為不容置疑的事實。為了能更明確地確認患者的病識感薄弱是腦部額葉功能失調使然，下一步是必須在與先前不同的另一組患者身上，重現楊博士與他同事在研究中所發現的事。

果不其然，許許多多的工作小組，都反覆重現了「病識感比較薄弱，和患者腦部額葉功能失調（以及額葉灰質

減少）有顯著相關」這項發現（請參閱下表列出的重現研究）。你讀這些文字時，我在這裡提供的列表內容，肯定還會持續增加。

　　獨立研究人員反覆重現同樣的研究發現，在精神病學的研究中，是罕見的事。所以說，「各種不同研究人員的發現，基本上都與楊博士和他同事的發現相同」這項事實，證明了病識感和患者的腦部額葉，確實有極大關聯。即使其中有少數研究，並未發現這種關係，然而這很有可能是因為在那些情況下，研究設計方法有瑕疵，才會造成這種結果。

（額葉）執行功能障礙與病識感薄弱

- 楊等人，《思覺失調症研究》（*Schizophrenia Research*），1993 年。
- 李薩克等人，《精神醫學》（*Psychiatry*），1994 年。
- 卡薩比斯等人，《思覺失調症研究》，1996 年。
- 馬克弗依等人，《思覺失調症學刊》，1996 年。
- 維洛甘地（Voruganti）等人，《加拿大精神醫學期刊》（*Canadian Journal of Psychiatry*），1997 年。
- 李薩克等人，《斯堪地那維亞精神醫學期刊》（*Acta Psychiatr Scand*），1998 年。
- 楊等人，《神經系統與精神疾病雜誌》（*Journal of Nervous and Mental Disease*），1998 年。
- 貝爾等人，《病識感與精神病》（*Insight & Psychosis*）

中的一章，阿瑪多與大衛出版社（Amador & David, Eds.），1998 年。

• 摩根（Morgan）等人，《思覺失調症研究》，1999 年 A 與 1999 年 B。

• 史密斯（Smith）等人，《神經系統與精神疾病雜誌》，1999 年。

• 史密斯等人，《思覺失調症學刊》，2000 年。

• 拉羅伊（Laroi）等人，《精神醫學研究》（*Psychiatry Research*），2000 年。

• 巴克利（Bucklet）等人，《綜合精神醫學》（*Comprehensive Psychiatry*），2001 年。

• 李薩克等人，《思覺失調症研究》，2003 年。

• 德瑞克（Drake）等人，《思覺失調症研究》，2003 年。

• 摩根與大衛（評論），收錄於《病識感與精神病》第二版，牛津大學出版社（Oxford University Press），2004 年。

• 卡許文（Keshavan）等人，《思覺失調症研究》，2004 年。

• 阿萊曼（Aleman）等人，《英國精神醫學期刊》（*British Journal of Psychiatry*），2005 年。

• 皮亞與塔米托（Pia & Tamietto），《歐洲精神醫學文獻及臨床神經科學期刊》（*European Archives of Psychiatry and Clinical Neuroscience*），2006 年。

• 沙德（Shad）等人，《思覺失調症研究》，2006 年。

• 薩多利（Sartory）等人，《思覺失調症學刊》，2009 年。

- 博拉（Bora）等人，《思覺失調症研究》，2017 年。
- 阿斯瑪（Asmal）等人，《思覺失調症研究》，2017 年。

腦部結構差異與病識感薄弱

近來也有大量文獻，提到思覺失調症與其他精神障礙者的病識感薄弱，都攸關患者腦部功能與結構異常，而且其中通常都涉及額葉（例如上述阿斯瑪等人所進行的研究）。

以實例來說，經由腦造影和大體解剖研究得到的證據，就可以發現已經洞悉或意識到自己生病的思覺失調症患者，他們的腦部和沒有病識感或不曾察覺自己生病的思覺失調症患者相較之下，都有所不同。

從 1992 年到 2017 年間，有二十二項研究針對思覺失調症患者的腦部進行比較，無論作為研究對象的患者，是否意識到自己生病。其中除了兩項研究之外，所有研究都在（已經察覺自己生病和沒有察覺此事的研究對象）二者的腦部結構上，發現了一個或更多的顯著差異，而且這其間牽涉的腦部結構，包括腦前島葉、前扣帶皮層、內側額葉皮質，與下頂葉皮質等等不一而足。有鑑於上述三項研究所涵蓋的研究對象，包含從未接受藥物治療的思覺失調症病患，這使得「患者腦部差異是治療所致」這項假設的可信度因而打折。牛津大學出版社在 2005 年出版，由哈維亞・法蘭西斯可・阿瑪多、安東尼・大衛（David AS）所編輯的《病識感與精神病》裡，可以找到這些研究與其

他腦造影研究（例如使用磁振造影、電腦斷層掃描，和正子斷層造影等方式所進行的研究）更詳細的論述。

　　上面所討論的研究，和其他距今更近，而且將病識感薄弱和腦部結構異常相連的研究，都只讓我們得出一個結論，也就是多數思覺失調症患者和其他類似的精神病患之所以會病識感不足，並導致他們不遵從醫囑接受治療，與其說是他們固執所致，或者是他們否認自己生病，倒不如說是他們大腦受損使然。

病覺缺失症和我們具有權威性的診斷手冊（亦即《精神疾病診斷與統計手冊》）

　　「患者長久以來，在病識感方面始終都有嚴重問題，原因是患者『否認自己生病』」（也就是「因應機制」）是一種過時的概念。倘若你目前在打交道的心理健康專業人員堅持這種想法，那麼不妨請他或她，看看收錄在《精神疾病診斷與統計手冊》第四版修訂版中的〈思覺失調症與相關障礙〉這個章節。多數臨床醫師都有這本灰色的《精神疾病診斷與統計手冊》，請他們讀這本書的第 304 頁：

相關特徵與障礙

　　　「大部分思覺失調症患者對『自己有精神疾病』這項事實，都理解不足。有證據間接表明思覺失調症患者的病識感薄弱，是疾病本身的表

現，而非患者心理上的因應對策……。大家都會
發現中風患者沒有意識到自己的腦神經缺損，而
思覺失調症患者這種類似中風患者的情況，稱之
為『病覺缺失症』。」

要是你此刻試圖教育的對象，不但極為抗拒這種說
法，而且還是位細心的讀者，那麼他或她可能會說諸如
此類的話：「這麼說是沒有錯，但我也看到阿瑪多博士是
《精神疾病診斷與統計手冊》這個章節的協同召集人（co-
chair）。所以他只是寫下自己早已相信的事，這證明不了什
麼事！」

如果發生這種情形，請讓對方讀這個版本的概論。屆
時對方就會明白，添加在《精神疾病診斷與統計手冊》這
個版本裡的每個文句，都得先由同行審核之後，才能增補
在書裡。況且這個領域的其他專家，也會參與在這種情況
下進行的同行審核。這些專家除了會收到請他們審核的正
文之外，針對我的協同召集人和我有意改變的部分，他們
也會收到所有贊成此事的研究文章。**書裡的一切更動，
都必須要有確實可靠，而且有根據的研究調查結果加以支
持，才能夠著手更改。**

因此，儘管在這個領域中，要大家放棄精神障礙者病
識感薄弱的過時理論（亦即認為這種現象的成因是患者否
認自己生病，而非病覺缺失症使然）顯得緩不濟急，然而
我們仍持續有所進展。

話雖如此，2013 年出版的《精神疾病診斷與統計手

冊》最新版，又如何描述這一點呢？（紫色封面的）這個版本，是當前最廣為使用的《精神疾病診斷與統計手冊》。這裡就是《精神疾病診斷與統計手冊》第五版關於思覺失調症患者「病識感薄弱」的說法（在 101 頁）：

相關特徵與障礙

> 「與其說『沒有察覺自己生病』是患者心理上的因應策略，倒不如說它是一種典型的症狀。這種症狀和腦損傷患者沒有意識到隨之而來的腦神經缺陷類似，稱之為『病覺缺失症』……。透過這種症狀，最能預測患者不會遵從醫囑接受治療。況且也有研究發現：藉由這種症狀，可以預見患者的復發率會比較高、接受非自願治療的次數會有所提升、社會心理的功能會比較不足，而且患者會出現攻擊行為，病程也會變得較差。」

病覺缺失症 vs. 否認自己生病

常有人問我這個問題：「我該怎麼做，才能知道我目前處理的問題是病覺缺失症，或者是患者否認自己生病呢？」這種時候，你應該要試著留意三件最重要的事：

一、嚴重缺乏病識感，而且這種現象長期持續（會維持數月或者數年）。

二、對方的信念（例如「我沒生病」、「我沒有任何症狀」等等）無法改變，而且即使有難以動搖的證據，顯示對方信念有誤，面對這種證據時，對方也依然不為所動。

三、對於能夠證明自己生病的證據，經常以不合邏輯的解釋，或者是虛構的說辭，來試圖為自己辯解。

雖然你最好也要知道神經心理方面的測試結果，是否顯示出對方的腦部執行功能失調，但無論問題起因是神經系統，或者是棘手的防衛心態，抑或是二者兼而有之，最重要的問題，還是「如何能協助這個人接受治療」。這本書其餘部分的重點，就是這個。

||||||||||||||||||||||||||||||||||||||||||||||||||||||||||||||||||||||||||||||||||||||||||

當患者一直嚴正「否認自己生病」，比起找出問題的成因，你選擇如何處理這個問題，其實還更加重要。

||||||||||||||||||||||||||||||||||||||||||||||||||||||||||||||||||||||||||||||||||||||||||

請記得當患者一直嚴正「否認自己生病」，比起找出問題的成因，你選擇如何處理這個問題，其實還更加重要。為了讓事情有所進展，你需要明白的事，就只是「你目前協助的人看不到你目睹的情形，而且你也無法改變他或她所抱持的信念」這項事實。

第二部

如何運用「LEAP」提供協助

「你不會總是得到你想要之物。然而要是你在某個時候努力嘗試，你可能就會發現自己得到了不可或缺的東西！」

——米克・傑格（Mick Jagger）與凱斯・理查（Keith Richards）

（摘自滾石合唱團〔The Rolling Stones〕專輯《讓它流血》〔*Let It Bleed*〕，1969 年發行）

【第四章】

正確與錯誤的方式

> ⮕「告訴我最後一件事。」哈利說:「這是真的?或者它是我腦海中發生的事?」
>
> ⮕鄧不利多帶著微笑對他說:「這當然是你腦海中發生的事啊,哈利,但它為什麼不能夠同時也是如假包換的事呢?」
>
> ——J.K. 羅琳(J.K. Rowling)
>
> (摘自《哈利波特(7):死神的聖物》〔*Harry Potter and the Deathly Hallows*〕,2007 年出版。)

　　當凱倫・海洛葳醫師朝護理站走來,我就坐在那裡。她先嘆了口氣,表示:「麥可回來了。」隨後又補充說道:「我需要你去急診室,為他辦住院手續。」

　　「是麥可・凱斯?」我不可置信地問。

　　「很遺憾,事情就是這樣。」我的詫異令凱倫感到有點好笑。她回答我:「哈維亞,你得習慣這種事。有些患者會不斷進出醫院,麥可就是其中一位。」

　　這是 1988 年那時的事。當時我在美國紐約市一家醫院實習,而凱倫是那家醫院的總醫師。在昔日曾與我共事的臨床醫師裡,時至今日,凱倫依舊是最有同情心,也最

他不知道他病了⋯協助精神障礙者接受治療 —92—

聰明最冷靜的一位，與她一起工作，始終都是樂事一樁。她會做出「不斷進出醫院的病患」這項診斷，並非草率行事，也不是沒有同情心。

麥可·凱斯在為期一個月的住院治療後獲准出院，只不過是六週前的事。他離開醫院時，已經不再有幻聽。雖然他仍會妄想，但他談論自己的妄想時，不會感受到太多壓力。況且他已排定時間，要在我們的門診中接受追蹤治療。

麥可如此迅速回到醫院，不僅令我失望，也令我感到意外。從凱倫的評語來推斷，我猜我沒有藏起自己的感受。既然要去急診室，等超載的電梯根本就沒有用，於是我一步兩階下了八樓，走向標示著「精神科急診室」的那扇門。門後的那個空間，和急診室裡的其他科別隔開，是由五個房間所組成的一連串房間，左側四間為病患設置，右側那間則是護理站。走進急診室時，我迅速往右，而且還低著頭進入護理站，因為在和醫院裡負責檢傷分類的護理人員交談前，我不想讓麥可知道我在那裡。而後我聽到的報告，令我心灰意冷。

麥可出院後，儘管回家與雙親同住，卻沒有在他預約的第一次門診中現身。他年近七十的父母，都不知麥可並未依約回診。他們曾問他回診情形，麥可卻不想談。即使他們撥電話到門診詢問，卻沒有人告訴這兩位老人家，他們三十五歲的兒子是否已經回診。除此之外，麥可出院那時，院方曾經給他一週份的藥，而麥可的父母也不知道麥可吃完那些藥，就一直不曾再領取處方藥。

那個時候，負責檢傷分類的護理人員已經從麥可的病歷記錄中，彙整出一份他以往的病歷。我花了二十分鐘，仔細看那份病歷。接著我跨出步伐，走出護理站，向我剛來到這裡的老病患打招呼。

「嗨，麥可，你好嗎？」

「阿瑪多拉養樂多博士！**你**在這裡幹嘛？」麥可以聽來錚錚鏘鏘的押韻方式[6]回應。他說起話來像連珠砲，而且還發出笑聲。

「你得把我弄出這裡！我沒有多管閒事，也沒有傷害誰，警察全都弄錯了。把我弄出這裡，好嗎？你得把我弄出去，因為……」

我試圖打斷麥可的話：「麥可，麥可，停下來，稍微等一下！」

「我不應該在這裡。我留下來的話，他們就會在這裡找到我。我得走，得離開這裡，你明白嗎？」

「麥可，試著說慢一點，告訴我出了什麼事。」

「我現在就是在告訴你出了什麼事啊。我不該在這裡才對。」麥可如此回嘴。顯然我惹惱他了。

後來我花了將近一小時，才完成我接受培訓時就已經學過該如何使用的那份清單。除了填寫麥可的精神狀態評量表[7]、評估他的當前症狀，對於之前出了什麼事，以

6　原註：說話押韻是思考障礙的特徵，也是精神病的常見症狀。

7　原註：精神狀態評量表（mental status exam）包含意識清晰度、記憶、注意力、情緒、思考過程、病識感，和各式各樣精神障礙症狀的評估，是精神鑑定的基礎。

及他何以這時會在精神科急診室，我也都仔細聆聽他的說法。當他再度懇求我讓他離開這裡，我藉故推脫，再度逃往護理站，好讓我能寫下從他那裡得知的事。

麥可又開始聽到一些聲音，而且他說那些聲音，都是政府特務針對他的一舉一動所發表的評論。我們談話時，我問他那些聲音在說什麼，他複述道：「目前他坐在床上和醫生說話。現在，他逃不出我們的手掌心了。」既然他聽到這種內容，他會產生「聯邦政府的某個祕密局處在監視他的舉動，也正打算要暗殺他」這種妄想也就不意外了。

我在麥可的病歷上，記下他的幻覺重新出現，也提到他由來已久的「政府特務迫害他」的妄想，此時已然惡化。我還記錄他當前沒有自殺或殺人傾向、他的「病識感」薄弱，並記下我和他面談時所觀察到的若干情況。我寫下的書面治療建議，是讓他重新開始服用他六週前獲准出院時所服用的抗精神病藥物，而且讓他成為我們精神科的住院病人，好讓他得以「穩定病情」。

接著，我回到急診室察看麥可的情況，並將我的建議告訴他，同時請他簽名，留在醫院幾週。

但麥可拒絕這麼做。他說：「我繼續留在這裡的話，會有人殺了我。對我來說，這是唯一行不通的事！」

由於先前警方發現麥可躲在地鐵隧道裡，強迫他離開時，麥可和警方扭打，所以我認為這樣的具體情況，相當適合讓麥可非自願住院——話說警方發現麥可時，他多日不曾進食，也好幾天沒有洗澡，露宿之處離地鐵列車

往來頻繁的軌道不遠，十分危險，而他向警方說自己這麼做的原因：「他們（聯邦特務）永遠都不會想到要來這裡找我。」隨後我撥電話給海洛葳醫師。她同意我提出的建議，也簽署了相關文件，好讓我們能違背麥可的意願讓他住院七十二小時。倘若七十二小時過後麥可不想繼續留在醫院裡，屆時我們要是覺得他的精神障礙依然會讓他置身險境，我們會帶他前往精神衛生法庭，交由法官審查，而且到時候會請法官裁決，下令要他接受三十天的非自願治療。

我向麥可說明這項計畫時，可想而知，他大發雷霆。他為此恐懼萬分，也確信他如果留在醫院，就會有人來殺了他。不過注射藥物後，麥可就明顯平靜下來。於是我們將他移往樓上的精神科病房。

‖‖

> 除非我們做什麼，能保證麥可會接受治療，否則這次住院治療對他來說，只不過是一塊 OK 繃而已。

‖‖

雖然眼前的危機告一段落，但除非我們做什麼以保證麥可會接受治療，否則這次住院治療對他來說只不過是一塊 OK 繃而已。麥可的情況應該會「穩定下來」，也會帶著他永遠都不會去領取藥物的處方籤，以及他絕對不會遵守的回診預約，而獲准出院。至於他不會去領處方藥，也不會依約回診的理由，正如他所言：「我沒有生病！我需要的是聯邦政府官員的保護，而非藥物！」

錯誤的方式

要處理患者長期病識感薄弱和拒絕服藥的問題，我對麥可所用的醫療模式，在多數情況下都不對。畢竟醫療模式或多或少都得經由下述途徑，才會發揮預期作用：

當醫師確定患者的診斷和治療方式，就會立即將這兩件事告知患者。倘若患者拒絕接受，也符合非自願住院的法定標準，那麼醫師就得為這種情況負起責任。在某些病例中，醫師會遵循慈父式的倫理準則行事，所以他們會違背個人意願，下令要患者接受治療。身處這些情形的醫師，一如知道什麼對自己孩子最好的父母，不僅會為了控制病情而讓患者住院，也會違背患者意願加以治療。我們每天都會服從類似法規，只是那些法規的強制性質比較沒有那麼顯而易見而已（例如要求大家繫上安全帶、寵物務必接種狂犬病疫苗、騎機車必須戴安全帽，以及酒後不得駕車的法令）。

根據這種醫療模式，我接下來的任務是教育麥可，讓他認識自己的病，也讓他懂得自己需要治療。要是你目前在讀這本書，那麼你應該會很清楚，教導像麥可這樣的人瞭解自己的病，不會使他們的病識感有所提升。況且麥可的病識感在他住院兩週期間，也的確沒有增長。

攸關妄想和幻覺的所有一切，我對麥可知無不言。同時我也面質他「否認自己生病」的事。我向麥可說明他的問題本質，對於他何以該接受我們提議的治療，我也對他解釋。只是麥可就像他先前住院治療期間一樣，只要病情

比較穩定，他就會欣然同意出院後繼續服藥。每當我聽到麥可這麼說，就對他表示我認為他這種說法，只是為了可以出院罷了。他聽到我這句話，雖然有時會尷尬地承認撒謊，並對我說他沒有問題，只是大家不放過他，但我最常得到的回應，卻是他會固守自己的「信仰路線」，而且還對我表示：「我知道藥物會使我的情況好轉，我也知道自己需要服藥。」

諷刺的是，麥可的某些症狀對藥物有良好反應，這使得他更能一直假裝自己自始至終都順從醫師指令。

這種傳統醫療方式對沒有察覺自己病情的重大精神障礙者，很少會產生效用的原因，在於傳統醫療方式仰賴的基本見解有誤。畢竟傳統醫療方式想像患者覺得自己有問題需要協助，所以前來就醫。但這種設想從一開始，就假定醫師不是患者的敵人，而是對方的盟友，並想當然耳地認定醫病雙方會彼此合作——這是一種錯誤的假設。

儘管每位患者的故事細節，可能都有所差異，不過麥可住院治療，以及他後來成為不遵醫囑回診的門診病人，接著是病情惡化、再度住院⋯⋯他的經歷實在太有代表性。所以說，我那時面對更為龐大的問題，也就是「麥可的療程（再度）結束時，他可能會發生什麼事」，我的反應也不恰當，因為我當時工作所遵循的醫療模式，重點都集中在診斷和治療方面的任務。倘若要和多年來一向都堅稱自己沒問題，也不需要協助的患者打交道，這是錯誤的方式。雖然短期來看，這不是拙劣手法，但是以長期而論，既然置身這種情況的「患者」，不**認為**自己是患者，

那麼以這種方式應付對方，通常也就沒有用。

||||||||||||||||||||||||||||||||||||||||||||||||||||||||||||||||||||||||||||||||||||||||||||||||||

要是你能想像這種事發生在你身上，你對
於會產生妄想，而且有病覺缺失症的精神障礙
者像什麼模樣，就會有某種概念。

||||||||||||||||||||||||||||||||||||||||||||||||||||||||||||||||||||||||||||||||||||||||||||||||||

不妨想像我告訴你，說你不住在你目前住的地方。此
時你可能會笑出聲來，並對我說要我「別鬧了」。不過，
如果我向你出示法院民事保護令，而且這份保護令的內
容，指示你得遠離那個你對我說是你家的地方，那麼你該
如何是好呢？

再進一步來說，假設你現在和其他人（也許是你的家
人）住在一起，而你看到他們都在這份法院保護令的最後
簽名，那麼你對這件事的想法，又會是什麼呢？

接下來，請想像你緊接著就撥電話給與你同住的人，
詢問他們何以在那份法院保護令上簽名，而他們卻表示
「雖然你看起來像是好人，不過要是你持續來這裡的話，
我們就會報警。你不住這裡，而且我們不想提起訴訟。可
是如果你讓我們必須提起訴訟，我們就會這麼做。請別再
撥電話給我們了。你需要的是協助！」或者是諸如此類的
話。

要是你能想像這種事發生在你身上，你對於會產生妄
想，而且有病覺缺失症的精神障礙者像什麼模樣，就會有
一點概念。

我們也可以藉由類推的情境，再稍微更深入地來談

這件事。請想像你回到家,卻遭警方逮捕。既然住在你家所在地的那些好心人,都不想提起訴訟,於是警察就帶你前往急診室。此時我為了你「妄想」自己的住處,就是你知道的那個地方,而勸你應該服用精神科藥物,你會接受嗎?我不能肯定這件事。畢竟我接受培訓期間,曾經無數次扮演這種角色,而我得到的回應,永遠都是「不要!」況且每當我詢問和我一起從事角色扮演的夥伴,他何以如此回答時,對方通常都笑著表示:「因為這是實情啊。我知道我是誰,也很清楚我住在哪裡!」

重大精神障礙者產生妄想,而且有病覺缺失症的情況,就像這樣。這種醫療模式無法博取這個人的信任,也不會贏得對方的合作。這個人一旦出院,沒有任何人協助他,他就**不會**服藥,一如你或我置身這種境況時那樣。倘若你能從這個人的角度來看待這種情形,對方的言行舉止就說得通了,不是嗎?

正確的方式

以我的經驗而論,要將醫病間的敵對關係轉為盟友,而且還讓患者承諾會長期接受治療,常常都是輕而易舉。儘管要做到這件事,你得集中心力,但只要你學會最重要的功課,就不難做到。最困難的部分,是你得拋開成見,同時記得先前「即使爭論再多,都改變不了親人看法」的情況。

我能給你的最佳忠告,就是「別試圖說服對方,讓他

相信他病了」。

　　當你接受自己無力說服對方，使對方相信你心中最重要的問題（也就是「對方究竟是不是精神病患」）的答案，那麼你就已開啟門扉，即使以往你不知道有這道門扉存在。與此同時，也請記得倘若你已真正說服親人，使對方相信自己有精神障礙，你就不會讀這本書。所以說，第一步是你得停止爭論，而且要以能夠讓親人感受到他的觀點（包括對方妄想出來的念頭，以及相信自己沒生病的信念）受到尊重的方式，開始傾聽親人說話。

||||||||||||||||||||||||||||||||||||||||||||||||||||||||||||||||||||||||||||||||||||||||||||||||||||

> 　　第一步是你得停止爭論，而且要以能夠讓親人感受到他的觀點（包括對方妄想出來的念頭，以及相信自己沒生病的信念）受到尊重的方式，開始傾聽親人說話。

||||||||||||||||||||||||||||||||||||||||||||||||||||||||||||||||||||||||||||||||||||||||||||||||||||

　　在這一章開頭的引言中，鄧不利多教授回答哈利・波特的問題時，他所說的完全正確。你親人的體驗實際上千真萬確。對他來說，他真的沒有生病。

　　要是能以這種方式理解你所愛的人，要成為對方的盟友，而且能與對方攜手合作，一起找出對方即使沒生病，也可能得接受治療的理由，距離就都不會太遠。你不必贊同對方所謂的事實——也就是對方體驗的「真實性」，但你**真的**需要仔細聽對方說話，也確實需要**真心**尊重對方所說的話。

　　我同事與我曾經協助過許多患者，讓他們為了感覺

無關精神障礙的廣泛問題而接受治療（例如要減輕對他們不利的陰謀對他們所造成的壓力、協助他們入睡、讓他們的家人「不再數落他們」、降低美國中央情報局傳送給他們的聲音音量）。也就是說，這可以證明我們打造出來的關係，比任何具體因素都來得更加重要。至於讓這一切都能變得迴異的這種關係，你在後續部分，會更瞭解它的本質。

話雖如此，我沒有期待你會立即接受這種想法。

畢竟多數人都覺得這種想法不僅和自己的期望相反，甚至還顯得有點駭人。其他人雖然喜歡「從爭辯這個人是否生病的唇槍舌戰中抽身而出」這個觀念，卻不確定它會如何使情況好轉。所以說，為了解決這些憂慮，現在請讓我描述我使用的方式，以及藏身其後的科學知識。

動機增強療法和「LEAP」

曾經處理過「親人否認自己生病」的人，無論是誰，都很清楚要修正這種情況，無法只藉由教育，就使對方明白他有問題，只是他不相信而已。既然這種「患者」不將自己視為患者，那麼這種教育對方的嘗試，就只會徒勞無功。況且研究還顯示面質與集體「介入」不僅都很少有效，而且事實上「介入」往往弊多於利，這一點和多數人看法正好相反！

所以說，**真正行得通的方法**是什麼呢？答案是「動機增強療法」（Motivational Enhancement Therapy，縮寫

為「MET」）。這種方式能協助拒絕接受治療的人，而且科學已經證實此事——話說二十多年之前，有些像我這樣的專業人員，正試圖改變濫用毒品和酒精的患者，而這種方式，最初就是為了和我一樣的專業人員而發展出來的手法。儘管這種方式對於「保證能讓濫用毒品的患者接受治療」的成效，當時就已經獲得證實，不巧的是，那時只有少數治療師曾接受培訓，將它用在重大精神障礙者身上。既然現在有大量研究，都贊成將動機增強療法用在重大精神障礙者身上，那麼這種情況就需要改變。

《美國精神醫學會期刊》（*American Journal of Psychiatry*）在 2002 年刊登過一篇文章，內容是為了改善思覺失調症患者的服藥遵從性，而回顧安妮特·齊格蒙（Annette Zygmunt）博士與她同事二十多年來所發表的一些論文。研究人員發現「儘管在臨床工作中，很常見到大家倚重心理教育介入，和家庭治療計畫，但它們（在『改善患者遵從醫囑接受治療』這方面）一般卻都無效。……（從另一方面來說）**激勵技巧**是**圓滿成功的計畫**共同具有的特徵。」這篇文章作者所謂的「激勵技巧」，就是動機增強療法的主要元素。

||||||||||||||||||||||||||||||||||||||||||||||||||||||||||||||||||||||||||||||||||||||

> 我幾乎是在那個時候，就已經明白：我們教給治療師的這種獨特溝通技巧和策略，其實任何人都學得來。

||||||||||||||||||||||||||||||||||||||||||||||||||||||||||||||||||||||||||||||||||||||

（許多人都將他視為認知心理學「開創者」的）亞

倫‧貝克（Aaron T. Beck）醫師和我，曾經為了一項針對重大精神障礙住院病患所進行的調查研究，而借重齊格蒙博士與她同事仔細檢閱過的相同實證基礎，開發了一種動機增強療法。我們將這種方法，稱之為「藥物與病識感療法」（Medication and Insight Therapy，縮寫為「MAIT」）。

儘管當時（1990 年代中期）我們只將這種方法傳授給治療師，但我幾乎是在那個時候，就已經明白：我們教給治療師的這種獨特溝通技巧和策略，其實任何人都學得來。我覺得與其說這種方法是複雜的治療性介入，倒不如說它是一種溝通風格。除此之外，我也開始相信使用者不需要有醫學博士、社會工作專業碩士或者是博士學位，就能夠有效運用這種手法的主要元素。因此，我為它開發了外行人適用的版本，可以用來教導家屬、執法人員，以及像是心理健康專業人員這樣的人。

「傾聽‧同理‧贊同‧夥伴」（LEAP）

簡稱為「傾聽‧同理‧贊同‧夥伴」（LEAP）的這種手法，就是我的開發成果。自從這本書的初版問世以來，過去二十年間，我已經向遍及海內外的數萬人，教授了這種方式。儘管我的「LEAP」工作坊，重點在於向家屬、醫療提供者和刑事司法專業人員，展現「如何說服重大精神障礙者接受治療」，然而每次在研討會中，大家都會發表意見，談到這個方法的用處可以橫跨所有問題，而他們說的這種情況，也是我自己的經歷。

所以說，無論你認定自己的親人有精神障礙、有某種癮頭，卻罹患病覺缺失症，或者是你相信對方純粹只是否認自己生病，「LEAP」都會有所助益。

第五章

學習「LEAP」

　　我五歲時想當蝙蝠俠。雖然超人、蜘蛛人和「綠巨人」浩克，也確實都很有吸引力，但於我而言，他們所有人都遠遜於「披風戰士」。我記得我那時候認為蝙蝠俠的面具和耳朵，看起來都很蠢，所以我想當蝙蝠俠，不是由於他的面具和耳朵，而是他那條令人驚歎的「蝙蝠俠多用途腰帶」。為了萬聖夜，我得打扮成蝙蝠俠（我不願意穿其他裝束），而且我第一次繫上那條腰帶時的感受，我現在都還記得──我覺得自己能戰勝所有邪惡之事，有能力可以行善，使事情回到正軌，也感受到自己是為了這個故事而活的人。

　　攸關蝙蝠俠的事情裡，最棒的一點，就是他是普通人。他沒有超能力。令他與眾不同的原因，是他那條用來存放工具的腰帶。他的腰帶裡有許多高科技工具，其中我最喜愛的一項，就是那條連在牙線般的繩索上，用來讓人沿著建築物側邊往上攀爬的爪鉤。有了這些工具，沒有任何一堵牆他爬不上，也沒有他無法克服的障礙。這個人世間，沒有他擊敗不了的敵人。

　　我要你想像自己和蝙蝠俠一樣，也有一條存放工具的腰帶。製作這條腰帶的原料，可以是你喜愛的任何材料，而腰帶外觀顯得時尚（像義大利服裝品牌「杜嘉班納」

〔Dolce and Gabbana〕那樣），或者它完全是實用設計（例如美國工具品牌「工匠」〔Craftsman〕），依你所願即可。與此同時，也請你想像這條腰帶的左側，放的全都是仰賴醫療方式和心理教育的手法時，我們所運用的一切工具（例如進行診斷、針對診斷結果教育患者、向患者說明預後並給予治療處方、對患者的妄想執行現實檢驗〔reality testing〕）。

我們和具有病識感，而且想要我們協助的人打交道時，上述工具都會成效卓著。對於那些把自己當作患者或者是當事人的人來說，運用這些工具更是再好不過。

現在，我要你想像這條工具腰帶右側空空如也，而且腰帶上面的環形帶扣、掛鉤和小袋，也全都向你敞開。未來當你需要協助某個人接受治療，即使對方不相信自己生病的事，屆時位於腰帶右側的空間，都能用來收納你所需要的工具。為了填滿你的腰帶這一側，之後我會提供你一些工具。這些工具日後都對你很有助益，不過你得好好練習。

你會放進這條腰帶的第一項工具，是「反映式傾聽工具」（Reflective Listening Tool）。它是最重要的工具，也是下一章的重點所在。你也會學到當你完全不帶個人評價聆聽對方說話，此時如何不讓自己「完全相信妄想」，並學會如果有人向你問起可能會破壞一切的問題（例如「這麼說來，你認為我有病，而且我該服用這種藥？」），你**該如何稍微晚一點，再針對對方提出的問題發表意見**。除此之外，我也會說明你該延後回應這類問題的理由，以及

你為了提出看法，該如何選擇合適時機。我還會提供你一項工具，讓你**提出見解**時，不僅能為親人保全顏面，也能讓對方保有尊嚴，不會使親人感到遭人出賣。最重要的事，是你得和對方**保持對話，不要一走了之**。

> 你必須至少暫時將「說服親人相信自己生病」這個目標束之高閣，才能讓這一切全都發生。

我相信你以後會觀察到，當你和否認自己生病，或者是有病覺缺失症的人打交道時，「LEAP」會讓對方透過直覺，立即產生效果。一旦你學會「LEAP」的基本原則，它的作用顯然會遠勝於你一直以來的作為。

「LEAP」的核心工具是（藉由「反映式傾聽」來）**傾聽**、（特別針對先前你和親人爭辯對方已經生病，而且需要治療時所忽視的對方感受，透過策略來）**運用同理心**、（經由同意你們意見相同的事，也接受其他你們意見相左的事，來加以）**贊同**，並（為了達成你們的共同目標，而與對方產生夥伴關係，好讓你）最後能與對方**結為夥伴**。

大多數時候，「LEAP」的首要目標，都是修復你（或其他人）由於之前堅持遵守醫療模式，還表示「醫師知道什麼是最好的處理方式」，而受到危害的關係。

第二項至關重要的任務，則是創造出讓你所愛的人能感覺自己受到尊重，也不會覺得自己受到評斷的關係。這

樣的關係，將來會協助他們找到**自己獨有的理由**，讓他們願意為此接受治療。所以說，你必須至少暫時將「說服親人相信自己生病」這個目標束之高閣，才能讓這一切全都發生。

倘若你對這項勸告猶豫不決，不妨花點時間，回答以下這個問題：你曾經對親人表示他或她需要治療，而這句話你說了多少次呢？它有效嗎？阿爾伯特·愛因斯坦（Albert Einstein）對精神錯亂的定義，是「反覆再三做同樣的事，還期待會有不同的成果出現」。現在就是回想這個定義的好時機——在這種局面下，精神錯亂的人是誰?!

||||||||||||||||||||||||||||||||||||||||||||||||||||||||||||||||||||||||||||||||||||||||||||

> 之所以要傾聽對方所言，只有一個目的，
> 就是「為了理解另一個人的觀點，而且必須要
> 以完全不帶個人評價的方式，將自己的理解如
> 實反映給對方」。

||||||||||||||||||||||||||||||||||||||||||||||||||||||||||||||||||||||||||||||||||||||||||||

反映式傾聽是「LEAP」的基石所在，同時也是它的特徵。它除了能立即降低所有人的怒氣，也能讓人建立信任，使難以跨越的障礙得以好轉。之所以要傾聽對方所言，只有一個目的，就是「為了理解另一個人的觀點，而且必須要以完全不帶個人評價的方式，將自己的理解如實反映給對方」。因此，你不會評論對方所言，不會指出他有錯之處，不會論斷他的是非對錯，也不會以任何方式回應他。（在對方開始談論「自己絕對沒問題，也不需要治療！」之前，這件事聽起來很容易。）

傾聽

反映式傾聽是一種需要培養的技巧。畢竟對多數人而言，這種技巧並非與生俱來。要成功做到這件事，你不僅需要學習確實傾聽對方告訴你的話，也需要學著不回應親人的感受、需求，以及信念。之後當你認為自己明白對方所言，你得透過自己的話，如實地將自己聽到的內容，向他或她反映出來。

竅門在於你傾聽時，完全不要有評論、異議，或者是爭辯。倘若你成功做到這件事，親人抗拒和你談論治療的這種情況，日後將有所減少，而且屆時你對**他**生病的感受，以及**他**不想接受治療的理由，也都會開始有清楚概念。當你懂得親人知道自己有精神障礙、有某種癮頭，是什麼樣的經驗，同時也（或者是）明白親人對於服用精神科藥物的想法，你就有了穩固的立足點，讓自己能夠從這裡往前邁進。儘管如此，往後你還需要曉得親人對於未來的希望與期盼，**無論你是否相信對方的希望與期盼都實際可行**。要是你能向親人如實反映出你對他的體驗、希望和期盼，都有精確理解的話，那麼對方與你交談的意願，就會大幅提升。更重要的是，對方對你必須向他說的話，聆聽的意願也會提高許多。

運用同理心

為你這條工具腰帶所準備的第二項工具，涉及你學習應**何時**與**如何**表達同理心。假設每項技巧都有其寓意，那麼「運用同理心」的寓意，大概會像是這樣：**如果想要**

某個人認真考慮你的觀點，你就得確定對方能感受到你認真考慮過他的觀點，也就是所謂的「交換條件」。這表示儘管你認為對方不想接受治療的理由「荒誕不經」，你也全都得感同身受。**尤其是攸關妄想的感覺**（諸如恐懼、憤怒，甚或是對方的妄想顯得浮誇，令他為此興高采烈的話），無論對方妄想時的感受是什麼，你都要與對方產生共鳴。話雖如此，當某個特定妄想導致一個人形成某種情感，即使你「和對方有同感」，這**並非**「贊同對方信念屬實」，所以請別為此擔憂。

雖然這一點看似無足輕重，但它正如將來你會學到的那樣，也就是你所愛的人會有多麼樂意接受**你的**關心和意見，適切的同理心會在這方面，為你帶來驚人的差異。

贊同

你得找到自己和對方的共同點，而且要向他表明。你必須懂得**你希望**親人做到的事，並非對方**自己想**做的事，況且這樣的差異可能會導致你們之間看起來彷彿**沒有**共同點。你想要對方承認自己生病，也希望對方能接受治療，但既然對方不認為自己生病，他為什麼要為了莫須有的病而接受治療？為了避免讓事情陷入僵局，你需要更仔細地留意你們的共同之處，以及任何可能會令對方改變的誘因。縱然雙方處境天差地遠，你們之間永遠都會有共同點。

|||||||||||||||||||||||||||||||||||||||||||||||||||||||||||||||||||||||||||||||||||||||||||||||||||||||

　　「希望這段關係能免於衝突，也想要它變
得更好」，幾乎可以確定是你們雙方都會贊同的
事。

|||||||||||||||||||||||||||||||||||||||||||||||||||||||||||||||||||||||||||||||||||||||||||||||||||||||

　　此時必須重視的事，是「承認親人有權為自己的人生
抉擇，也必須為他自己的決定負責」。當你使用「贊同工
具」，你不僅會成為觀察者，而且會保持中立，同時會在
使用這項工具時，指出各式各樣你**確實**會贊同的事。倘若
親人要求，你也可以指出對方決定所帶來的正面結果，和
因而產生的負面後果。採用這種技巧，表示你可以避免說
出「看吧，要是你吃藥，就不會住院了」，或者是「如果
你沒有因為吸毒那麼嗨，就不會捲入眼前的麻煩事裡」這
類的話。運用這項工具時，重點是你們要「一起觀察」，
藉此確認你們終究都會贊同的事。無論你是專業人員，或
者是患者家屬，「希望這段關係能免於衝突，也想要它變
得更好」，幾乎可以確定是你們雙方都會贊同的事。

　　要是你持續採用反映式傾聽，也策略性地運用同理
心，日後你的親人會感覺到你是**盟友**，而非**敵人**，而且詢
問對方這類問題時，要得到回覆，也會比聽起來容易得
多。當你可以暫時不理會**自己的**行事曆，你就會在你們之
間，發現大量的共同點。

　　舉例來說，如果你詢問對方「停藥之後怎麼了」，而
對方答道：「雖然這麼做讓我更有活力，但我睡不著覺，
也感到恐懼。」那麼你可以贊同對方的觀察，完全不需要
將對方的回應內容，和精神障礙連在一起。

置身過程中的這個階段，你會開始知道有可能讓親人接受治療的某些動機（例如讓自己「睡得更好」、「不會感到那麼恐懼」、「找到工作」、「遠離醫院」，以及「讓家人別來煩我」）。儘管這些理由，或許都無關他或她不相信自己有精神障礙，但因你們會一起談論這些事，屆時你會得知對方的短期目標與長期目標。況且知道這些，你就能向對方提出說明，表示治療可能會協助他達到目標。**你提出的建議，應該要和「親人有精神障礙」完全無關**，而且這一點無論再怎麼強調，都不為過。

||||||||||||||||||||||||||||||||||||||||||||||||||||||||||||||||||||||||||||||||||||||||||||||||||||||||||||||

> 尊重對方，又不會動輒批評對方的關係，
> 會誘使對方接受治療。

||||||||||||||||||||||||||||||||||||||||||||||||||||||||||||||||||||||||||||||||||||||||||||||||||||||||||||||

最後，每當你們找到雙方都能贊同的部分，而且會一起談這些事，這個時候，就是你們在加強彼此之間的關係。研究顯示一個人談論自己贊同的事，通常都會以「尊重對方，又不會動輒批評」的方式說話。事實也證明當你和某個人建立關係，如果這段關係的特徵是「彼此尊重，又不帶評斷」，那麼即可預見這段關係，未來會成為對方願意接受治療，也願意長期持續接受治療的因素之一。換言之，尊重對方，又不會動輒批評對方的關係，會誘使對方接受治療。

結為夥伴

為了達成雙方**共有的**目標而形成的夥伴關係，是來

日你會使用的工具中，最令人感到心滿意足的一項。只要知道你們雙方都能贊同的部分（例如遠離醫院、找到工作、減少和家人之間的緊張情勢與衝突），你們就能攜手合作，完成目標。這項技巧和先前提到的技巧都不同，它意謂的是你們雙方需要作出明確決定，才能夠通力合作，你們也才能成為一起奮鬥的隊友，為了相同的目標而共同努力。你們共有的行動計畫，多半都會包含接受治療和相關服務。即使**你**可能會將你們都想贏得的獎賞稱為「康復」，而你的親人卻稱它為「找到工作」，無論你們如何稱呼那項獎賞，你們給它的名稱，都不影響你們所共有的行動計畫。

第六章

傾聽

　　在我的「LEAP」研討會中，我總是會問：「無論對方是誰，要是他感覺到你沒有先聽他說話，他為什麼要聽你說話呢？這就是所謂的『交換條件』。」

　　雖然這是「LEAP」藉以破除絕境的基礎，但這項重要的心理學原理，卻是老生常談。早在兩千多年前，古羅馬詩人普布里烏斯・西魯斯（Publilius Syrus）就曾說過：「別人對我們感興趣時，我們也會對他們有興趣。」況且數十年來，專門解決衝突，以及擅長婚姻與家庭諮商的心理學家，也都描述過這項基本原理。而八十年前寫出暢銷書《卡內基溝通與人際關係：如何贏取友誼與影響他人》（*How to Win Friends and Influence People*）的戴爾・卡內基（Dale Carnegie），也曾經寫道：「儘管數千年來，哲學家始終都在推測大家都該遵循的人際關係法則，但他們所有的推測，只逐漸發展出一項重要準則。這項準則和歷史一樣悠久，大家都不陌生。畢竟兩千五百年前，查拉圖斯特拉（Zoroaster）就已經在波斯，向他的追隨者講授過這項準則。兩千四百年前，孔子也曾經在中國宣講它。一千九百年前，耶穌在以色列猶地亞（Judea）布滿石頭的山丘間傳授這項準則，而且當時祂提出『你們願意人怎樣待你們，你們也要怎樣待人』的見解，藉以概述這項準

則。耶穌那時所提出的想法,很可能就是人際關係法則中最重要的一項。」

以更近的時間來說,《哈佛這樣教談判力:增強優勢,談出利多人和的好結果》(*Getting to Yes*)、《與成功有約:高效能人士的七個習慣》(*The 7 Habits of Highly Effective People*)、《從 A 到 A+:企業從優秀到卓越的奧祕》(*Good to Great*),以及《辯論高手》(*How to Argue and Win Every Time*)的作者,和對人際關係有洞見的其他觀察家,也全部都強調過這項攸關說服與合作的基本原理。

但即使這項簡單合理的事實由來已久也廣為人知,當我們受到誘惑,陷入「我對你錯」的情境中,卻往往會忽略它。到了最後,我們不僅會像網中的魚那樣扭來扭去,還會確信如果我們能盡力嘗試(換言之,也就是「倘若我們說話時能更大聲」,或者是「如果可以再度重申我們的立場」),就會因此獲勝。縱然有些時候,我們**的確**能因而達到目的,成功使對方在我們的意志前俯首稱臣,然而這麼做並非完全沒有傷害。想讓自己不陷入這個圈套,同時使對方有可能在乎你的意見,關鍵是要帶著真誠的好奇心,並以尊重的態度傾聽才是。

從前我擔任主治心理師時,我工作的地方,會在早上七點三十分召開晨間會議。這個時間,所有日班工作人員都在房間裡圍坐成圓。過去有許多醫師、護理人員、社工師,以及形形色色的學生,一直都在(或者是未來很快就會在)全國各地的精神科住院病房,甚至是全球各地的精

神科住院病房，重現這項儀式。

　　那個單位的主任是一位精神科醫師。那天早上七點三十分，他下令會議開始。接著，會議由護理長瑪莉接手主持。瑪莉先回顧每位病人前一晚的情況，為這場會議揭開序幕。不過她要談罹患慢性思覺失調症的四十歲單身女子莎曼珊時，先頓了一下，嘆了口氣，才開口說：「六毫克的理思必妥（Risperdal）已經讓莎曼珊‧葛林的情況穩定下來，也讓她戒除酒癮。她昨晚睡得很好，也已經準備好要在今天出院。」隨後她問資深社工師：「裘安娜，妳想將她的出院計畫告訴所有人嗎？」

　　「當然想啊，這真是棒透了。」裘安娜語帶諷刺地回應道：「莎曼珊會回到父母住處，而且已經和她的醫師預約，要在一週後回診。她還收到一份匿名戒酒會（Alcoholics Anonymous，縮寫為「AA」）的聚會清單，聚會處都離她家不遠。葛林先生和葛林太太中午會開車過來接她，屆時她會帶著一週份的藥物走出醫院大門。」

　　「聽起來妳似乎不太喜歡這項計畫。」我說。

　　「我沒有針對莎曼珊的意思，」知道莎曼珊和她的父母，也約了我參加家庭會議的裘安娜回話說：「計畫還好，令我不高興的是莎曼珊！」說到這裡，她停了一下，才繼續說：「等著瞧吧，我們所有人都知道接下來會發生什麼事。就算說我憤世嫉俗，我也會和你賭十美元——我賭莎曼珊在月底之前，就會停止服藥，而且還會在你沒料到她會回來的時候，就會回到這裡。她需要的是長期住院治療，而非不斷地進出醫院。」

莎曼珊去年就已經住院四次。每當她偷偷停止服藥，她就會發病。即使她的父母會注意到她自言自語，隨後也會詢問她是否沒有服藥，但莎曼珊就算已經數週不曾服藥，也總是會否認。等到真相大白之際，通常不僅為時已晚，屆時莎曼珊的情況，也已經需要住院治療。

儘管裘安娜對於莎曼珊、莎曼珊的父母和我都缺乏信心，但她這番話在我聽來，既非憤世嫉俗，也不是無禮冒犯。有鑑於裘安娜的經驗，並考慮到她的視角，要是期待她這時候會有其他反應，這才是荒謬可笑。不過，假設裘安娜知道我所瞭解的事，她對於莎曼珊和莎曼珊的家人，可能就會和我一樣樂觀。

我知道莎曼珊何以不想服用精神科藥物。雖然我花了些氣力，才發現她不願服藥的真正原因，但明白莎曼珊想為自己的人生追求什麼，會讓我曉得自己除了能協助她持續服藥，也可以幫助她接受治療，遠離醫院。不過裘安娜和醫院裡其他工作人員，都把心力集中在其他事情上，所以他們都不曉得我先前得知的事。

儘管在最完善的情況下，患者家屬也會參與由醫院制定的出院計畫，不過院方往往完全禁止病覺缺失症患者和家人聯繫。

有鑑於當前管理式照護的趨勢，和治療重大精神障礙與成癮的藥物日新月異，如今在醫院裡工作的心理健康專業人員，分工也愈形專業——精神科醫師評估患者的健

康與症狀，同時開立藥物處方；在住院病房裡工作的心理師，一般都為患者執行心理衡鑑，而比較不常進行治療；護理人員除了分發藥物、監控患者的健康與安全，也會針對患者的病和院方給的治療來教育患者；社工師評估患者出院後的需求，並為他們安排門診治療，如果患者需要，也會為患者準備住處。儘管在最完善的情況下，患者家屬也會參與由醫院制定的出院計畫，不過院方往往完全禁止病覺缺失症患者和家人聯繫。

身為與重大精神障礙者和成癮患者攜手合作的心理師，儘管我對治療這些疾患的干預行動和藥物知之甚詳，但我不為患者開立藥物。這是由於我另有職責，也就是我得理解患者。況且我關注的領域之一，是我必須瞭解患者的病，會如何影響對方的自我意識和目標，而這個部分，也是我對莎曼珊能夠不再反覆進出醫院抱持樂觀態度的原因。

我和其他人的相異之處，在於我知道莎曼珊對自己生病的感受如何，也瞭解她對我們向她「推銷」藥物和戒酒有什麼想法。我還確知她想為她的人生追求什麼，而懂得這件事，對我讓她同意成為門診病人而且試用藥物，還願意連續三十天參加匿名戒酒會的聚會，都有所助益（當時我提議她參加的聚會數量，是這個數字的三倍。但她不贊成，所以我沒有逼她）。莎曼珊這次住院治療，和她先前幾次住院治療的差異，在於她這次不答應參加聚會，也不願意為了安撫我們而同意服藥，以換得出院的機會。但她承諾會因為想看看服藥是否能讓她達到她的目標之一，而

（暫時）持續服藥。換言之，我之前傾聽莎曼珊時所得知的事，令我面對莎曼珊時，不僅站得住腳，也足以對她懷抱希望。

建立治療協議

　　想建立可以奏效，而且有你直接參與的長久持續的治療協議，就得挖掘出親人對於自己是誰，以及相信自己有能力做到什麼、想為自己的人生追求什麼的認知，並以這些觀念作為基石才行。倘若你不熟悉每塊基石的外形、色彩、質地，和它的力道，你就無法在這樣的基礎上建立治療協議。除非你已經傾聽了親人的話，並從**對方的**體驗中開始明白了什麼，否則你所鋪設的每塊石材，來日都會倒塌。確切來說，由於此時提出的問題必須切題，你需要詢問對方：

- 對於自己有精神障礙的看法
- 對於自己成癮的想法
- 治療的經驗，和對於治療的態度
- 如何看待自己做得到的事，以及做不到的事
- 對於未來的希望和期許

　　雖然我會在後續三章向你說明該如何實際應用你對親人的這些理解，然而在此之前，你得先知道親人對每個問題的答案。既然重大精神障礙和（或）成癮，往往會改變

人與其他人的交流方式,而且每個人有意談論的事,也常常都會因此轉變,所以你和對方溝通時,需要避開一些常見的陷阱。要做到這件事,最好的方式就是學習如何運用**反映式傾聽**。

「LEAP」的反映式傾聽

我們所有人都知道該如何聽。但我目前在談的並非「日常傾聽」,而是道地的反映式傾聽(也就是「LEAP」的反映式傾聽)。這種傾聽與眾不同,是一種非常特定的傾聽形式。

||||||||||||||||||||||||||||||||||||||||||||||||||||||||||||||||||||||||||||||||||||||||||||||||||||||||||||||||||||||||||||||||||

當你做對這件事,你就會提出許多問題,
而且你這時候聽起來,彷彿是一位正在進行訪
談的記者。

||||||||||||||||||||||||||||||||||||||||||||||||||||||||||||||||||||||||||||||||||||||||||||||||||||||||||||||||||||||||||||||||||

反映式傾聽只有單一目的,也就是先瞭解對方試圖表達的事,再將自己的理解傳達給對方,卻不提出任何意見,也完全不以任何方式回應對方所說的話。既然此時你扮演的角色,純粹是想確切做對事情的傾聽者,如此一來,與其說這個步驟消極被動,倒不如說它積極主動。況且當你做對這件事,你就會提出許多問題,而且你這時候聽起來,彷彿是一位正在進行訪談的記者。

我來提供一個例子,說明一件事看起來明明很簡單,做起來卻不會那麼輕易成功:儘管我有生以來,大家都說我天生就是很好的傾聽者,況且作為心理治療師的我,對

於自己傾聽與理解他人經驗的能力，也都相當自豪，不過我自認早已熟知攸關傾聽的所有一切，卻在最初幾次嘗試與罹患重大精神障礙和（或）成癮，而且有病覺缺失症的患者交談時，全盤遭到考驗。

話說我二十三歲時，在美國亞利桑那大學醫學中心（University of Arizona Medical Center）找到一份工作，在那裡的精神科住院病房擔任精神科技術員（psychiatric technician，又稱為「照顧服務員」〔nursing aide〕）。當時我哥哥亨利的精神障礙症狀初次發作，還不到一年。雖然我哥哥說話漫無邊際，也會有瘋狂的念頭，但我還是能理解他。所以和我哥哥相處的經驗，令我很有信心！「我聽過很多怪誕的事，」那時候我心裡想：「我可以勝任這份工作。」

身為精神科技術員的我，在住院病房掌管的眾多職責中，包括鑑定患者多麼焦躁、多麼憂鬱、多麼狂躁，以及他們自殺傾向和濫用毒品的程度，或者是我得判定他們為自己和他人招來危險的可能性，究竟有多麼高。

除此之外，患者是否遵循院方制定的治療計畫，也由我負責確定。我們在那裡進行的每次交談，背後都藏著不為人知的意圖。

第一位真正接受我住院評估的患者，是芭芭拉。誇張妄想和躁症發作引起的煩躁，都令這位彼時四十二歲的女子狀況很不穩定。她接受我評估的時候，連珠砲似的談著由外星人植入她腦中，所賦予她的讀心術與超自然能力，以及她「不需要住院」，而且她對自己身在醫院，也非常

生氣。

　　當時我膝上放著醫院發給我們的鮮紅色帶夾寫字板，板子上還夾著一份列印得整整齊齊的評估表。我從評估表上的問題清單開始，認真向她提問：「妳可以告訴我，妳為什麼會來醫院嗎？」

　　「妳可以告訴我，**妳**為什麼會來醫院嗎？」芭芭拉以鄙夷的態度模仿我說話。她使出這一招，對身為菜鳥的我來說非常有效，也令我如她所願，覺得自己有失體面。

　　我努力恢復自己的沉著，對她表示：「抱歉，帶妳來這裡的是妳丈夫。這件事沒錯，是吧？」

　　「抱歉，帶妳來這裡的是妳丈夫。這件事沒錯，是吧？」芭芭拉語帶諷刺，重複我對她說的話。

　　由於我陳述的是眾所周知的事實，於是我對她說：「聽起來妳現在似乎不想說話。不好意思，但我還是得問完這些問題。」我顧不得自己這時候已經感到更丟臉，也已經開始生氣，而開口懇求她。

　　「我才不在乎你他 X 的狗屁問題！」

　　「抱歉，可是我真的得問完這些問題。」

　　「小屁孩，你得學著長大點。你最好知道自己現在在和誰說話。你不知道自己捲入了什麼風波，你也搞不懂這件事，畢竟它超乎你的想像。也許我可以**占據**你的腦袋。你知道我做得到。那就像彈指、眨眼，或者是壓碎蝴蝶翅膀一樣，根本就不費吹灰之力！」她彷彿機關槍似的朝我大吼大叫，隨後又突然開始歇斯底里放聲大笑。

　　我該做的事不僅沒著落，而且還滿臉通紅。我會知

道自己臉紅，是因為芭芭拉在我為自己開脫，並試圖走出
（而非跑出）病房門口時，特別告訴我的。我很害怕，也
怒氣沖天。而後我朝護理站走去，一屁股在病房護理長南
西身旁坐下。

「這麼快就問完了啊。」南西對我說。

「不是這樣，我根本沒問多少事。」

「她不願意回答嗎？」

「對，她只模仿我說的每一句話，然後就威脅我。」

「威脅你?!」

「這麼說不太對，至少實際情況不是這樣。應該是
說，她以她妄想出來的超自然能力威脅我。」

「好吧，這種情況聽起來，好像是她現在可能無法回
答這些問題。剛剛坐在病房裡的時候，對於她這個人，你
瞭解了什麼呢？」

「嗯，她火冒三丈，不想待在這裡。她否認自己生
病，又焦躁不安、脾氣很大，還言過其實。她不想跟我說
話，也許該讓其他人試試看。」

「不，她是你的患者。剛剛我已經把藥給她。給她幾
小時，讓她稍微平靜下來，然後你再試一次。只是這一
次，別帶病患住院同意書，而是一開始就先問她，她是不
是有什麼話想說。不妨先讓她談談她何以認為自己不該在
這裡，之後看事情演變，再根據情況問她相關問題。哈維
亞，她說的內容應該就是她的處境。除此之外，你也不妨
找機會，告訴她說對於她在這裡，你感到很抱歉。」

「誰會曉得對於她在這裡，**我得感到**很抱歉啊！」我

開玩笑說，同時也覺得心裡舒服了些。我從南西的勸告裡，看出了其中蘊含的智慧。我遵循她的建議，最後終於對芭芭拉有了相當的認識。不過要做到這件事，我得先擱置我想問她的問題，也得將我該做的事放在一旁，才能傾聽她對於自己置身精神病院，還被迫成為「精神病患」有什麼感受，我也才能完成自己該填寫的那份表格。即使她沒有回答某些問題，但那份表格中，已經涵蓋了許多要點。（關於芭芭拉的事，之後我會對你再多說一些。現在，我想將敘述的重點，集中在「LEAP」反映式傾聽的其他元素上。）

要確切做對這件事，你得扔掉行事曆。此時你唯一的目標，就是瞭解親人當前所言，並將你的理解表達出來。

精神病所帶來的「喧嘩」，或者是患者為了自己成癮詭辯而形成的「噪音」，都會令人分心。面對這一切干擾，很難透過反映式傾聽聆聽對方所言，尤其是如果你正趕著完成待辦事項，或者是目前努力遵循某種時間安排的話。要確切做對這件事，你得扔掉行事曆，一如我對芭芭拉所做的那樣。此時**你**唯一的目標，就是要瞭解親人當前所言，並將你理解的內容表達出來。

儘管這件事起初很難做到，但是要做到它，並非不可能。只要你「捨棄」與生俱來的壞習慣，要做到這件事，就會相當容易。畢竟反映式傾聽是一種技巧，而且擁有這

種技巧，正如你擁有任何技巧一樣，一旦你懂得它的基本原則，你需要做的事，就只有熟能生巧而已。

「LEAP」反映式傾聽的七項指導方針
一、要保證談話時令人徹底安心
二、瞭解你的恐懼
三、別繼續推進你排定的計畫
四、順其自然
五、尊重自己聽到的事
六、找到你解決得了的問題
七、寫下頭條新聞

一、要保證談話時令人徹底安心

我哥哥亨利生病的最初幾年間，他從來不想和我談醫師開給他的藥。因為他**覺得**這麼做不**可靠**。

當時我們繞著「他是否生病」和「他是否需要服藥」之類的問題打轉多年，而且那些年間，我們也經常為了這些問題爭論，一如稍後你會知道的那樣。我所謂的「否認之舞」，會令人對談話結果感到悲觀，而我們在那個時候，就陷入「否認之舞」的輪迴中。

讓我告訴你其中一次經歷，是我剛開始遇到這個問題那時的經驗。

當時我哥哥才剛出院回家。他康復情況良好，足見院方給他的藥顯然對他有幫助。然而他回家還不到一天，我

就在垃圾桶裡發現他的藥。可想而知，我詢問他何以把藥
扔掉。

「我現在沒事了，」他向我解釋：「不需要再服藥。」

由於這和院方對他的苦口婆心背道而馳，所以我特別
提醒他：「但醫生說，你可能終生都得服用這種藥。你不
能中斷服藥！」

「醫生沒這麼說。」

「當然，他說了！那次家人會面我在場，你記得
嗎？」

「不，他說我在醫院時，才需要服藥。」

「那麼，為什麼醫生給你一瓶藥，讓你帶回家？」我
和他爭辯，試圖證明他錯了。

「那只是以防萬一我又發病。可是我現在好了。」

「不，醫生說的不是這樣。」

「沒有錯，醫生是這麼說的。」

「亨利，你為什麼這麼固執？你知道我是對的！」我
說。

「這是我的事。你別管我。」

「既然你病了，這就成了所有人的事。再說我會擔
心。」

「你不必擔心我。我很好。」

「你現在很好，不過要是你沒持續服藥，你就會不
好。」

「醫生沒這麼說！」

「這樣的話，我們打電話給醫生，我會證明這件

事！」

　　「我不要談這個！別煩我！」他這麼說，同時一走了之。

　　對於我嘗試提出的每項「實情」，亨利都提出更多論點，也以更多的否認來加以反駁，而且每一回合的對話，都導致我們倆愈來愈生氣。我認為他固執、不負責任又不成熟。我為了證明他有錯，而指責他威脅他，不但令他更為惱怒，也使他更加致力袒護自己。即使我當面指出我認為他在否認自己生病，然而在這種情況下，這種本能反應非但完全無效，還讓事情變得更糟。於是我們陷入面質與否認形成的輪迴之中，但這種輪迴，不僅迫使我們兩人的關係更形疏遠，也出乎意料地，令我哥哥感到和我談這些問題，不是令人安心的事。像這種談話，最後他都會一走了之。（否認之舞**總是**以逃避作結。）

　　在我們初期的爭論中，亨利在某一次爭論後所說的話，說這個問題說得最好：「為什麼我應該和你談這件事？你不關心我在想什麼。你只是要告訴我說我錯了，而且我需要去看神經病醫師！」

　　直到我為了成為心理師接受培訓，我才終於明白我哥哥先前不單純只是固執或不負責任。由於那時候我已經有了更多知識，經驗也更豐富，我反省自己當初對哥哥說話的方式，才意識到他之所以會不願意再談這件事，也開始鬼鬼祟祟暗中行事（例如他聲稱自己仍在服藥，卻偷偷把藥扔進垃圾桶），我對他的影響很大。

我令他感到不安心。我哥哥知道要是他說自己沒生病，不需要藥物，我就會與他爭論。他說的沒有錯！儘管有些時候，我會溫和地說這些，但我對於我認為單純只是患者否認自己生病的情況（當時我對病覺缺失症還一無所知），卻常常會當著患者的面，以嚴厲的態度直言無諱。於是隨著時光荏苒，我哥哥成了心理輔導人員所謂的「飛行常客」，或者說是「不斷進出醫院的病患」。甚至曾經有那麼一次，我計畫要幾位家人和亨利的社工師一起參與一項干預行動。我們所有人不僅都溫和有力地告訴他，說他在否認自己生病，而且我們還逐一對他表示他有思覺失調症，需要服用精神科藥物才會好轉。

　　現在，不妨想像這樣的事如果發生在你身上（既然亨利抱持的觀點是他沒有思覺失調症，那麼你想像自己置身這種情境時，也得假設自己沒有思覺失調症）。再假想這次交談過後，緊接著還有十餘次類似這樣的談話接踵而來。如此這般，你真的會有興趣一再對大家解釋，說自己沒有問題，也不需要治療嗎？不，你不會這麼做。面對這種情況，你會覺得遠走高飛比較好。否則，要是你無法脫身，你會住口，並假裝贊同，好讓這樣的對話能迅速告一段落。

||||||||||||||||||||||||||||||||||||||||||||||||||||||||||||||||||||||||||||||

　　我很抱歉，沒有傾聽你說的話。現在我明白你為何不想再談這件事了。

||||||||||||||||||||||||||||||||||||||||||||||||||||||||||||||||||||||||||||||

　　所以說，要在能令人徹底安心的情況下談話，我們該

怎麼做呢？首先，不妨特地為這段談話預留一段時間。你們雙方在這段時間，可以一面喝咖啡、一面散步，也可以一起坐在摩天輪頂端！無論你們身在何方，都不重要，你如何開始這段交談，才是要緊的事。

倘若你們昔日有過爭論，那麼這時候你需要先向對方道歉，並承認你讓親人覺得無法安心。你可以向對方說「我很抱歉，沒有傾聽你說的話。現在我明白你為何不想再談這件事了」，或者是說諸如此類的話。接下來，你可以說「如果我是你，我也會有相同感受」或者是類似的話，藉此調整對方對你的反應，使它能恢復正常。當你為了你以自己的看法，插嘴打斷對方說話而道歉（這種方式我稱之為「**回應式傾聽**」〔reactive listening〕），而且承認你和對方感受相同時，你就能讓這段交談在令人徹底安心的狀況下進行。

除此之外，你還得再多說幾句話。因為你必須向對方保證自己**不會再這麼做**，而且你得兌現這個承諾。這時候你可以說：「對於你為什麼厭惡這種藥，我想聽你再多說一些。我答應你，除了傾聽你的話，而且努力讓自己更瞭解你對這件事的看法之外，我不會做任何事。我承諾不會發表自己的意見。」

你可能會想：「等等！如果不告訴他事實真相，怎麼有可能幫得了否認自己生病的人？難道不必幫他看清問題，並協助他看出解決之道？」

事情是這樣沒錯……但也並非如此。話說你試圖說服自己所愛的人，使他相信自己有精神病，或者是有某種

癮頭，這麼做已經多久了呢？愛因斯坦對於精神錯亂的定義，你還記得嗎？你已經嘗試了六個月？一年？兩年？或者是已經超過兩年了呢？你成功了嗎？我假定目前事情尚未如你所願，而這也是你當前在讀這本書的原因所在。如此一來，該試試不同方式的時刻，或許就是現在。

||||||||||||||||||||||||||||||||||||||||||||||||||||||||||||||||||||||||||||||||||||||||||||||||||||||

> 大家如果不是樂於接受勸告，就是會把它當成不需要的東西；若非將他人提出勸告，視為是對方尊重自己的表現，就是會把它當成唐突失禮；要不是把勸告看成是對方展現深情，就是會將它當作對方自以為是。

||||||||||||||||||||||||||||||||||||||||||||||||||||||||||||||||||||||||||||||||||||||||||||||||||||||

勸告是滑稽可笑的玩意兒。大家如果不是樂於接受，就是會把它當成不需要的東西；若非將他人提出勸告，視為是對方尊重自己的表現，就是會把它當成唐突失禮；要不是把勸告看成是對方展現深情，就是會將它當作對方自以為是。如此說來，是什麼因素決定一個人如何接收勸告呢？

這裡有個例子：孕婦都常發牢騷，抱怨說素不相識的人會主動走近她們提出勸告。即使有些時候，這種事顯得幽默，但這樣的事通常都令人惱怒。由於這樣的勸告不請自來，而且陌生人未經要求提出勸告，也彷彿高人一等，使人感覺自己受到冒犯。因此，面對這種莫須有的勸告，她們非但都不予接納，也幾乎總是會不理不睬。

話雖如此，對我談起這種經歷的**每位**女子，卻也都

承認自己至少曾經向一位朋友或親屬尋求建議，而且她們都會聽從對方的意見。這就是**主動請人給予忠告時獲得的勸告**，和**未經對方要求卻得到的**勸告之間的差異。比起別人沒問，我們卻主動給予的勸告，對方**主動要求**希望能夠得到的勸告，會更具分量。所以說，既然你的主要目標是傾聽，並從中得知某些什麼，那麼當你向對方承諾不會提出勸告，你就能立即贏得對方信任。這種說法聽起來，可能會令人感覺不可思議，但我保證日後對方會詢問你的意見，而且這種情況發生的時間，很有可能會比你預期的要快得多。

　　所以說，你除了必須為自己沒有充分傾聽對方所言，而向對方道歉，也得承諾自己只會傾聽對方所說的話，完全不加以評論，並**遵守承諾**。為了要成功做到這件事，你需要找出自己往日害怕以這種方式傾聽對方說話的原因。要是不這麼做，未來當你往前邁進，過去阻礙你以反映式傾聽聆聽對方說話的同一種恐懼，就會在你前進途中絆倒你，令你出錯。

二、瞭解你的恐懼

　　每當我向一群不曾接觸「LEAP」的人，講授「LEAP」的反映式傾聽時，我就會想起我們所有人的相似之處，遠多於我們之間的差異。以外表來說，人與人林林總總的不同，總是會立即吸引我的注意，像是我會一下子就留意到身上 T 恤有「槍不會殺人，人才會殺人！」（Guns Dont Kill People, People Kill People!）字樣的那人附

近，卻坐著一位身著西裝的男子，而大嗓門的豐腴女性，和溫順嬌小的女子，也都會很快就引起我的注意。

「LEAP」研討會參與者的外形、身材、宗教、種族和政治觀點，都不一而足。這些人來參加「LEAP」研討會，是由於深切渴望能協助他們所愛，卻患有病覺缺失症（而且當前「否認自己生病」）的親人。所以這些參與者和你一樣，對於要踏出第一步，有相同的恐懼——也就是會擔憂「要是我聽從阿瑪多博士建議的方式，日後情況有可能變得更糟」。

研討會進行時，我會先說明何謂反映式傾聽，一如我在前文所做的那樣。接著我會找一位自願參與者。先前我在加拿大哈利法克斯（Halifax），曾經與格溫進行角色扮演：我扮演妄想症患者，而格溫的職責正如我向她解釋的那樣，就只是單純傾聽我說的話⋯⋯而後把她聽到的內容，如實反映出來。

我開始扮演這個角色時，格溫看來很有把握。那時我以聽來怒氣沖天，又驚恐萬分的語調，連珠砲似的說：「我沒有生病，也沒有任何問題。那種藥會殺了我，所以我不會吃。它是毒藥。要是你想幫我，就幫我搞定樓上那些人。」

「樓上那些人怎麼了？」格溫如此問道，完全沒有反映出我剛才說的話。

「每天晚上八點鐘，他們都會橫越他們住的樓層，走向廁所，而且我都會聽到他們沖馬桶的聲音。我知道他們

在做什麼！他們在連絡試圖殺我的那些人！」

之前我向格溫說明時，她一直都在點頭。然而此時她卻開口說：「這麼說來，好像是樓上的人在干擾你。他們發出很多噪音嗎？」

看到格溫的話已經說完，我詢問觀眾：「格溫如實地反映了我的病人說的話嗎？」

這時候許多人立刻舉手。他們一個接著一個，敘述格溫何以沒做到這件事。這些人都看出格溫在那當下沒發現的事，也就是她雖然依據我的建議，以提問的方式回應我，但我提到的事，她卻連一件都沒有反映出來。她所說的話裡，最接近如實表達的部分，是她提到樓上的人在「干擾」我。不過事實上，我沒有受到干擾。即使我覺得驚恐，也感到生氣，可是這種情況，卻和樓上的人是「吵鬧的」鄰居無關。他們發出的噪音沒有打擾我。令我煩擾的事，是他們以馬桶作為發信裝置，聯繫試圖殺害我的那些人！

儘管觀眾都能看出格溫沒有如實反映出我說的話，但他們自己初次嘗試時，卻很少有人做得比溫格更好。他們不僅都像溫格一樣，忘了提我扮演的角色口中所說的「荒唐」事，而且無論是哪一位，他們所說的話裡最接近如實反映的部分，都是「沖馬桶的聲音是樓上鄰居向建築裡想『殺害我』的人所發出的信號」。他們所有人都避免談論我的病覺缺失症、我認定藥物是毒藥，而我扮演的角色覺得「建築裡的房客共同密謀要殺害我」，即使這種妄想比

他不知道他病了：協助精神障礙者接受治療

134

我認定藥物是毒藥還更為異常，我為此產生的焦慮也因而顯得更不合理，他們卻都一概避開這件事，絕口不提。

為了要消除自願參與這項活動的人此時心裡出現的疑慮，我先安慰他們，表示我學習「LEAP」的反映式傾聽前，面對我哥哥時，我也經常犯下同樣的錯，而後我才向他們展示做這件事的正確方式。此時我開始扮演傾聽者的角色，開口說：「那麼哈維亞，請告訴我，我是否已經正確理解你的話。你沒生病，也不需要吃藥。那種藥是毒藥。要是我幫得上你什麼忙，就是協助你搞定你的鄰居。他們每天晚上都和你住的建築裡試圖殺你的人連絡。我的理解對嗎？」

我這段話才說不到一半，就能看見幾個人在座位上動來動去，而且還搖頭皺眉。於是我又說道：「我知道我剛才說的話讓你們很多人都非常不安。是什麼令你們如此心神不寧？」

這時有位男子以幾近吼叫的方式大聲說：

「對方否認自己生病，而你這麼說，是在強化他這種看法！」

「你不能告訴這傢伙，說那是毒藥。這樣他會永遠都不吃藥。」格溫補上一句。

「你們還擔心其他什麼事嗎？」我問這群人。

「你讓對方的妄想變得更加嚴重。這下子你不但會讓自己身陷其中，之後他還會要你對他那些鄰居做點什麼事。」另一位男子也提供意見。

此時有位女子舉手。她是我認識的社工師。這位女

子表示：「這種方式和老師教過我的一切，全部都背道而馳。你不能縱容諸如此類的妄想，和它成為共犯。如此一來，你會加深對方的妄想！」

我轉向這群人說：「有人感覺我做的事可行嗎？」

這時候前排有位上了年紀的女士舉手。「我認為這麼做很好。」這位女士說：「因為你談到的事對他很重要，所以他會想和你交談。畢竟他不相信自己精神失常，還認為有人正試圖殺他，天哪！」

「這樣的話，我向對方如實反映出這所有一切，你認為為何會令其他人如此不安呢？」我問這位女士。

隨後她緩緩轉身注視觀眾，再轉過身來面向我，只說「他們是膽小鬼！」，然後就坐下。等笑聲平息，我除了感謝這位出乎意料的夥伴，也針對她的明智觀察加以詳細說明。

||||||||||||||||||||||||||||||||||||||||||||||||||||||||||||||||||||||||||||||||||||||||

　　面對固守自己荒謬信念的人，意見不合會令你一無所獲。

||||||||||||||||||||||||||||||||||||||||||||||||||||||||||||||||||||||||||||||||||||||||

首先，無論是對方對於自己是否生病，以及他對藥物的看法，或者是他多疑偏執的念頭，我始終都沒有贊同。我藉由提出問題，為我的陳述揭開序幕，再同樣藉由提問，為我的敘述作結（像是「我是否正確理解你的話？」或者是「我的理解對嗎？」）。如此一來，我就能自由運用患者所言。至於對方的信念，我絕不質疑──為什麼我應該要質疑呢？畢竟對方是妄想症患者啊！

他不知道他病了：協助精神障礙者接受治療

與其說我贊同對方的看法，倒不如說我透過自己所做的事，向對方說明我只是要傾聽他說的話，也只是想瞭解他口中所言。

　　我從來不曾要人擺脫妄想。況且就我的理解而論，我也從未要人身陷妄想。重點是當你面對固守自己荒謬信念的人，意見不合會令你一無所獲，而且更重要的是，你這麼做會導致對方無意談下去。

　　然而這麼做會有一些陷阱，你必須留意。其一是對方會問：「這麼說來，你好像和我意見一致，是這樣嗎？」或者是提出和這個問題可說是一體兩面的問題：「為什麼你表現得好像是相信我的樣子呢？」

　　這些問題其實提供了重要契機，這一點我會在後續章節談論。此時此刻，請信任我，並請專注於發現你自己心裡畏懼什麼。

三、別繼續推進你排定的計畫

　　我知道你為了協助自己擔心的人，已經安排了妥當的計畫，而且你對於自己應如何開始協助對方，也已經有了明確的想法。只是既然對方有病覺缺失症，可想見對方這時候，已經預期自己會由於自己不相信自己有問題，而得到不想要的勸告。在這種情況下，你得將你排定的計畫留給自己！

　　進行反映式傾聽時，你該設定的計畫只有一項，也就是渴望傾聽與瞭解對方所言，並從中得知某些什麼。當一個人信任你，肯定你不會自以為是地對他談論他應該做什

麼，和他不該做什麼，此時對方會比較容易答應與你談某些「熱門」話題（例如他拒絕尋求專業人員的協助）。

倘若你能順從病覺缺失症患者的引導，要你們都同意某項計畫，就易如反掌。這就是我最後終於能與芭芭拉交手的原因——芭芭拉覺得她沒有精神病，卻被強行送進醫院，她對於這事有多憤怒，才是她想要談論的。所以說，要是你這時候嘗試交談的對象，正為了他必須服藥而生氣，請不要與對方談藥物或者是你認定他應該服藥，而是先詢問他的感受。

你可以說：「我想瞭解你厭惡吃藥的原因。你介意和我談這件事嗎？我保證不會給你壓力，也不會煩你，我真的只是想瞭解你對這件事的感受而已。」

你不妨運用任何熱門話題，以這種方式再試一次，看看會發生什麼事。

四、順其自然

如果討論轉為爭論，而且你感覺自己和對方就要跳起拒絕之舞，這時候請你中斷對話！要是你的親人開始指責，並說出類似「你只想到自己，根本就不在乎我」這種話，也只要別理會對方說的話就好。請別因為意見分歧，或者是為自己辯護，使情況火上加油。

有些時候，精神障礙會引發「思考障礙」，以致其他人要順著對方的思路領會他的意思，會顯得格外困難。這種狀況不僅惱人，也令人為之沮喪。由於這種時候，你通常會弄錯對方的意思，因此當你和有思考障礙的人，或者

是語無倫次的人談話時，請留意別在不經意間，就為你們極度混亂的談話強行理出秩序。

換言之，你不妨順其自然。與其為你們的談話強行理出秩序，倒不如集中心力，以不同的方式傾聽對方所言，同時致力聽出對方藏在言辭背後的情感，並反思對方的情緒。當你明白對方潛藏在內心深處的情緒，此時你就會發現對方真正最關心的事，也會因而找到得以激勵對方的動機。

這時候特別重要的事，是不要評斷你所聽到的內容。你表現出來的評斷，可能你自己不易察覺。畢竟從眉毛挑起到語調變化，都可能會隱約浮現出你的意見。

和成癮者打交道時，倒是很難聽到對方否認自己濫用毒品而起的「不良行徑」，也不容易聽到對方為自己這種行為，提出不合理的辯解。話雖如此，以精神障礙和成癮而論，要是你想取得進展，就需要將自己的判斷擱置一旁，保留到親人準備好可以聽你的觀點時，才說出你的看法。

五、尊重自己聽到的事

當你聽了對方所言，致力傳達出自己對於剛才聽到內容的理解，也完全沒有回應，你就已經表現出你對另一個人觀點的尊重之意。藉由讓對方毋需辯護，也不必提出反對意見，你就能創造出雙方都能自然尊重彼此的環境。除此之外，你也能藉此削弱對方的怒火。當你沒有絲毫評論或指責，也只是重複自己聽到的內容時，「我對你錯！」

的循環就會告一段落。你不妨以這種方式思考：要是有人與你爭論，而你感覺他或她並未傾聽**你的**看法，在這種情況下，你真的有意聽對方提出的意見嗎？

六、找到你解決得了的問題

每位否認自己生病的人，或者是每位病覺缺失症患者，都很清楚自己至少有一個大問題，而且這個問題就是**你**──意思是你，和所有跟他說他需要協助的每一個人！

日後你會發現對方還有其他問題。不過，去瞭解病覺缺失症患者如何看待自己，懂得他認定自己生命有哪裡卡住，是一個關鍵，可以助他脫離孤立，並能與可理解他的困境且也許能幫助他的人建立關係。**倘若對方沒有意識到自己生病**，他只能透過這樣的關係，才找得到他所需要的協助。

所以說，你首先需要知道對方認為的問題是什麼。不過我所謂的問題，並非精神障礙或成癮，而是**對方自己定義**的問題。換句話說，也就是傾聽對方如何描述他所遇到的問題，同時瞭解他需要解決什麼難題。若是不明白他認為什麼有問題，以及他覺得什麼需要改變，你就會無能為力。

舉例來說，儘管我哥哥始終不認同他有思覺失調症，但他確實認為自己一再遭人強行送進精神病院，是個大問題，而且我完全同意他的看法。

只要發現你們可以一起解決的問題（例如亨利和我都贊同「避免再度住院治療很棒」），你們雙方就會有意

見相同的地方。接著就會有一段嶄新的關係，隨著這個共同點出現，而且在那段關係中，你的見解會開始變得重要。和「找出雙方意見一致之處」同樣不可或缺的是，你需要找出對方想為自己的人生追求什麼，包括短期和長期目標，而且你完全不能動輒批評他的想法。因此，如果對方表示：「我只需要大家都不再數落我，也只需要一份工作！」此時對他說諸如「你這是本末倒置，因為你首先需要接受治療」之類的話，大概不會是好主意。從前我經常對我哥哥說這樣的話，我常告訴他得先服藥，才能開始考慮工作的事。

總而言之，**別動輒批評對方**。你需要找出對親人重要的事，也讓他知道你已經聽到他的意見，而且重視他的看法。

終於，我們來到最後一項指導方針，也就是你需要做到我所謂的「寫下頭條新聞」。

七、寫下頭條新聞

在這個部分的開始，我得先告訴你，要做對這件事，你需要以新聞記者採訪的方式接近親人。這表示你提出問題時，完全不要加上批評指責，或者是其他意見，而且還必須在過程中，發掘出這段談話的主題，為它想出「頭條新聞」。

因此，透過反映式傾聽結束一段談話後，你不妨先想像報紙頭版，再以毫不誇張的方式，如實地為你們這段談話寫下頭條新聞。要是可以的話，不妨在對方面前做這件

事（稍後我會舉例，說明如何在對方面前寫頭條新聞）。
如此一來，你們雙方都會知道你們對於「什麼對他來說是
重要的事」，持有相同的看法。

那麼「頭條新聞」是什麼呢？頭條新聞是對方相信他
有（而非你表示他有）的問題，以及（對他來說最重要，
也是）能激勵他改變的事。

你們最後會攜手合作，共同解決**對方**定義的問題，而
且會將這個問題，和**你**認定對方需要的協助相互結合。屆
時你會利用得以激勵對方的動力，來做到這件事。

為了闡述傾聽的指導方針，我從曾經與我攜手合作
的家庭裡，提出下列兩個範例。第一個例子能說明以什麼
方式聽，是**沒有**傾聽對方所言。第二個例子則針對如何正
確傾聽，提供了絕佳教導。但我所謂的「正確」，只是表
示你能正確運用「LEAP」的反映式傾聽（亦即傾聽對方
說話時，沒有表達出你的評斷，也沒有導致對方自我防
衛）。換個說法的話，我所說的「正確」，意指你對自己
聽到的事表達尊重。這兩個範例，都是我在精神科住院病
房的培訓工作中，擔任督導治療師所遇到的例子。因為當
時我的學生，一般都會帶他們與患者家屬開會的錄影帶，
來參加督導會談，好讓我能對治療師，也能對患者家屬的
傾聽技巧提出意見。

無效的傾聽

當時是下午三點鐘，在精神醫學部擔任實習醫師第二

年的布萊恩·葛林醫師,正與麥特·布萊克本及他的父母會面。在本書的第一章,我就已經先告訴過你,麥特彼時二十六歲,而且這位男子與雙親同住在家裡。或許你還記得,麥特遭人送進醫院,是由於他相信自己是美國總統的密友,也認定上帝選擇他,作為祂向世界領導人傳遞訊息的特使,他還確信美國中央情報局試圖暗殺他,他的母親則努力破壞他所擔負的使命(麥特最後這項看法,倒不全然是妄想)。

麥特遭人送進醫院時,除了會聽到聲音,還有思考障礙(也就是他腦中有許多雜亂零散的思緒,全部都串在一起,以致他說話時,意思常常很難說得清楚)。他在哥倫比亞大學接受治療兩週後,拜藥物治療所賜,不僅說的話變得比較能令人信服,先前他所聽到的聲音,也已經稍微平靜了下來。儘管妄想令他出現的念頭,還是和之前相同,但藥物能減輕他為了將那些執念付諸行動而感受到的壓力,這對他有所助益。

葛林醫師要求舉行這次會面,是為了討論麥特出院後的計畫。「布萊克本先生,布萊克本太太,」布萊恩一面和他們握手,一面對他們說:「請進來坐下。」那時麥特已經在醫院為患者設置的餐廳裡,坐在一張長桌尾端。

麥特的母親繞著長桌,走到她兒子身旁,俯下身來吻他。至於布萊克本先生,則立即在離他最近的那張椅子(也是離麥特最遠的椅子)上坐下,並開口問葛林醫師:「我知道我們現在應該要談麥特出院後的事,但你不覺得他需要在這裡待久一點嗎?我不認為他可以回家了。」

「布萊克本先生，我們這裡真的已經幫不了他。」布萊恩回應道。（事實上，再多待一週，也許對麥特有益，不過他的保險額度已經用完了。）

「好吧。但我不認為他已經可以回家，他媽媽也這麼覺得。」

「等一下，」布萊克本太太開口說：「我根本沒這麼說。我們想要你回家，這是理所當然。」隨後她朝著麥特，說完最後一句：「我們只是擔心接下來會發生什麼事。」

葛林醫師抓住機會開始說：「麥特已經預約門診。我們的門診醫師在本週後半，就會為他看診。在回診之前，他有充足的藥物可以服用，而且醫院也已經同意，讓他加入這裡的日間照護課程。只要醫生看過他，他就可以開始上課。」

「我害怕的正是這件事。」麥特的父親先對妻子這麼說，隨後又轉向葛林醫師補充道：「葛林醫師，我不想從負面的角度看這件事，可是麥特除了永遠都不會去回診，他也不會參加你談到的日間照護課程。他不認為自己有問題。我們需要的出院計畫，得比當前這個更加妥善才是。畢竟麥特不會服藥，也不喜歡和參與這些課程的人鬼混——他會說那些人全都瘋了！」

此時葛林醫師自然而然轉向麥特說：「對於這一切，你有什麼話要說？」

麥特俯視桌子，大聲回覆道：「我說過我會去。我會去！」

「麥特，這就是你先前答應過我們的事。」這時候麥特的父親以比較溫和的語氣說：「可是我們回到家，你就窩在你房間，不讓別人看到你，而且你哪裡都不去。」

「但這次不同。我會去！我只想離開這裡，也只想找到工作，和屬於我自己的住處。」

「你確定你會去嗎？」麥特的母親詢問他，看起來神情憂慮。

「媽，我會去，別擔心。我會去。我真的會去。這樣可以嗎？」

麥特的父親看起來，似乎不確定麥特所言是否屬實。但麥特的母親和醫師，卻表現出彷彿是麥特的話即使沒有說服他們，可是他們剛才聽到的這些，卻至少讓他們鬆了一口氣的模樣。

我在前文提出了攸關傾聽的七項指導方針。現在，我們就來回顧這些指導方針。

一、他們是否保證談話時令人徹底安心？

葛林醫師和麥特的家人，確實都為這段談話撥出了特定的時間。然而他們卻都沒有透過我先前描述的方式，使這段交談變得「特別」。他們在對話中，都沒有認可彼此的觀點歧異，而且他們對於之前企圖說服麥特，使他相信自己有精神障礙，並否認自己生病的事，也都沒有向他道歉。他們之中，沒有人向麥特說明，他或她只想要聽麥特談他對出院計畫的看法。況且他們在談話時，也都沒有向麥特保證自己會避免未經麥特要求，就主動向他提出勸

告。

　　他們不僅都沒有做到這些，麥特的父親還立刻提出過去的爭論，也使雙方因而拉出了戰線。這種情況導致麥特先是變得自我防衛，接著做了要是你和我是他，而且以往經歷過這種事不下百次時，我們也可能會做的事，就是對大家撒謊，表示自己會去回診。麥特之所以會欺騙大家，是為了要讓他的父母和醫師別再數落他，也因為他想出院。

二、他們是否瞭解自己的恐懼？

　　表面看來，麥特的父母在談話開始之初，就已經感受到的恐懼，他們兩人似乎都心知肚明。不過，事情並非如此。

　　雖然麥特的父母都意識到自己害怕他們的兒子，會像「飛行常客」或不斷進出醫院的病患那樣，持續這種歷程，但他們兩人都沒有察覺自己對這段交談特有的恐懼，也就是他們都懼怕「如果沒有再次讓大家知道他們對麥特出院抱持的觀點，事情會因此變得更糟」。

　　與此同時，儘管麥特的母親和丈夫相比，劃定戰線時顯得比較溫和，可是她還是做了這件事，畢竟她想要兒子能在醫院再待久一點，而且她清楚指出，她認為麥特的病情依舊嚴重。麥特的雙親和葛林醫師，都由於感受到自己的恐懼，而不得不再度告訴麥特他已經生病，需要專業人員協助，宛如麥特再次聽到他們這麼說，就會減輕他對自己生病的否認程度。話雖如此，他們三人都知道麥特雖然

已經預約門診，屆時他卻不會去回診。

他們其實可以直接和麥特談這個問題。可是要做到這件事，他們得先讓麥特談這個問題時能夠徹底安心，而非讓自己的恐懼掌控談話。

三、他們是否沒有再繼續推進他們排定的計畫？

事到如今，麥特再度住院治療即將告一段落。即使他的父母和醫師，都由於麥特以往不曾遵循他們的建議，而很清楚他不會實踐他們此時的提議，不過他們三人，卻都沒有停止推動這項毫無希望的計畫。

葛林醫師想針對麥特出院後的治療計畫傳達細節。他這麼做，可以說是想要「達成協議」（儘管他後來向我承認，表示他知道麥特永遠都不會實踐他提出的計畫）。

麥特想離開醫院。因此，如果需要的話，他願意暫時服藥。然而他不夠信任自己的醫師，也不完全相信父母，以致他非但無意與他們交談，也不願透露他的真實感受。所以說，他願意服藥多久，始終都無法確定。

布萊克本先生公然預言他兒子持續服藥的時間，應該會短於一週。而葛林醫師則天真地希望麥特在後續數月間，都願意遵守醫師的吩咐。

布萊克本先生當時的計畫，是試圖說服葛林醫師，要他讓麥特在醫院待久一點。布萊克本太太雖然也將心力投注在相同的計畫上，但她心裡滿是內疚，也總是念及她不想傷害或激怒麥特。

至於麥特的計畫是什麼呢？儘管後來我才知道麥特自

己安排的計畫，但當時沒有人問他這件事，我們其實都不曉得他的計畫。

四、他們是否順其自然？

　　既然麥特沒有提出意見，或表示他不會服藥（至少他沒有直接這麼說），這次會面對他的醫師和雙親而言，他們需要回應的事情其實不多。不過麥特的父母對於他的昔日言行，卻出現反應。麥特的父親從會面開始就發怒，原因除了他覺得兒子的病情嚴重得不宜回家，而醫院卻允許兒子出院，他不相信麥特所言屬實，也導致他怒氣沖天。因此，麥特說他之後會去回診，也會服藥時，他父親實際上的反應，就是將他視為騙子（「這就是你先前答應過我們的事。可是我們回到家，你就窩在你房間，不讓別人看到你，而且你哪裡都不去。」）麥特母親我所表現出來的反應，雖然比較不易察覺，但她也同樣懷疑兒子言談中對他們的保證。

五、他們是否尊重自己聽到的事？

　　他們對麥特所言理解了什麼，沒有人向麥特反映出來，也沒有人對他複述自己理解的部分，這使得麥特對於自己是否生病，以及他是否需要治療的看法，沒有受到尊重。他們至少錯失一次機會，讓自己能這麼做，也就是當麥特表示「這次不同」，他的醫師或雙親可以回應他：「這樣的話，麥特，我想瞭解你說的話。你現在是在說『這次不同』，我的理解對嗎？」

他們對麥特提出這樣的問題時，倘若沒有伴隨怒氣，也沒有絲毫懷疑，而是對麥特的想法由衷好奇的話，麥特應該會回答「是」，而且麥特的防衛心也會因此降低一級，還可能會告訴他們什麼非常重要的事。

畢竟對麥特來說，這次**是**真的不同。由於他確實永遠都不想再回到醫院，他當然不會希望自己再像這次回到醫院那樣（也就是他的父母報警之後，警察違逆他的意願，為他戴上手銬，並帶他來到醫院）。

要是他們複述了自己聽到的內容，麥特也會感覺到他們的確明白自己所言。如此一來，他們就能確認所有人共有的難題。換言之，當時他們原本能攜手合作，**讓麥特離開醫院**。

從麥特的觀點來看，他之所以會住院治療，警方還為他戴上手銬，都是由於父母的緣故。由麥特雙親的角度來看同一件事的話，麥特之所以會住院治療，警方還為他戴上手銬，起因是麥特的精神障礙和固執所致。話雖如此，他們所有人都同意「沒有人想要麥特最後又得住院」（甚至保險公司也會贊同此事）。所以說，要是他們能趁機展現尊重，麥特的防衛心可能會因此減少，他們每個人心裡的怒火，或許也會因而降低。

關於我目前在談的事，讓我使你能再進一步更加瞭解吧。既然葛林醫師是麥特的醫師，而我是葛林醫師的指導者，所以有些時候，我會和他們兩人一起見面。麥特在其中一次會面，描述了先前警察帶他來到醫院時，他所感受到的驚駭之情。他不僅談到自己從不曾如此驚恐，也表示

他永遠都不想再體驗這種感受，況且一次又一次的住院治療，也漸漸令他感到厭煩。於是我問他，何以他認為那時候是父母報警處理這件事。麥特答道：「因為他們覺得我生病了。」

「可是麥特，你這麼說，沒有告訴我他們**為什麼**讓你經歷這件事。」

「他們認為我生病，而且需要進瘋人院，這就是原因所在。」

「讓我用不同的方式來問這個問題——促使他們對你這麼做的動機是什麼？他們厭惡你嗎？」

「不是這樣。」

「他們想要傷害你嗎？」

「我不知道。我不認為是這樣。」

「那麼他們為何報警，做出對兒子不利的事情呢？」

「我猜他們會怕。」

「麥特，我來看看你對這件事的理解是否正確。你父母報警，而且違背你的意願，讓警方帶你來到醫院，原因不是他們厭惡你，也不是他們想傷害你，而是由於他們害怕。我的理解對嗎？」

「對。就是這樣。」

「既然如此，他們害怕什麼？」

「他們怕我受到傷害。」

「現在，我知道你和他們在這個部分的意見有所分歧。但是在我們談這件事情之前，讓我先看看目前為止，我是否明白你的意思——你父母害怕你受到傷害，所以要

你住院，藉此讓你安全無虞。我說的對嗎？」此時他點點頭。「關於你爸媽對你的感覺如何，這種情況向你顯示了什麼呢？」

「他們愛我。」

「所以說，在這個地方，你有個嚴重的問題，不是嗎？你怎麼能說服你父母，要他們別報警，也別把你丟進醫院呢？我的意思是說，你無法說服父母，要他們別再愛你。難道你能要他們別再愛你嗎？」

「我做不到。」麥特微笑說道。

「然後呢？」

「我說服不了他們，讓他們相信我沒有任何問題。你們這些傢伙，把他們所有人都洗腦了啦！」由於他提到像我這樣的人（也就是醫師），才是造成他問題的根源，此時我們兩人都笑出聲來。

「不，事情不是這樣。應該是他們無法說服你，讓你相信你生病了，所以你才會在這個地方。那麼在這種情況下，你們可以同心協力的事情什麼呢？」

「我猜是讓他們放心。如此一來，他們就不會感到驚恐，也不會為此報警。」

「你如何能做到這件事呢？」

「我無法使他們相信任何事。」

「什麼事都沒辦法嗎？」

「嗯，不……，不是所有事。我猜我可以吃藥。」

「不過，要是我可以理解你說的話，那麼你就沒有生病。而如果你沒有問題，為什麼會需要吃藥呢？」

「為了讓他們別再煩我！」此時麥特這麼說。他說這句話的聲音，聽起來宛如受到打擊。

這段交談很有價值。不過要是麥特能與父母一起進行這段談話，那麼這段對話將是無價之寶。只是麥特的父母感到害怕，而且他們不會複述自己聽到的內容，以致他們錯失良機，無法找到他們與兒子的共同點，攜手為他們所有人都贊成麥特有的問題而一起努力（例如「違背麥特的意願讓他住院治療，是糟糕的事」）。透過重新定義問題，讓所謂的問題不再是「麥特是否生病」和「他是否需要協助」，同時也讓麥特明白父母之所以會「判斷錯誤」，是因為他們愛他，如此一來，麥特就能將他認為不可能解決的問題，轉化為他解決得了的問題。

六、他們是否找到他們解決得了的問題？

當麥特、麥特的父母和葛林醫師開始定義問題，他們所談論的事，根本就風馬牛不相及。麥特認為自己的父母、聽信父母所言的警察，和說服他父母相信他生病的神經病醫師，正是問題所在。

麥特的雙親與葛林醫師則為了麥特**顯然**生病，但他對於這一點卻完全不負責任，而認為問題在於麥特的固執、不成熟和自我防衛。

相對於此，麥特與我卻輕易找到至少一個問題，是我們解決得了的難題，也就是我們都同意無論是誰，只要願意和麥特攜手合作，雙方能共同解決的問題，就只有「讓他遠離醫院」這件事。況且得以確認麥特與我能一起解決

的問題，也為我們開闢了一條路，讓我們能像盟友一樣同心協力，而非讓彼此成為敵人。

麥特的父母離開之後，我和麥特及葛林醫師短暫會面。當時我說：「好吧，麥特，你知道這是你的選擇。你很清楚我在想什麼，而且你認為不對的事，我也不能強迫你做。再說即使我能強迫你，我也不想這麼做。當然，除非你置身險境，我才會這樣。但目前不是這種情況，所以我尊重你為自己做決定的權利。

「我知道你告訴葛林醫師和你父母，說你會持續服藥。不過要是你改變心意——如果一定要我推測，我猜日後你會改變，畢竟你不相信自己生病——這樣的話，我希望你能密切留意接下來會發生的事，因為這是你的人生。你不能只是對藥物有意見，而是得向自己證明，你對藥物的看法是對是錯。」

「我已經說了，我會吃藥！」或許由於我當時所說的話，暗示我不相信麥特對葛林醫師和他父母的保證，以致他為自己辯護，藉此來回應我說的話。

「好，我會相信你。不過我還是得說，如果是我，我不會服藥。」聽到我這句話，葛林醫師顯得非常尷尬，於是我轉向他表示：「葛林醫師，你有話要說嗎？對於這件事，你看起來好像觀點不同。」

「嗯，我不認為你這句話的意思，真的是指『要是你的處境像麥特那樣，你不會服藥』。」

「我說的話就是這個意思。」

此時葛林醫師皺起眉頭，似乎在想他應該要說什麼。

不過麥特卻開口問我：「這麼說來，你不認為我需要這些藥？」而麥特這時的提問，也救了葛林醫師。

「我保證會回答你的問題，但我可以稍後再告訴你嗎？」麥特點頭，讓我能晚點回覆他。

「我要說的事，是假設我是**你**的話，出院後我就不會服藥。先前我一直都在聽你說話，也一直都在傾聽你對這件事情的意見。顯然你眼中所見的實情，是你沒有精神障礙，而且你強烈感受到自己不該為了自己沒有的病，而服用藥物。

「對我來說，這聽起來就像常識一樣。如果不是認為自己需要吃藥，誰會吃藥呢？再說服藥的意義又是什麼？要是我相信這些事，我就不會打算服藥。倘若我置身你的處境，為了要離開這裡，無論我該說什麼，我都會說，之後我就按照自己的規矩行事。這時候的你真的不是這樣嗎？你可以告訴我，而且你今天就可以回家。眼前的事不會因為你說的話而有任何變化。」

「我**永遠**都不會這麼做。」麥特臉上綻放笑容，而且還開玩笑地這麼說。既然只要他走出這扇門，當這扇門在他背後關上，他實際上會做出什麼事，我們兩人都已經認清，也都對此心知肚明，於是我以微笑回應他。

「接著我們再假設，要是你**真的**停止服藥，屆時請你自問這三個問題：維持相同的會是什麼？變糟的事會是什麼？好轉的又會是什麼？」

「是啊，也就是這麼做的好處和壞處。」

「完全正確。這麼說來，你知道我目前在談什麼

嗎？」

「知道啊，你在談我的人生。我手中持有鑰匙，而且我的人生由我決定。」

「對。現在，你已經決定你的確不想要服藥。你不需要藥物——我說的對嗎？」

「是的，」麥特羞怯地承認：「不過我無論如何都會吃藥。畢竟每個人都要我吃藥，所以我會這麼做。」

「哦，我不知道是不是每個人都要你吃藥，但你很清楚我的見解。我希望你會這麼做。可是如果你決定停止服藥，這是你的人生，而且這是你的權利，我尊重這些，我要你知道這一點。」

「好，但你會認為我是傻瓜。」

「不會，我不會這麼想。但考慮到你的目標是和警察保持距離，並遠離醫院，我可能會認為你為自己做了糟糕的決定。」

「你是醫生。你知道該怎麼做比較好。」

「我的確是醫師。但是和我的意見相比，你的意見其實遠比我的意見要來得重要許多。要做決定的人是你。你還想補充其他什麼嗎？」麥特看起來顯得詫異，而後說道：「沒有了，我想我應該沒有要補充的了。」

「好，那麼就祝你幸運。」我站起來伸出手，又多說一句：「我希望永遠都不會再見到你。」

「我也是。」麥特答道。我們握手時，兩人都笑出聲來，而且我們都很清楚，要是我再見到麥特，那應該是因為他回到醫院。畢竟讓麥特始終都能遠離醫院，也讓他一

直都能過著自己的人生，是我們兩人都全心全意贊同的事。

七、他們是否寫下頭條新聞？

在這段交談裡，似乎沒有人花費心力，留意談話中的頭條新聞，至於寫下來，就更別提了。既然麥特的醫師與雙親，都不曾與他一起練習「LEAP」的技巧，要寫下麥特當時說的話，當然會令人感到難堪。儘管他們會面時，葛林醫師確實經常寫筆記，然而他的筆記內容，卻幾乎全都是他所觀察到的症狀。由於葛林醫師的筆記其實只給他自己看，所以他不會與麥特分享。況且葛林醫師雖然會直接詢問麥特：「要是我寫下你目前在談的事，你覺得可以嗎？我認為你在談的事很重要。」但葛林醫師很少記下麥特對於自己認定的問題（也就是他的父母、警察，和「神經病醫師」）所體驗到的主觀經歷，也很少記下麥特在陳述中，透露出對他來說重要的是什麼，以及能夠激勵他的是什麼（是始終都能遠離醫院、找到工作，和找到屬於自己的住處）。

有效的傾聽

你曾經在第二章聽我提過的維琪，當時四十五歲，是一名患有雙相情緒障礙症的女子。那時在精神醫學部擔任實習醫師第三年的伊凡・庫賀特，正與她會面，而她的丈夫史考特，也同時出席。先前躁症發作期間，維琪帶著

兩個孩子，前往美國緬因州山漠島（Mount Desert Island）的阿卡迪亞國家公園（Acadia National Park），進行為期三天的「公路旅行」。隨後她就在醫院裡，度過那次會面之前的兩週時光。

由於史考特對於家人去了哪裡毫無概念，那趟旅行的第一晚，格外令人擔憂。直到當天夜裡十一點鐘，維琪才撥電話給史考特說她想要孩子體驗她所經歷過的靈性覺醒，而且維琪在電話中還對史考特說，上帝吩咐她，要她帶著孩子們前往卡迪拉克山（Cadillac Mountain）的山巔上，因為那裡是美國東岸最高之處，同時上帝也對她表示，一旦他們抵達那裡祂就會顯現。

有鑑於在他們的婚姻路上，史考特曾經兩度經歷維琪躁症發作，所以他才能比以往都更快理解那時候究竟出了什麼事。

只是當時他雖然在電話中懇求維琪回家，維琪卻拒絕了，而且史考特告訴她，他認為她再度發病時，維琪還突然掛斷電話。於是史考特立即撥電話，給維琪所在地的當地警方。不過警察卻對史考特表示，他們除了「留意維琪的車」，其他事都無能為力，並建議他撥電話給緬因州國家公園管理處。

透過維琪的精神科醫師協助，史考特說服公園管理員，要管理員在維琪抵達阿卡迪亞國家公園時，先幫他攔下妻子。接著他飛往緬因州，在那裡對維琪諸多哄騙，並威脅她要強制送醫，才讓維琪同意回到紐約，前往醫院。

開車回紐約這段路看在史考特和維琪眼裡，簡直宛如

噩夢。因為他們的孩子在回程中,就像其他孩童一樣不以為地吵鬧頑皮,干擾他們夫妻倆,而他們兩人的爭吵,和彼此在過程中耍的脾氣,再加上維琪連珠砲似的言語和浮誇的聲明,都使得他們開車回家的這段漫漫長路,簡直令人難以忍受。

伊凡問候了這對夫妻之後,就坐下來開始說:「今天兩位想談什麼?我有兩件事,想列入我們的討論。維琪,妳呢?」

「我唯一想談的事,是我何時能離開這裡。」維琪回應。

「好。那麼史考特,你呢?」

「嗯,我想談的也是同一個問題。除此之外,我想談維琪的藥。」

「你們無論是哪一位,還有其他事情想談嗎?」

「沒有了。」維琪迅速答道。

史考特想了一下,才表示:「我想應該是沒有了。不過我們談話時,也許我會想到更多事。」

「好,那麼你們想談的問題,和我已經排定要談的兩件事情相近。」伊凡對他們說:「我想先向你們報告我認為維琪情況如何,再詢問維琪對出院計畫的意見。所以說,我們要談的事,基本上有三件:一是維琪何時能離開這裡,二是我對她現在情況的看法,三是維琪對於我們為她離開這裡之後所制定的計畫,有什麼意見。倘若你們兩人都同意的話,我想先完成第二件事。」

維琪與史考特都點頭贊成。

隨後伊凡對維琪說：「我認為和我們兩週前碰面時相比，妳的情況現在好得多了。當時妳晚上只睡兩小時到四小時左右，思緒飛快打轉，說話時也彷彿有人對妳施加壓力那樣，還顯得亢奮又極度暴躁。再說妳那時對於上帝懷有某種不尋常的概念，還覺得祂賜予妳超能力。目前妳的睡眠情況已經恢復正常，思緒不再飛快打轉，說話時也不會再像有人對妳施壓那樣。既然妳的心情不需要我來為妳描述，那麼妳會如何形容自己上週一整個星期的心情呢？」

　　「我覺得自己的心情起伏有一點受到限制。我不像先前那麼高興，也沒有像當時那麼容易發怒，而且我沒有感到沮喪。」

　　「妳懷念那種快樂的感覺嗎？」

　　「庫賀特醫師，你知道我懷念那種感覺！難道你不會嗎？」

　　「當然會。」伊凡注意到此時維琪臉上露出微笑，於是補充說道：「不過在我看來，妳還是會覺得快樂。消逝無蹤的是那種**極度的**幸福，也就是那種令人飄飄欲仙的快感，是這樣吧？」

　　「確實是這樣。」維琪回答。

　　「因此，簡而言之，我認為妳後天就可以回家了。」

　　維琪看起來似乎感到意外，開口表示：「今天早上我們碰面時，你為什麼沒告訴我這件事？」

　　「當時我告訴妳，我得先和團隊成員討論。不過我猜，妳應該不記得了。我想要每位成員都提出意見。所以

我們一般都會經由團隊成員達成共識，才做出決定，而我們的共識，是妳目前的情況大幅改善，所以妳可以回家了。史考特，對於這件事，你有任何意見嗎？」

「我已經預料到這件事，所以我沒有什麼意見。只是雖然我看到她逐漸恢復正常，但接下來究竟會發生什麼事，我認為我目前不清楚。為了避免歷史重演，我們可以做什麼呢？」

「這個問題正好可以順暢接到我們討論中的下一件事，也就是在妳的治療方面，接下來會發生什麼事。」此時伊凡又對維琪說：「在後續幾個月期間，我想先在門診每週為妳看診一次，然後或許可以調降為每個月看診一次。我不想改變妳目前服用的藥物，而想先看看妳在後續幾週情況如何，再重新評估，並討論我們是否該有所調整。對於之後會發生的事，妳有什麼想法？」

這時候維琪笑出聲來，而且表示：「每個人都認為我應該持續服藥。這件事真的有關係嗎？」

「當然有啊，這很重要！」史考特回應時不僅有點惱火，他的語氣中，也微微帶有戒心。

「即使現在狀況看起來不是這樣，不過在這一點上，所有事情都聽妳的。」伊凡加上一句。

「你在說什麼啊？」維琪問道。

「我在談的事，是妳丈夫和我認為妳該做什麼，和妳認為自己該做的事情相形之下，根本就不足掛齒。如果妳認定藥物都已經發揮作用，而想要停止服藥，那麼妳就會這麼做。我阻止不了妳，妳丈夫也是一樣。」

「這樣的話，我現在為什麼會在這裡？我不**覺得**事情像是我說了算。」

「那是由於妳的症狀復發使妳嚴重失控，並導致妳做的事令許多人感到擔心，也促使他們不讓妳掌控局面。不過現在妳的病情已經又控制得宜，所以妳可以重新掌控大局了。」

「如果真是這樣，那麼我不希望自己吃這些藥的時間會超過一、兩個月。」

這時候伊凡運用「LEAP」反映式傾聽的方式對維琪說：「所以說，要是我已經聽懂妳說的話，那麼妳的意思是說，妳服用這些藥的時間，最多不要超過兩個月。這樣對嗎？」

「對。」

此時史考特打斷伊凡的話，說道：「等一下！這就是她起初陷入困境的原因啊。她所看過的每一位醫師——你也包括在內——都曾經告訴過我們，說她來很有可能一輩子都得吃藥。」

「我的見解是：如果她不想要症狀復發，沒錯，事情的確是這樣。再說要避免她又變得沮喪，這些藥物也對她有所助益。我的說法沒有自相矛盾之處。因為我在談的事，其實是另一件事，也就是倘若維琪要停止服藥，那是她的選擇，不是你或我做的決定。不過妳的抉擇，」這時候伊凡望著維琪補充說：「將帶來它必然產生的後果。」

「你的話讓這件事聽起來令人感到不祥。」維琪回應。

「我認為停止治療的後果會非常糟糕。雖然你很清楚我提出的專業建議，和妳前一位精神科醫師認為妳該怎麼做，而妳丈夫和家人的期盼，妳也都心裡有數，不過妳最後會做的事，終究是妳相信的事，我得尊重這一點。只是話說回來，有件事令我好奇，那就是妳為什麼會不認為自己需要這些藥？畢竟妳今天早上才剛告訴我，說這些藥在過去幾週幫了大忙。當時妳只是在『附和』我嗎？或者是妳真的這麼認為？」

　　「我是說真的。這些藥確實都已經發揮作用，可是現在我的情況已經好轉。」

　　「這麼說來，妳認為自己的躁鬱症已經好了？」

　　「嗯，我不確定自己是否有躁鬱症。但無論當時出了什麼事，這些藥的確都幫了我，讓我能平靜下來，這一點沒有錯。所以說，對，這個問題已經解決。如此一來，既然問題已經不復存在，為什麼我的餘生都要吃這些藥呢？」

　　「那麼，妳在說的事，」伊凡開口說道：「是妳有某種問題，但這個問題不是躁鬱症，而且那些藥已經協助妳，使妳的情況好轉。現在問題已經解決，而妳也不想要再持續服藥。我說的對嗎？」

　　「對。」

　　「對於妳剛才說的那些，妳想知道我的意見嗎？」

　　「我已經知道了呀。」

　　「實際上，我的意見可能會令妳訝異。」

　　「那麼你就說吧。」

「妳的提議當然有可能會實現。」伊凡向這對詫異的夫妻表示:「我們來做個交易,如何?倘若從現在起,六個月後妳依然想停止服藥,屆時我們不妨試試看。不過要是我們沒有定期見面,我就不參與妳這項提議。」

「為什麼你會這麼做?先前你已經告訴過我,說你認為我必須永遠服用這些藥。」

「因為只有妳的意見,才會決定妳最後是否持續治療。縱然我的信念與妳不同,但是我願意與妳合作,與妳一起證明妳相信的事。」

於是維琪同意和伊凡定期會面。史考特雖然看來擔憂,不過他也同意了這項計畫。

一、他們是否保證談話時令人徹底安心?

伊凡是否能讓維琪在說話時感到徹底安心?是的,伊凡除了表明他想要聽維琪對治療的看法,而且即使維琪知道伊凡對這件事的觀點,伊凡仍舊不願意把自己的觀點告訴她。維琪瞭解她可以談自己的信念,也就是她相信自己沒有生病,不需要治療,而她的醫師,也不會反駁她說的這些。與此同時,維琪曉得伊凡會阻止她丈夫史考特,避免他痛罵她。況且伊凡還明確表示,維琪的見解,是此時唯一真正要緊的意見,而且她的看法,比他和史考特的主張都來得重要。

二、他們是否瞭解自己的恐懼?

維琪渴望能停止服藥。於是當伊凡毫無理由就認可

她的要求，史考特不但變得緊張，也開口表達責難之意。除了這個時候之外，他的妻子和醫師討論她對這個問題的看法和她的需要時，史考特都順從地傾聽，而且他做得很好。

伊凡曾經在昔日的會面中，協助史考特認清自己哪裡無能為力，而接受自己力不從心之處，也令史考特從中受益。史考特束手無策的地方，是他無法說服妻子，使她相信自己罹患雙相情緒障礙症，而且她餘生都得服藥。他無法說服妻子這些事，已經有四年的時間。伊凡助史考特一臂之力，讓史考特承認即使持續爭論，顯然他也不會在這時候，就突然達成這個目標。相對於此，史考特當前能夠著力的部分，是他可以修復他和維琪的關係，讓維琪能重新感受到史考特是支持她的盟友，所以在同樣的問題上，他們倆可以攜手合作。

伊凡不僅對自己的恐懼一清二楚，同時也明白傾聽維琪的觀點，不反駁她，自己不會有任何損失。他知道讓維琪坦誠說出她的看法，而且沒有得到維琪允許的話，他不能反駁維琪（伊凡提出自己的見解前，總是會先詢問維琪，說他是否能提出自己的意見），如此一來，維琪就不會受到傷害。伊凡心裡很清楚，主動傾聽非但不會讓他失去什麼，還會使他獲益良多。

三、他們是否沒有再繼續推進他們排定的計畫？

他們不但都贊同接下來所排定的計畫，而且伊凡在談話過程中，為了確保維琪和史考特想談的事都沒有遺漏，

還會再三與維琪和她丈夫確認此事。他們為這次談話所設定的主要目標，是瞭解維琪的看法，並針對她日後會如何經歷屆時所發生的一切，而共同攜手努力。

四、他們是否順其自然？

維琪表示她想停止服藥時，伊凡沒有出現情緒化的反應，而史考特除了自己心裡的恐懼，令他措手不及的那一小段時間之外，也同樣沒有為此激動。維琪說明她如今病況不再，因此不需要藥物，而打算要停止服藥時，無論是伊凡或史考特，都沒有為了駁斥維琪，就插嘴表達意見。他們都尊重維琪的觀點，使她的見解有了立足之地。伊凡**真的**要提出自己的主張時，他用的方式，是一開口就先詢問維琪，想知道她認為他是否能把自己的想法告訴她，藉此讓維琪授權他是否能這麼做。

五、他們是否尊重自己聽到的事？

為了確保自己「聽對了」維琪的話，伊凡不僅會經常改變措辭，以不同用語來表達維琪所說的話，而且他還會一次又一次地這麼做。他為自己的反映式陳述揭開序幕時，就對維琪表明他只是要確定自己是否已經正確理解她說的話（「讓我來看看，我是否正確理解這句話」）。隨後伊凡運用維琪所說的話時，不僅沒有批評，也沒有指責，而且他還會接著問她，他的理解是否正確。因此，伊凡不僅能確認他是否明白維琪的觀點，也能**由衷**尊重維琪的看法。

六、他們是否找到他們解決得了的問題？

　　維琪以為這些藥是像治療感染的抗生素之類的短期治療用藥，而非如治療糖尿病用的胰島素那樣的長期治療用藥。不過好消息是維琪對藥物的認識，雖然遠不如她的家人和醫師，但她對於藥物，還是有某種程度的理解。換言之，儘管維琪明白症狀出現時藥物會協助她，可是她不瞭解當她感覺自己健康無虞，藥物能為她預防症狀復發。

　　從統計學的角度來看，維琪停止服藥之後，希望她的症狀不復發，應該不太可能，畢竟這種事發生的機率很低。伊凡理解這種情形，也明白維琪「承認自己應該」接受治療前，也就是維琪終於找到理由，讓持續治療對她來說，成為有意義的事情之前，她不會永遠都一直服藥。所以目前維琪的問題就是「服藥」，而這也是伊凡準備好要協助維琪解決的問題。不過只有維琪持續接受伊凡治療，並讓史考特參與某些會面，負責留意維琪停止服藥後會發生什麼事，伊凡才會與維琪攜手合作，共同將這項計畫付諸行動。

　　維琪曾經有一次，將接受治療描繪成「無期徒刑」。伊凡藉由同意與維琪攜手合作，雙方一起解決**她**所定義的問題，讓她接受治療和持續服藥的時間，都比她口中說的「無期徒刑」要來得更長。如此一來，伊凡也為維琪奠定基礎，讓她找到自己持續接受治療的理由。

　　不過我在這裡談到的基礎，並未要求維琪必須**意識到**她的病需要長期治療，這是必須注意的事。

七、他們是否寫下頭條新聞？

伊凡不僅寫下他們針對藥物治療同意採取的措施，而且他寫下來之前，會先徵求維琪許可。伊凡這麼做，強調他希望能與維琪**合作，而非一意孤行**，這很重要。況且伊凡詢問維琪，也讓他能藉此強調維琪出院後，必須為自己的決定負責。他不害怕承認自己的無能為力。

除此之外，伊凡也藉由這麼做提醒維琪：既然她選擇持續治療，那麼遵循她的決定所產生的後果，也同樣是她的責任。這段談話中的「頭條新聞」，是維琪想停止服藥，而且維琪也明白當她的思緒飛快打轉、睡不著覺，以及她疲憊不堪之際（即使她不認為自己仍在病中，她依舊將這些狀況視為問題），藥物會對她有所助益。

總而言之，「LEAP」的反映式傾聽，是積極主動的一段過程。這樣的程序，不僅意謂著你得提出許多問題，也表示你對於自己聽到的事，不要有任何反應。你應該將自己想像成科學家，此刻正嘗試著解開謎團，因為你的任務是清楚瞭解親人對疾病和治療的體驗，以及你能協助對方什麼事。只要你知道對方對於自己有精神障礙，和服用精神科藥物的想法，你就會從中學到建立治療協議不可或缺的重要知識。

反映式傾聽的「風險」

此刻你正透過反映式傾聽，聆聽對方所說的話，而且對於對方所言，你也完全沒有加以評論。然而對方卻很有

可能將你的行徑，誤認為他相信的事（像是他沒有生病、不需要服藥、沒有濫用毒品，甚或是他對美國中央情報局密謀些什麼的妄想），你也同樣都相信。

否則，對方也可能會相信你願意和他的家人談他沒有生病，也不需要治療的事。我在本書許多不同的地方，都約略提過這個問題，而這個難處，也是大多數人都害怕反映式傾聽的原因。畢竟這些人都認為以某個角度來說，反映式傾聽具有風險。

拖延時間、給予意見，和認錯道歉時所用的工具

接下來我將向你介紹三項新工具，好讓大家能消除這個憂慮。這三項新工具（都包含在「LEAP」的七項工具內，卻）都不在「LEAP」這個英文縮寫詞彙中。這三項新工具是「拖延時間」（Delay）、「給予意見」（Opinion）和「認錯道歉」（Apology）。它們會讓你運用反映式傾聽時，完全不會深受互動不良之苦，或者是像前文描述的那樣，因而落入陷阱中。要是你像我一樣，也喜歡用英文詞彙的第一個字母縮寫，來記住事情的話，那麼此時你可能已經注意到，這三個英文詞彙的第一個字母拼出來的字是「DOA」——這聽起來很可怕[8]！事實上，以病覺缺失症患

8　譯註：「DOA」也是「dead on arrival」（抵達醫院前已然過世）的縮寫。

者的情況而論，要是我們不採用這些技巧，我相信我們和這些患者之間的關係，也通常會在我們抵達他們面前，就宣告死亡。所以說，我喜歡「DOA」這個縮寫。稍後我會再談論這三項技巧。現在，先讓我向你簡單解釋這三項工具。

拖延時間工具

為了保護你目前在發展的同盟關係，只要有可能，你就得盡量拖延時間，稍後再提出你和對方（對於妄想和渴望能不接受治療等方面）的**相反**意見。這種方式不僅能延後你的回應帶來的傷害，更重要的是，或許能藉由這種手法，使得向你詢問意見的對象轉移「控制點」（locus of control，也就是讓對方由「被動聆聽他人看法」，轉變為「主動詢問他人意見」）。

所以說，從學習運用「LEAP」的角度來看，你提出對立見解的時間拖得愈長，當前你在協助的對象，也就愈能感受到你尊重他的看法，並因而覺得自己有必要更尊重你的意見。最起碼對方會比較有可能聽完你說的話，而不會立即開始自我防衛。

倘若此時的情況，是對方得徵求你的意見，那麼讓對方稍晚才聽到你和他背道而馳的觀點，對方除了會比較能控制自己的感受，也比較不會那麼有防衛心。即使對方和你依舊意見分歧，當他得花費更多心力來聽你的見解時，他對你的看法評價會比較高，而你提出的主張，也會由於這些因素顯得更具分量。

當你有意拖延時間，不妨嘗試下列步驟：首先要保證你會回答對方提出的問題，藉此表達你**對這個問題的尊重**，接著再**致力改變話題**，將談話主題換成其他在對方看來，是很重要的事，然後再**要求對方許可**，讓你能轉換話題。這裡有一些範例，它們都完整包含這三項要素（也就是承諾會回答問題、將話題轉換為有意義的主題，和請求對方允許你改變談話主題）：

- 我保證之後會告訴你「我認為你是否生病」。不過首先，要是你覺得可以的話，對於你最後怎麼會住進醫院，我想再聽你多說一點，畢竟這件事對你來說，真的很重要。因此，關於我認為你是否生病這個問題，你覺得我可以等會兒再告訴你嗎？
- 我會回答你關於美國中央情報局的問題。但先前出了什麼事，可以請你先告訴我更多細節嗎？這樣可行嗎？
- 你已經多次問我，我是否認為你有妄想症。我保證會回答你這個問題。但要是你覺得可以的話，在我將自己的看法告訴你之前，你可以再多告訴我一點你父母報警時發生的事嗎？你認為這麼做可行嗎？
- 我保證會告訴你「我是否認為你的確是酒鬼」。可是回應你這個問題之前，你願意再多告訴我一點關於你企圖控制飲酒量的事嗎？我們可以這麼做嗎？
- 對於「你是否應停止服藥」這個問題，我保證會回答你。不過在回答你的問題前，我想先讓你知道，我相信你對這件事的看法，這比我的意見來得重要許多。所以

說，關於這件事，你可以先再多告訴我一點，然後我再把自己的觀點告訴你嗎？

以我的經驗來說，運用這項溝通工具時，我嘗試協助的對象，往往都會遺忘自己原先提出的疑問，而且我完全不必提出和對方相反，又令人驚豔的主張，這段交談就會持續下去！

我記得有一次，我耽擱了一會兒，才對我的患者說：「你對於治療的意見，遠比我的看法來得重要許多。」而這位患者卻告訴我：「但你是醫師！你的觀點肯定更重要！」

我不同意這位患者的看法，於是我對他這麼說：「我們談話結束時，你會走出這扇門。屆時坐在駕駛座上的人是你。你的見解會決定你要做什麼事、你會前往何方，以及你會做出什麼選擇。所以你的觀點遠比我的看法，要來得重要許多。」

當時我藉由這段話，使這位患者能夠掌握自己的命運。說得更確切些，我說這段話時，是在降低自己的地位，同時認可並強調這位患者實際存在的自主能力。更重要的是，我這段話發自內心，也就是我相信自己所言。因此你可以想像得到，對於這位患者來說，無論是我或我的觀點，先前都令他備感威脅，但我說的這段話，卻讓我和我的觀點原本具有的威嚇程度下降許多。況且當我運用接下來會描述的「LEAP」工具，真的向他提出我對治療的意見時，我的看法非但完全沒有遇上他的自我防衛或怒

氣，反之，他還為了我坦誠面對他，而向我致謝。

給予意見工具：讓你提出觀點的三個「Ａ」

　　有些時候，即使你已經傾聽對方所言，同時也用了同理心，對方卻不會詢問你的看法。以我的經驗而論，這種情況非常少見。倘若你碰巧遇上這種情形，不妨考慮兩種可能。其一是你並未盡可能有效運用自己學到的工具……，其二則是由於對方太喜歡說話，以致他就只是純粹對你要說的話不感興趣而已。如果你遇到的狀況是後者，不妨詢問他或她是否願意聽你的觀點。此時你可以說：「聽了你的話之後，我對你的看法清楚多了。我可以告訴你我的想法嗎？」或者是說諸如此類的話。

　　我從不曾聽過有任何採用傾聽和運用同理心工具的人，向對方提出這個問題時，對方卻回答「不行」，我相信你也不會得到這種回應。話雖如此，無論對方是否反覆詢問你的意見，也無論你是否拖延時間，稍後再提出你的見解，又或者是（儘管對方已經冷靜下來，也感受到你傾聽並尊重他說的話，但）對方不問，你卻得主動說出你的看法時，你發表意見的方式，會決定你這麼做將火上加油，或者會持續滅火。

　　要是想突圍而出，現在你需要在自己的工具腰帶裡，添加一項新的工具。雖然我經常同時運用這項工具包含的三項要素，但有時你只需要運用其中一項，或者是兩項，即可完成工作。我將這些要素稱為我的「Ａ」工具——我如此稱呼這些要素，會讓大家更容易記住它們。只要你與

人爭論，或者是與人協商，它們都是你無論何時都能運用的強大工具。我喜歡將它們視為毛氈或鵝絨枕頭那樣的**柔軟**用品，有時則喜歡將它們看成安全氣囊。換言之，這些**工具**都能助人一臂之力，讓人減輕打擊，並挽救生命……，如果不是這樣的話，它們至少對挽救人際關係會有所助益。

要提出與對方相反的意見時，你可以運用的三個「A」，是針對你的見解為對方造成的情緒衝擊而「道歉」（apologize），「承認」（acknowledge）你的想法可能有誤，並「同意」（agree）你們雙方意見不合。

道歉

你認為自己在這個階段需要或想要做的事情裡，道歉可能是最後一件。畢竟對方一直都（滿懷希望地不止一次）詢問你的看法。所以當前你在做的事，只不過是對方的要求罷了。雖然你實際上可能會想到自己是否需要為了拖延這麼久的所有事情，而向對方致歉，不過，道歉會發揮功效的情況，卻不是這樣。

請記住你最初會想要拖延時間，是由於你意識到自己真的提出見解時，你先前如此謹慎發展出來的信任，有可能會因而受損。畢竟你最終承認自己不同意對方的觀點時，對方很可能會因此失望，也很可能會莫名感覺遭人背叛，還很有可能為此再度發怒。

這時候，你就需要向對方表明這一切你全都明白，並為這些事向對方**道歉**，因為你的確希望自己相信的事，不

會使對方有這種感覺。

我不建議你為了自己接著即將提出的看法（例如「是的，我認為你可能有雙相情緒障礙症……」），而向對方致歉。但你不妨為了自己的觀點可能會使對方產生的感覺，而向對方表達歉意。換言之，你不是因為自己讓對方有這種感受而向對方致歉，而是向對方表示，由於你得說的話，可能會令他或她感到不適，所以你想要向對方道歉。此時你應該向對方說的話，會像是「由於我的想法可能會使你傷心或失望，在我告訴你之前，我想先向你道歉」，或者是說諸如此類的話。

瞭解這其間的差異，應當會使這段過程對你來說，變得比較容易。倘若你仍舊覺得自己無法向對方道歉，那麼你可能依然怒氣沖天，需要深呼吸幾次，並退一步來看這整件事（即使只是一會兒也好），同時回想自己當初何以有意向對方提出你的看法。在我看來，你的論證或見解具備的力道，永遠都無法令你獲勝。**你想獲得勝利，必須憑藉你們這段關係的強度才是**。這也是你需要透過這種方式提出自己觀點的原因。這麼做即使不能鞏固你們之間的關係，卻能讓你提出你的看法時，對這段關係的傷害降到最低。

真的向對方道歉時，絕對要確定自己沒有像「如果我這麼說會令你感到不適，我向你道歉，但是我認為……」這個句子那樣，向對方說「但是」。這一點儘管我已經提過，由於它極為重要，我想在這裡再強調一次。「但是」這個詞彙，就彷彿是在對方耳朵按下靜音鍵。因為意見不

合的人（包括你）聽到「但是」，一般都不會再傾聽對方所言。所以說，在這種情況下，對方非但聽不到你說的話，而且最有可能產生的後果，是你們的關係很快又恢復原狀，重新開始「鬥嘴」。

承認

你需要承認的事是什麼呢？當然不是要你向對方承認，說你依舊認為自己沒錯（雖然到了最後，你要說的事或多或少就是這樣）。不過與其這麼解釋這一點，倒不如說你需要向對方承認你的看法並非絕對正確，你也可能會有錯，即使你顯然並非這麼想（但你**不會這麼說！**）。

因此，向對方道歉之後，你不妨向對方表示「這件事我可能也有錯，畢竟我不是無所不知」，或者是向對方說諸如此類的話。舉例而言，你可以說：「我想在一開始就先向你道歉，因為我對藥物的看法可能會令你傷心，而且我的觀點**可能會有錯**。」當你同時運用前兩項「Ａ」工具說話，你說的話聽起來就像這樣。

承認自己也可能會犯錯，等於是打從一開始，就先向對方表明自己會靈活變通。況且要是你能夠不拘泥成規，你就更有可能觸發對方擁有的彈性。倘若你嚴格死板，又固執己見，那麼你很有可能會引發同樣的情況。請記得，「LEAP」是為了讓自己有**收穫**而付出的手法。

承認自己可能有錯，也是一種表達尊重的方式。因為你承認自己可能不對，意謂著你不堅持自己明智，而對方愚昧無知。這和美國開國元勳班傑明‧富蘭克林在自傳中

所寫的原則相同：

「為了克制自己，我制定了一條法則，避免讓自己直接否認他人情緒，也避免自己絕對確信我的主張。我甚至要求自己在言語中所用的每個單字或者措辭，都不准帶有固定不變的觀點……在過去五十年間，只要有任何武斷的表達，沒有人聽說過它逃得過我的法眼。」

班傑明・富蘭克林曾經打破許多看似難以克服的僵局。既然這種方式對他行得通，它在你身上也會奏效。

同意

既然我說過你不會同意對方的觀點，那麼這裡說的同意，是要同意什麼呢？

你會在這個部分要求對方，請他同意你們的意見分歧。換言之，也就是你會向對方表明，你尊重對方的見解，也希望對方能尊重你的主張。你不妨這麼說：「我希望我們都可以同意──我們對這一點的看法不合。我尊重你的觀點，不會試圖要你放棄自己的想法。我期望你也會同樣尊重我的意見。」

請對方同意你們看法不同的另一種方式，是向對方表示：「我希望我們不必爭論這一點，因為有許多事情我們都一致同意，我寧可將心力專注在我們都同意的事情上。」此外還有一個範例，是你可以說：「我不需要是正確的一方，只要和你有良好的關係即可。」

儘管乍看之下，要運用這三個「Ａ」（也就是「道歉」、「承認」與「同意」），似乎不是簡單的事，不過實

際運用它們，卻比看起來容易許多。先前我哥哥亨利問我是否認為他有思覺失調症，當時我對他表示：「抱歉，我這麼說可能會傷害你的感情。不過我要你知道，我的看法可能會有錯。雖然我不是萬事通，不過，是的，我認為你的狀況可能有一點像思覺失調症。我希望我們不必為此爭論。亨利，我尊重你的觀點，同時也希望你能夠尊重我的意見。我們可以同意，我們就只是對這件事情意見不合嗎？」

在這段話裡，你可以看見這三個「Ａ」中的任何一個「Ａ」？或者是你發現了所有的「Ａ」？

這裡還有一個比較簡短的範例：目前與我攜手合作的對象，是一位雙相情緒障礙症患者。對方已經多次詢問我：「你認為我應該服藥嗎？」而我一拖再拖，最後終於回覆對方：「我很抱歉自己這麼覺得，而且我的觀點可能會有錯。不過我真心希望我們都能同意，我們對這件事情的意見有所分歧——我認為你應當讓自己嘗試服藥再久一點。」我在這段話中如何運用這三個「Ａ」，你看出來了嗎？如果沒有，請回頭重讀我的回答。除此之外，在這段話裡，我沒有堅持教育這位患者關於雙相情緒障礙症的事，也沒有一定要教導他罹患這種病的患者，餘生都需要服藥。

認錯道歉工具

雖然道歉認錯是最後一項工具（況且我在「給予意見工具：讓你提出觀點的三個『Ａ』」的這個部分，已經提

過這項工具），可是在其他情況下，你不但可以運用這項工具，也應該要運用它。道歉認錯的目標，是向對方表達自己由衷的謙遜與尊重。至於這麼做的終極目的，則是要進一步達到你「打造關係」的目標，好讓你能誘導對方接受治療，並使對方接納你提出的其他建議。你在什麼狀況下可以趁機認錯道歉呢？這裡有一些例子。

你可能會為了這些情形認錯道歉：

- 你們對某件事看法不同。
- 你令對方感到失望。
- 你「過度」運用反映式傾聽，以致對方不悅。
- 你要求的事，對方沒有做到。
- 由你支持或者是由你提出的非自願治療。
- 你設定的界線和（或）限制。

還有其他什麼情況，會令你想要認錯道歉呢？與其逆來順受，倒不如著眼於如何向對方傳達你對他的同情、同理和尊重之意，來想想這件事！

總而言之，「DOA」工具的要點，是要真誠謙遜、協助對方保住顏面，同時維護你過去一直致力打造的這段關係。請記得，使你獲勝的因素，並非你提出的論點多麼強而有力，而是你們這段**關係**所具有的力量。

【第七章】
運用同理心

　　我哥哥初次發病幾年後，和我談起他那時候服用的藥，也就是「好度」（Haldol）。他痛恨「好度」（即「氟哌啶醇」〔haloperidol〕）。聽到他的怨言，我才第一次稍微明白他因為服用這些藥，而感受到的那種沮喪之情。我記得當時我順著我哥哥的說法，對他說了類似這樣的話：「我看得出你不喜歡這些藥，原因在於它們會讓你感覺自己變得緊繃，又昏沉無力。」由於我們**談論藥物**時，這是我們首度沒有為此爭論，而是能平靜地與對方談話，同時能傾聽對方所言，所以我們這段交談，始終都令我刻骨銘心。

　　我們談到這個話題時，通常都會是災難一場。我會堅持我的立場，還會自以為是地對我哥哥表示，何以他應該服用醫師開給他的藥，並武斷地談論他不接受自己生病的事實，是多麼不成熟的表現。儘管兄弟間往往都是這樣，但是在精神科住院病房擔任治療助理一年之後，我才開始明白真正傾聽對方所言，是多麼重要的事。

　　當我傾聽對方說話，我會情不自禁與對方產生共鳴。我愛亨利，而當你所愛的人身陷痛苦之中，對於對方所承受的苦楚，你很難不會感同身受。學習傾聽，會讓你產生

同理心，而我的同理心，最後終於讓我哥哥對於**我如何看待**他的病，以及**我如何看待**他確定自己不需要的那些藥，都真的有了興趣。

「LEAP」的同理心工具，不是我們平日司空見慣的那種同理心。正如我們之後會看到的那樣，它會讓你的目光集中在我們多數人都無法認可，更別談會與對方產生同感的那些情感上。所以這種同理心，是「策略性同理心」。

||||||||||||||||||||||||||||||||||||||||||||||||||||||||||||||||||||||||||||||||||||||||||||||||||

> 既然這些感受，都會迫使精神障礙者遠離
> 親人和治療師，所以在我們必須產生共鳴的首
> 要情感中，這些感覺也包括在內。

||||||||||||||||||||||||||||||||||||||||||||||||||||||||||||||||||||||||||||||||||||||||||||||||||

當你覺得自己和親人心有戚戚，而向對方表達自己這種感受時，你所愛的人，很可能就會感覺到有人瞭解自己，也很可能會因而覺得自己受到尊重。況且當你向對方表示，說你可以明白對方的感受之際，他或她除了會縮減自我防衛，對於你提出的意見，對方的心態也會更為開放。倘若你已經運用反映式傾聽，仔細聽了親人對於自己生病，以及遵循遺囑接受治療的感受，那麼你自然就會開始產生同理心。

話雖如此，和精神障礙者談話時要表達同理心，可能會是件棘手的事，因為許多人都認為自己不應該和某些感受產生共鳴，例如遭人強迫服藥時所感受到的那種怒氣、對於治療的恐懼，以及（病覺缺失症患者）確信自己沒有

生病，覺得自己遭到迫害的那種感覺，或者是和妄想有關
的情感等等。雖然許多人都會由於自己不該和這些感受有
所共鳴，而感到憂慮，但既然這些感受，事實上都會迫使
精神障礙者遠離親人和治療師，所以在我們必須產生共鳴
的首要情感中，這些感覺也包括在內。

策略性同理心

首先，你必須知道自己應該和對方的什麼感受產生
共鳴。雖然簡略來說，答案是「親人願意透露的任何感
受」，不過同理對方時，有些感覺對你特別重要，而且無
論對方的感受究竟合理（例如「我已經厭倦每個人都告訴
我，說我生病了！」），或者不合理（例如「美國中央情
報局已經在膠囊裡植入晶片。這麼一來，他們就能追蹤我
了！我好怕啊！」），你都要確定自己對那些由病覺缺失
症、妄想和對方心中的渴望所造成的情感，都能夠感同身
受。例如：

沮喪（包括家人與醫療照護人員給予壓力，要對方接
受自己有精神障礙，或者是有某種癮頭，必須接受治療。
此外還有對方以往不曾達到，也不切實際的個人目標。）

恐懼（由於接受治療、受到侮辱和擔心自己失敗而
起。）

痛苦（藥物所致，例如服藥導致對方體重增加，或者
是感覺自己昏沉無力、反應變慢、比較沒有創意等等。）

渴望（像是對方希望工作、結婚、生兒育女、回到學

校、遠離醫院等等。）

運用反映式傾聽時，如果能同時採用策略性同理心，不可思議的事情就會發生——屆時你所愛的人會詢問你的看法！我幾乎可以保證，這種情況必然會出現！

舉例來說，你是否還記得先前我和麥特，以及他的醫師之間的那段談話？大家都知道，麥特不認為自己有精神障礙，他只是在出院時，虛偽地承諾他會服藥而已。當時我對麥特說：「好，我會相信你。不過我還是得說，如果是我，我不會服藥。」後來他不僅向我開誠布公，對於他不願服藥，他也表現得更加坦誠。當他這麼做，我就將自己的心力，都集中在瞭解他對於服藥的感受上，並和他這種感受產生共鳴。之後我說：「聽起來你對於每個人都逼你服用這些藥，似乎很生氣。你很生氣嗎？」麥特不但同意我說的話，而且最後他還開口問我：「這麼說來，你不認為我需要這些藥？」

你雖然已經知道我對這個問題的回應，但你不知道的事，是如果我想（運用三個「Ａ」）對麥特提出我的見解，這個時候對我來說，時機已然成熟，因為麥特即將離開醫院，這是我最後一次有機會和他談話。無論如何，大多數時候，如果有人詢問我對於妄想，以及我是否認為他是精神障礙者，或者是我覺得他是否應該服藥的意見時，我都會試圖拖延時間，稍後再回答對方。

例如有位患者確信母親在他食物裡下毒。我傾聽對方所言，並同理他的感受。後來這位患者問我，說我是否相信這件事實際上真的發生。我們談這件事，是從我說的這

句話開始：「這麼說來，要是我對你所言理解無誤，你母親先前在你的食物中下毒。我的理解對嗎？」

「對！」

「你對這件事感覺如何？」

「你是認真問嗎？那麼**你**覺得如何呢？」

「我覺得害怕，也感到憤怒，而且我認為每個人都會這麼覺得。」我回應道。

「所以說，你相信這件事？對於這種情況，你會做點什麼嗎？」他又問我。

儘管我後來回答了這位患者的疑問，不過在那個當下，我沒有回覆他的提問。當時我盡量延後回應這個問題的時間。關鍵是**傾聽並感同身受，對方就會詢問你的觀點，這才是要緊的事**。請記得，經由詢問得到的意見，遠比和你爭論的人強加給你的觀點，還更具有分量。

朵拉瑞絲

朵拉瑞絲罹患思覺失調症已經有將近二十年。她對我表示她不需要藥物，也不需要日間治療計畫，因為她一點問題也沒有。那麼朵拉瑞絲覺得她需要什麼呢？首先，她想要一份工作。畢竟沒有工作令她感到挫敗，而她的家人對她說她無法工作，也讓她覺得氣餒。由於朵拉瑞絲在職場上，每次任職的時間都只有幾天而已，再加上過去二十年間，她受僱的次數也寥寥可數，所以她的家人對此覺得悲觀，是合情合理的事。

許多不知道自己生病的重大精神障礙者，都曾多次住院治療。我見到朵拉瑞絲那時，她就像那些患者一樣，以往曾經多次住院治療，而且以她的情況來說，她住院治療的頻率，是每年兩次到四次。

　　只是她住院治療，雖然幾乎總是自願，但只有家人給她極大壓力時，她才會這麼做。當我和她談起她這次出院，打算要做什麼，她只簡單告訴我：「要找工作。」

　　倘若你是她的治療師，而且目前正與她討論她這項計畫，你可能會（像我剛開始從事這份職業的時候那樣）全神貫注，把自己的心思都用來處理她這個莫名其妙的念頭。畢竟她不太遵從醫囑服藥由來已久，而且她還曾經多次住院治療，所以大家都沒有理由相信她長年失業的這種情況，即將會有所變化。除此之外，你還可能會理所當然地認為，與其鼓勵或贊同她「想找工作」的這項荒謬計畫，倒不如與她談談她可以如何勉強自己，讓自己持續接受治療，還更加有益。

　　問題是，要和朵拉瑞絲談藥物、談日間治療計畫，或者是和醫師約診的事，她對這些，絕對都沒有興趣。況且假設你是她，你確定自己根本就沒有問題，你會想要和人家談這些事情嗎？

　　所以說，我沒有走這條路，而是藉由與她談她日後的計畫，為我們這段談話揭開序幕，並與她當時的感受產生共鳴。「妳出院後想找工作？」

　　「我要在華爾街工作。」她回應我。

　　「為什麼是華爾街呢？」無論她的計畫有多麼牽強，

我都不予理會，就這樣開口問她。

「我想要賺很多錢。我需要有自己的錢。」

我將她的陳述如實反映說給她聽：「要是我聽懂了妳說的話，那麼妳是在說，擁有自己的錢，對妳來說很重要，而在華爾街工作，可以讓妳有自己的錢。我的理解對嗎？」

「對，我痛恨自己得向父母要錢。」

「這話怎麼說呢？」

「向父母要錢，會讓我感覺自己像小孩一樣。我（當時三十多歲的）小妹是證券經紀人，你應該看看她家是什麼模樣。我身為姊姊，也應該要賺錢才是！」

我檢視自己是否瞭解她的感受，並向她傳達我的同理心：「聽起來好像是要錢會使妳感到難堪，甚至會讓妳覺得丟臉。我的理解對嗎？」

「是這樣沒錯。你不會感到難堪嗎？」朵拉瑞絲問我。

「會啊，我想我也會有這種感受。」此時我感覺時機到來，又加了一句：「我可以問妳嗎？」

「什麼事？」

為了避免讓她覺得受辱更深，並提升防衛心，我小心翼翼地詢問她：「為什麼妳認為自己沒有太多工作經驗？」（請注意，我沒有問她：「為什麼妳成年後只工作了大約十二天？」）

「因為我一直都在該死的醫院裡啊！」

「待在醫院裡耽誤妳工作嗎？」

「待在醫院讓我氣得要命。我想要我的人生能夠持續往前邁進，但如果待在該死的醫院裡，我就沒辦法這麼做。」

「這麼說來，妳感到的不止是挫敗。這件事還令妳發怒。對嗎？」我點頭表示贊同，並開口問道。

「我很生氣。」她回答。這次她的情緒比較平靜。

我繼續追問：「對於自己很難找到工作這件事，妳的感覺如何？」

「有時會讓我想要尖叫！」

「聽起來這件事極為惱人。是這樣嗎？」

「不，是令我洩氣。」朵拉瑞絲在言語中修正了我的誤解。

「這麼說來，這件事會令妳洩氣。抱歉，我弄錯了。」

「沒關係。」

在這段簡短的交流中，朵拉瑞絲所感到的**屈辱**和她對於工作的深切**渴望**，以及她由於無法工作，而覺得**挫敗**的那種感受，我都運用同理心，對她這一切感覺產生共鳴。我在這段交談中說的每句話幾乎都是問句，你注意到了嗎？運用「LEAP」的反映式傾聽和「LEAP」的同理心時，應該都要這麼做。與此同時，透過我陳述對她感受的理解，並詢問我的理解是否正確，也讓我能確定她表示想要尖叫時，我是否正確理解她的言下之意。如此一來，我不僅對她的感受表達了同理心，也讓她能控制這段對話。

況且透過提問，而非對她所言發表意見（例如「妳在

計畫的事不切實際……」），我得知對**朵拉瑞絲**而言重要的是什麼、在**她**心裡至高無上的是什麼，以及**她**當時感受如何，並由此創造契機，使我後來能夠運用這項契機，和她討論（如果有這種情況的話）她覺得治療可能會在她想實現的事情裡（也就是遠離醫院，在華爾街工作）發揮什麼作用。

每當你想促使一個人有所變化，你就得先變成對方的朋友（亦即對方信任的人）。無論何時，只要你對另一個人的經歷，表示自己能感同身受，對方就會感覺到有人瞭解自己，也會因而覺得自己受到尊重，同時還會更信任你。這是由於你理解對方的觀點，也明白他對自己處境的感受時，你們之間沒有任何事需要爭論，所以對方從你那裡所感覺到的，就是他自己的感受，不會多一點什麼，也不會少一點什麼，而是恰如其分。再說在這種情況下，他不需要推開任何人。這麼一來，對方的自我防衛會變得更少，也會更願意聆聽你的想法。況且對方在這種時候，往往不是會問：「所以說，你相信我？」就是會問：「為什麼你表現得好像是相信我的樣子？你不相信我，對吧？」

此時對方提出的這些疑問，可以說是一體兩面。你如何回應這些問題，對於接下來你將前往何方極為重要，所以你得多加留意。

運用「LEAP」的策略性同理心時，你會將自己的心思，都集中在大多數人忽略的那些情感上。

你還記得我要你想像的那條工具腰帶嗎？唔，你尚未拿起這本書時，你那條工具腰帶左側，就已經有了同理心工具。現在你在它的右側，再加上「LEAP」的同理心，所以我們這時候要談的是，你不妨將自己的心力，都集中在運用策略性同理心上——我這麼說，是什麼意思呢？

我的意思是說，像是由妄想、病覺缺失症，和親人或患者心裡最深切（無論它是否實際可行）的渴望所引發的感受，都是你目前必須特別關注的感覺。因此，不管是對方聽到家人告訴他，說他有精神障礙，令他覺得**沮喪**，或者是對方對於治療的**恐懼**，乃至於對方因為某項你視為遙不可及的職業，而感到**興奮**之類的種種感覺，你都要感同身受。

運用「LEAP」的策略性同理心時，你會將自己的心思，都集中在大多數人忽略的那些情感上，而且當你這麼做，你就會在某位常因自己的感受而備覺孤寂的人和你之間，搭起一道橋樑。一旦你架好這座橋，你就準備好要開始尋覓你們雙方都能同意，也可以攜手合作之處。

【第八章】
贊同

　　「帶領「LEAP」工作坊時，大家一般都會問我的問題之一，就是「這聽起來很棒，但誰有時間這麼做？」

　　此時此刻，你可能也會有相同的感受。事實上，相較於你目前為止可能已經做過的所有事情，運用「LEAP」所花的時間，其實不會比較多。你不妨想想自己過去為了爭執，或者是企圖迫使你試圖協助的人接受治療所虛耗的一切時光。以我的經驗而論，運用「LEAP」不會花更多時間，而且先前引述的研究，也證實了我這個印象。

　　但願你現在對於自己為「LEAP」所花的時間，已經可以感到安心，而且還熱切渴望能學習下一項工具。先前仔細聆聽親人對於治療的態度與感覺，同時向對方傳達你的同理心之後，當前你肯定已經發現了一些地方，是你們雙方都能贊同的領域。

　　無論是麥特認定上帝選擇他，作為祂向美國總統傳遞訊息的特使，或者是他一口咬定美國中央情報局試圖暗殺他，又或者是他篤信自己沒生病，這些我都不相信。儘管如此，至少有一件事，麥特和我真的都同意，也就是**讓他遠離醫院很重要**。朵拉瑞絲和我，也在性質類似的事情上取得共識，而她的目標，是找到工作。

　　雖然我不認為對朵拉瑞絲而言，工作很可能就近在眼

前，但我的確相信，她可以朝這個方向邁出步伐。維琪和庫賀特醫師，則都贊成他們要一起檢視維琪出院後，是否確實需要服藥。至於我哥哥亨利和我，我們都認同他定期服藥時，除了能遠離醫院，先前他聽到的聲音為他帶來的困擾，也隨之減少，讓他比較沒有那麼害怕，況且我母親不會再對他施加壓力，他們也不會再為了他服藥的事而爭論不休。

|||||||||||||||||||||||||||||||||||||||||||||||||||||||||||||||||||||||||||||||||||||||||||||||||||||||

　　擁有共同的目標，你們就不會意見不合，

而是能攜手合作。

|||||||||||||||||||||||||||||||||||||||||||||||||||||||||||||||||||||||||||||||||||||||||||||||||||||||

　　每當發現契機，讓你有可能趁勢表達自己的觀察和見解時，你永遠都要以親人已經承認而且相信的事，作為開始談話的起點。可以在你們之間找到的一致觀點愈多，對你們也就愈好。畢竟你們有共同的目標，彼此就不會意見不合，而是能攜手合作。

　　為了找到你們見解相同之處，我們來看看應如何認出這種良機，以及該如何運用它。

辨識和運用契機

　　朵拉瑞絲相信她找不到工作，主因是她頻繁住院治療。雖然（住院期間不可能同時工作，以致）她屢屢住院，無疑是這種情況的部分原因，不過我認為有其他因素，和她無法找到工作更為相關，而且導致她找不到工作

的原因，其實是這些因素使然。無論如何，朵拉瑞絲難以找到工作，也難以保住飯碗，有更為顯著的成因，而她自己卻沒有意識到（這也是病覺缺失症的影響）。

根據朵拉瑞絲的家人所言，朵拉瑞絲失去她找得到的少許工作，起因是她的症狀。舉例來說，她工作時不僅會自言自語，還會輕聲和她聽到的聲音對話。除此之外，有些時候，她會變得疑神疑鬼，指責她的上司與同事，說他們暗中和她作對。

儘管如此，朵拉瑞絲沒有認出自己的症狀。至於要她接受這些症狀對她產生什麼影響，並因而使她失業，就更別提了。

她反而確定多次住院，才是她失業的根源所在。

因此，我和她談到她對於工作的渴望時，症狀的問題我避而不談，（除非她特別問起我的觀點，否則）談到她遭人解僱的事，我也不談症狀帶來的影響。我反倒是將自己的心力，都集中在我們兩人**確實**都同意的原因上，也就是她**住院治療**這件事。畢竟我們都贊成她待在醫院，會造成她無法工作，而這樣的共識，也讓我們能對其他事抱持相同意見，並協助我規劃出她能接受的治療協議。

告訴你更多朵拉瑞絲的事情之前，我想要先告訴你三件事。它們都是親人的自我防衛降低，開始表現出願意聽你的看法時，只要一發現機會，我就會設法做到的事：

一、使對方的體驗變得正常。（「倘若我置身你的處境，我也會有相同的感受。」）

二、只討論對方已經察覺的問題或症狀。（當對方描

述「我晚上睡不著，因為我總是在提防，我好怕他們會來傷害我」的時候，儘管對方陳述的失眠與多疑是妄想所致，可是在討論中，你**不該使用**失眠和妄想這兩個詞彙。）

三、贊同你們意見分歧。（只要歧見浮現，就別為此爭論！）

對於自己如此頻繁住院，和這種情況如何妨礙她達到「找到工作」這項目標，朵拉瑞絲除了憤怒，也感到氣餒。於是我對她說：「對於再度住院，妳聽起來真的很失望又很生氣。」此時我藉由這句話，向她表示我對她的憤怒與氣餒，都能夠感同身受。

「就是這樣。我得出院，回到職場。留在這裡更久的話，我會發瘋。」

「妳覺得自己快瘋了嗎？」

「對！」

我順勢接口說：「妳知道嗎，我們在這方面完全一樣。要是有人把我關進醫院，又沒有工作的話，我絕對會發瘋，而且事實上，我認為每個人都這麼覺得。」

透過稍微自我揭露，我先讓朵拉瑞絲的體驗**變得正常**。接著再開口問她，她不巧沒保住飯碗，是否還有其他原因。

朵拉瑞絲的某些想法言之成理，而她的其他念頭，如果不坦白說是妄想的話，則顯得不合邏輯。除此之外，她的意識中介於上述二者之間的部分，有一點體悟到她毫無

條理的行徑，可能是導致她反覆遭人解僱的成因。

我注意到她意識到自己生病的情況，就開口問她，對於**她的問題**，她想不想知道我的看法（請留意，我們這時候是在談**她**已經察覺的問題）。她表示她想要知道。

於是我先如實向她複述她稍早就已經說過的事，藉以展開我們之間的對話。然後再以提問的形式，向她說明道：「嗯，妳有能力工作，而待在醫院裡，肯定會妨礙妳工作。我想這種情形，會引出一個問題，也就是『為了要遠離醫院，妳可以做什麼事』。」

「我不知道。搬出家裡嗎？」她以自我解嘲的方式回應。

「妳是不是已經注意到這其中發生的事，有某種特定模式？」

「這麼說來，通常最先向我挑起戰火的人，都是我爸爸。他會告訴我說我生病了，需要去醫院。對於我服藥的事，他也總是會找我麻煩。」

「為什麼他會這麼做？」

「他認為我是神經病。」

「這令妳感到困擾嗎？」

「是啊，這令我困擾。」

「我看得出這令妳困擾的原因。『神經病』這個稱呼是貶損他人的標籤，妳爸爸真的這麼說嗎？他說妳是神經病？還是說，這是妳的感覺？」

「沒有，我爸爸沒這麼說。他認為我腦袋裡的化學物質失衡。」

聽到有人以「神經病」來稱呼自己，幾乎所有人起碼都會為此感到不快。在這個地方，我藉由承認這件事，來讓朵拉瑞絲的體驗變得正常。與此同時，既然這個措辭帶有貶義，我也向她澄清她父親使用的詞彙。「所以說，如果妳服藥的話，妳父親就不會再找妳麻煩了，妳認為是這樣嗎？」

　　「他應該就不會再這麼做了，我很清楚。」

　　「我懂了。那麼你們倆為了藥物而爭吵時，結果常常都是妳去醫院？我說的對嗎？」

　　「對！」

　　「如此一來，妳服用這些藥的話，不知道能不能說有兩個好處？其一是妳父親不會再找妳麻煩，其二則是妳可能比較不用那麼常去醫院？」

　　「是啊，這倒是真的，我猜。」

　　為了確定朵拉瑞絲究竟贊同什麼事，我要她說得更清楚些。她說：「如果我吃藥，我爸爸就會放過我，而我也不必來這裡了。」

　　此時我趕緊再接著問：「那麼服藥的**損失**有哪些呢？」

　　「我其實不是神經病，這是一個。再來，每當我吃藥，我的體重就會增加，我痛恨這種情況。」

　　「還有嗎？妳會把這些藥的其他副作用，或者是它們造成的其他狀況，視為服用藥物的損失嗎？」

　　「藥物會讓我產生幻覺，我也不想對藥物上癮。」

　　「妳擔心自己會用藥成癮？」

「對啊，這些藥對腦部感知影響很大。」朵拉瑞絲說道。

「這些藥除了藥效很強，它們也的確都會影響妳思考和感受的方式。這一點我們應該加在服藥損失清單上嗎？我是說『這些藥會令人產生幻覺，也會使人上癮』這一點？」我問朵拉瑞絲。

「要。」她回答。

「服藥還有其他損失嗎？」（請注意，我沒有試圖說服朵拉瑞絲，使她相信藥物不會令她成癮。與此同時，既然她不認為她應該服用那些藥，所以也請留意，我在談話中沒有對她說「**妳的**」藥。）

「這很丟臉。我不想要任何人知道我在服藥。」

「我可以寫下這件事嗎？這麼一來，我們就能為這件事留下記錄。」

「當然可以！」

於是我拿出便條本和筆，說：「我來看看我聽到的服藥損失是否正確。藥物會讓妳體重增加、感覺自己像神經病，而且藥物會使人上癮，還會讓人覺得丟臉。這樣對嗎？」

「對，沒錯。」朵拉瑞絲說。

「那麼好處呢？先前我聽到服藥可能會有兩個好處，包括服用藥物時，妳父親就不會再數落妳，而且妳不會那麼常去醫院，甚至還可能會完全不必去醫院。這樣對嗎？」

「對，你的理解正確。」朵拉瑞絲表示。

倘若運用「LEAP」，你始終都會是個真誠
可信的人。

為了確定朵拉瑞絲所說的每件事，我都已經如實向她
反映出來，我大聲讀出這份清單，並要求她持續考慮服用
藥物的好處和損失，以及這麼做的代價與利益。

朵拉瑞絲誤以為藥物會使人上癮，而我沒有糾正她
這個觀念，很可能會令你感到納悶。事實上，醫師為朵拉
瑞絲開立的藥，都不會使她成癮。我沒有修正她這個想法
的原因，在於我想要避免衝突。況且與其指正她，倒不如
將我的心力，都集中在她和我都贊同的地方。我在「負面
影響」欄位中寫下「上癮」時，既沒有撒謊，也沒有不誠
實，只是在記錄她的看法而已。**倘若運用「LEAP」，你
始終都會是個真誠可信的人。**

我沒有反駁朵拉瑞絲，或者是企圖教育她，確實會讓
她誤解我贊同藥物會使人成癮，而且還可能會使她帶著這
個錯誤的觀念，結束我們這段對話。

但是我將心力都集中在**她**相信服藥為她帶來的損失
上，不僅讓我能藉此向她傳達尊重之意，也讓我能建立她
對我的信任，同時使自己和她的立場一致，成為她的盟
友，而非讓我成為會再度向她表示「她錯了」的對象。

我說話時，看得出朵拉瑞絲明顯放鬆下來。「所以你
不認為我出院後應該服藥？」

「唔，不是，我沒這麼說。妳始終都沒有真正問我，
我對這件事情有什麼看法。」

「這樣的話……，阿瑪多醫師，你的看法是什麼呢？」

這時候我感覺時機對了，可以將我的想法告訴她，所以我欣然接受她的提問。既然她沒有防衛心，我也就不需要拖延時間，稍晚再把我的觀點告訴她。「那麼，如果我們要談妳找工作的事，妳看到的兩個服用藥物帶來的好處，也是我所看到的事，也就是這麼做的話，妳父親不會再向妳施壓，而且還會讓妳遠離醫院。所以說，這兩個因素，可能是支持妳服藥的好理由。與此同時，我也看到支持妳不服藥的原因，像是體重會增加，以及這份清單上我們談過的其他事。」

「所以說，你的看法是什麼？」

「如果妳想要知道的話，我會告訴妳。不過我的觀點可能會令妳感到失望，而且我的看法也可能不對。我會這麼覺得，實在是很抱歉。我希望自己不是這麼覺得，畢竟我不想要和妳爭論。但是我認為妳應當要試著服藥才是。（我如何運用三個「Ａ」提出我的見解，你看到了嗎？）」然後我停了一下，才繼續說：「我認為妳應該試著服藥，**不是**由於妳是神經病，而是為了我們討論過的那些因素。況且即使妳現在服藥，以後妳永遠都可以改變心意。」

「為什麼我應該試著服藥呢？」

「因為服用藥物的好處，比這麼做的損失更重要，至少在我看來是這樣。妳反對這種說法嗎？」

朵拉瑞絲猶豫了一下，才開口說：「我不確定。」

「好吧，我來問問妳這件事。反正妳問我對這件事的

看法，我已經回答了，對吧？」

「對。你認為如果我想要我爸爸不再數落我，而且我想遠離醫院的話，就應該要服藥。」

「基本上這麼說沒有錯，除了說妳和妳爸之間的事會緩和下來，而且會讓妳一直都遠離醫院的那個人，其實是妳而不是我。」

你注意到了嗎，我提出見解時，以及在後續對話中，從來都沒有向朵拉瑞絲表示她應該服藥，是由於她需要那些藥，或者是因為她有精神障礙。我反而堅定立足於我們**確實**都贊同的所有事情，也就是穩固地以我們觀點一致之處，作為我的立場。

後來朵拉瑞絲非但接受治療，而且實際上，她不僅接受口服藥，還接受了長效針劑藥物。對於長效針劑藥物何以比口服藥來得更好，我在第十一章〈藥物治療〉會再多告訴你一些，而且我強烈鼓勵你回頭重讀我們的討論，好讓你能看出自己是否能辨識出我運用每項「LEAP」工具的時機。

【第九章】
結為夥伴

> ➲「那位心理學家的妻子先前在森林裡迷路。他如何
> 找到妻子呢？他沿著瘋癲路找到她。」
>
> ——亨利·阿瑪多（1997 年 10 月）

　　亨利和我都贊同要避免住院治療。我們也都同意他的目標是要找到工作，才能得到更多的「零用錢」，好讓他想要買無酒精飲料、香菸，或者是漢堡時，能夠有錢可用。

　　雖然以他當時的作為，我覺得距離他保住飯碗還差得遠，但我很少提起我們在觀點上的這項差異。我反而將自己的心力，都用來特別關注我們兩人都贊成的事，同時避開我們之間的意見分歧之處（例如他有精神障礙）。

　　有時候他會說：「你不認為我馬上就能工作，對吧？」試圖以此令我走投無路。

　　這種時候，我會對他說諸如此類的話：「要是你堅持，我會告訴你我的想法。可是我的看法無關緊要，你的意見遠比我的觀點要來得重要許多。我可以晚一點再把我的見解告訴你嗎？」通常藉由這種方式，我都能成功拖延時間，之後再提出我的想法。

況且多數時候，這種方式都足以將亨利原本提出的問題，轉換為更有成效的問題，像是「為了達到他的目標，他需要做什麼事情」之類。

　　事實上，自從亨利發病以來，他做過約莫十餘份工作，都是打零工，而且他一般都只做幾天，就會遭人解僱。面對他形形色色的解釋，我完全不曾質疑其中不合理的地方，而是帶著好奇心並懷抱尊重，傾聽他的說明。我運用「LEAP」，也就是先以反映式傾聽的方式，聆聽他說的話，再運用同理心並拖延時間，稍後才提出我可能會令他傷心的見解，同時聚精會神，將心力都專注於我們雙方都贊同之處。最後再運用三個「A」，提出我的看法。

　　我哥哥想要從我這裡得到些什麼。由於他渴望自己能有零用錢，就要我給他。他要求的金額是每天五美元。我表示只要他接受長效型抗精神病藥物（請參閱第十一章），我就贊成這麼做。儘管我們來來回回，花了三個月左右的時間，不過到了最後，亨利終究同意了這件事（雖然他依然確定自己沒有精神障礙）。

　　而且在後續十八年間，亨利不像他生病的前七年那樣（當時他平均每年住院四次），不僅始終都持續服藥，而且還遠離醫院。除了有一次，他由於焦慮不安，自行決定住院！

　　更重要的是，我們的關係又回到他生病前那樣。我們再度成為哥倆好，彼此非常親密，也喜愛一起消磨時間，又相互信任。

　　縱然花了些時間做這些事，然而到最後，我們都贊

同亨利服藥時，他就會遠離醫院。從亨利的角度來看，他之所以會遠離醫院，是由於他服藥時我不會報警，也不會撥電話給危機小組。他認為服藥和不必住院治療之間的關係，與其說是他受惠於藥物本身，倒不如說是他為了持續服藥而承受的壓力減輕。換言之，亨利知道如果他持續服藥，他的醫師和家人強迫他住院治療的這個問題，就不會出現。

我哥哥亨利，以及麥特、維琪和朵拉瑞絲，他們全都能在雙方觀點一致之處與他人取得共識，也全都能與對方結為夥伴。

所謂結為夥伴，就是掌握雙方意見相同的地方，彼此一起制定計畫，而且雙方為了達到共同目標，決定攜手合作。

||||||||||||||||||||||||||||||||||||||||||||||||||||||||||||||||||||||||||||||||||||||||||||||||||||||||||||||||||||||||||

　　　　他為了人際關係而服用他相信自己不需要
的藥。

||||||||||||||||||||||||||||||||||||||||||||||||||||||||||||||||||||||||||||||||||||||||||||||||||||||||||||||||||||||||||||||||||||||||

我哥哥亨利在一起事故中英年早逝（請參閱第二十章）。意外發生前不過兩個月，我告訴他說我演講時，大家都常問我「是否該相信自己已經生病」。隨後我接著問他：「你相信自己生病嗎？」

「哎，哈維（這是他對我的暱稱）！當然啊，我有思覺失調症。」我哥哥笑著說。

「說真的……你怎麼想？」

「沒有。我沒有精神障礙。」

「這樣的話，你為什麼服藥？」我問他這個問題，而且對於他會說些什麼，我真心感到好奇。

「我這麼做，是為了你和老爸老媽。」我哥哥口中的「老爸老媽」，是貝蒂和詹姆斯。富有愛心的他們兩位，經營他當時所住的康復之家，而且他們和我哥哥，也已經建立了尊重又不會動輒批評他的關係。

亨利當時說的話，意思是**他為了人際關係而服用他相信自己不需要的藥**。他這句話進一步向我證實了人際關係具有的力量，對於病覺缺失症患者接受治療會有所助益。

麥特

我在本書第四章，曾經告訴過你麥特住院治療的事。麥特的父母在他住院後，決定與我會面，好讓我能助他們一臂之力，為他們培養我描述過的溝通能力和技巧。這件事的結果和亨利與我相仿，麥特的雙親因此能與麥特結為夥伴，也得以建立治療協議。麥特和父母都贊同努力讓麥特遠離醫院，並嘗試降低他們在家裡發生衝突的嚴重程度，是很重要的事。

|||||||||||||||||||||||||||||||||||||||||||||||||||||||||||||||||||||||||||||||||||||||||||||||||||||||||||||||||||||

他們放棄當面質問兒子的病，而採用比較實際，又比較具有成效的方式。

|||||||||||||||||||||||||||||||||||||||||||||||||||||||||||||||||||||||||||||||||||||||||||||||||||||||||||||||||||||

布萊克本夫婦很快就發現「LEAP」的優勢。畢竟他們已經厭倦與兒子爭吵，也非常需要破除他們長年以來，和兒子之間日積月累的一切敵意。於是他們放棄當面質問

兒子的病，而採用比較實際，又比較具有成效的方式，也就是「LEAP」。他們傾聽麥特所言，並從中得知麥特如他們所願，想要遠離醫院，而且他也極為希望家裡能夠太平無事。

當布萊克本夫婦放手，不再試圖說服兒子，要他相信自己生病，這時候太平無事的日子，也就自然浮現他們眼前。儘管他們花了兩個月左右，才做到這件事，然而麥特在這段期間，慢慢開始傾聽父母的話，也漸漸明白雙親對他拒絕服藥，有什麼樣的感受。麥特不服藥，會令他的母親感到害怕，這讓麥特覺得很糟。

倘若你還記得麥特在家裡的模樣，以及他對服藥的感受，那麼這件事聽在你耳裡，可能會覺得有點牽強。然而在麥特與雙親（多半是和他母親）的多次討論中，麥特的父母卻從未告訴麥特他應該要做什麼事。他們只是透過反映式傾聽，聆聽麥特所言，再運用同理心，讓自己能對兒子的感覺感同身受。他們向麥特提出問題，而當麥特詢問他們的想法時，他們會拖延時間，稍後才運用三個「A」，向麥特提出他們的見解。他們也特別確定，他們會向麥特承認自己的看法可能會有誤。除此之外，針對麥特何以需要服藥的問題，即使他們不認為自己的觀點很可能會有錯，他們依然會考慮有這種可能。如此一來，麥特的內疚之情，就在他們的多次討論中油然而生。

於是當麥特的母親告訴麥特，說他不服藥令她感到害怕時，麥特覺得這種情況很糟糕。為了這個原因，也由於麥特的父母對他表示他不服藥的話，他們可能就無法再與

他同住，所以麥特贊同服用藥物的好處，遠超過這麼做的損失。

縱然這種轉變並非一夕之間，不過這麼做的結果，卻是麥特與父母先前設定的兩項目標都能完成。幾年過後，我收到布萊克本家寄來的新年賀卡。布萊克本太太在卡片上，以她典雅的字跡祝我新年快樂，而她的丈夫則在她寫的字下方，潦草寫下幾句話：

「再度感謝您的協助。我們與兒子的關係終於恢復，而且麥特已經超過一年沒有住院了！」

朵拉瑞絲

朵拉瑞絲和我都贊同的事，和布萊克本家取得一致意見的事情相近，而且我們都同意她的目標，是要找到工作。因此，我假設她**為了保住飯碗**可能需要服藥，同時也找機會，和她分享我這個說法。

朵拉瑞絲服藥時，幾乎所有症狀都不會出現，這一點雖然和我哥哥不同，卻像大多數精神障礙者一樣。所以說，**如果**她能夠持續服藥，而且自始至終都這麼做，那麼她要再度從事耗費心神的全職工作，並非絕無可能。

或許你還記得，先前我曾經要求朵拉瑞絲，請她對「接受藥物治療，可能會讓她在工作上變得比較容易」這件事抱持開放心態。當時她不認為我的看法正確，而我們**也同意彼此意見分歧**。話雖如此，那時我建議她，讓自己變得像「科學家」一樣，不要對事情懷有偏見，而她也**確**

204

實接受了我這項提議。

歷經三次住院治療，再加上朵拉瑞絲的家人和門診的精神科醫師都鼓勵她，最後朵拉瑞絲終於同意服用藥物對於她找到工作並保有飯碗，以及減少家裡的緊張氣氛，很可能都有所助益。

準備修訂這本書時，我寫信詢問朵拉瑞絲的現況，而她也回信給我。目前她不但已經大學畢業，過去十年間，她也已經進入職場工作。她除了告訴我她會定期服藥，而且這麼做「不會困擾」她，同時也對我表示「服藥已經成為她習以為常的事」。她說她這麼做是為了家人，好讓他們不會如此焦慮。

剛才對你談起的所有事件中，有一個共同主題。即使冒著囉唆的風險，我仍然想要強調這個主題。

儘管上述事件中的每個人，都不相信自己有精神障礙，不過要協助他們，使他們每一位都願意接受精神科藥物治療，其間至關重要的因素，就是他們對於修復關係與維持關係的期盼。這是因為**不帶批判的態度**，又能夠**尊重**他們的人際關係，才是開啟治療之門的關鍵，而科學知識不但支持我作為患者家屬的經歷，我身為臨床醫師的經驗，也同樣受到它的支持。

第三部
保持警覺與下一步

「美好的事永不消逝，而希望不僅美好，它還可能十全十美。」

——史蒂芬·金（Stephen King）

「竭盡所能地愛許多事，因為真正的力量就在其中。況且愛得多的人做得愈多，這個人得以實現的事，也就會比較多。由愛完成的事，總是會做得出色。」

——文森·梵谷（Vincent van Gogh）

第十章

別降低警覺：不太遵從醫囑服藥的問題

如我先前所言，即使患者始終相信自己沒有生病，我依然運用「LEAP」，並以「嘗試」為名，說服對方接受藥物治療。不過我也付出了代價，才學到自己永遠都該記得：對方不僅仍舊會相信自己一點問題也沒有，還會由於這種信念，導致他「不小心」或不知不覺，就沒有服用他應該服用的藥。話雖如此，倘若將「沒有精神障礙，卻（為了若干嚴重醫學問題，而）需要服藥的人，也同樣難以記得服藥[9]」這種情況納入考量的話，你就會看到患者沒有服用的藥物劑量，可能會有多少。

和完全停止服藥所致的情況相比，由「不完全遵從醫囑服藥」所引發的問題，雖然可能會比較沒有那麼明顯，重要程度卻不會比較低。從一方面來說，要是每個人（包括醫師與患者家人）都相信患者定期服藥，藥物卻似乎沒有產生作用，他們就會想當然耳，認為以這種方式試用藥物，已經是公平合理的事──縱然這種看法，和事實相去甚遠。因為我就曾看過，由於某個人並非完全沒服藥，而

9　原註：大家都常常會單純只是忘記服藥。以其他醫學上的疾病而論，服藥遵從性的比例在百分之十五到百分之五十之間。

是他並未遵循醫囑服藥，再加上沒有服用的藥物劑量很多，以致大家認定他應該服用的藥對他無效。

不過話說回來，哪怕藥物看來有一些好處（儘管這好處不夠充分），要是患者打從一開始，就沒有完全服用醫師為他所開立的藥，此時要醫師再提高藥物劑量，醫師也或許會感到害怕！

我是怎麼知道這所有一切的呢？首先，這些都是我運用「LEAP」進行大量訪談所得知的事。換言之，也就是許多患者向我「懺悔」，表示他們都省略自己應該服用的藥物劑量，沒有遵從醫囑。畢竟要是有人能信任你，肯定你對這樣的招供不會責備甚或不會批評的話，對方就會更加自在向你坦白。況且當你運用「LEAP」（例如向對方表示：「假設是我的話，我也會跳過自己應該服用的藥物不吃。」），你們隨後的對話中，就會出現同理心，而對方的體驗也會因此變得正常。你之後聽到的實情，很可能就會更多。

不過，有些研究也顯示患者不太遵從醫囑服藥的比例（包括患者完全不遵從醫囑服藥，以及有時不遵從醫囑服藥），平均在百分之五十到百分之七十五之間，而且也有人觀察到「精神科醫師明顯過於高估患者是否遵從醫囑服藥的比例」。我認為大家應該原諒精神科醫師，因為他們的患者只要有一點像我哥哥亨利，他們和醫師談話時所說的話，其實都是醫師想聽的話。

依循醫師處方服藥的患者，實際上只有百分之二十

五，而且這項嚴酷的實情目前依舊存在。為了使這種患者能參與治療，也為了提供患者某些工具，讓他們能記得服用醫師開立的所有藥物，我們可以做什麼呢？

【第十一章】
藥物治療

　　看到電話答錄機的留言燈號閃爍，於是我按下留言
播放鍵。答錄機裡傳來這段留言：「哈維亞，我撥電話給
你，是因為亨利預約今天要注射普利新，他卻沒有來。
為了要重新安排注射時間，請他撥電話給我。」[10] 來電者
是我哥哥的個案管理師派翠西亞。話說亨利前次住院治療
之後，我哥哥和我曾經與派翠西亞會面。當時我們都同
意倘若亨利預約前往醫院，卻沒有現身，她可以撥電話給
我。不過那是 1989 年的事。即使亨利昔日每年進出精神
病院大約四次，他在過去十二個月，卻連一次住院記錄
都沒有。亨利的進展比以往要好得多，原因正如我那時所
想，而這些因素，也是我現在相信的事，像是與他攜手合
作的治療師、我對他說話方式的變化（請參閱第六章〈傾

10　原註：「長效針劑藥物」是一種抗精神病藥物。它每次注射的效
　　果，都能維持兩週左右。「普利新」（Prolixin，一般通用的藥物名
　　稱是「氟芬那辛」〔Fluphenazine Decanoate〕）是三種長效針劑藥
　　物中的一種，「好度」和「理思必妥」（Risperdal CONSTA）則是
　　另外兩種。在這三種長效針劑藥物中，「好度」和「普利新」是第
　　一代抗精神病藥物，都比較老舊。「理思必妥」則是比較新的第二
　　代抗精神病藥物，也稱為「非典型抗精神病藥物」。當前還有其他
　　幾種長效型抗精神病藥物，可供患者使用。

聽〉）。至於他現在的服藥方式，則是其中格外重要的因素。

有許多精神障礙者，都遭人貼上「不斷進出醫院」（或者是「飛行常客」）的標籤。既然我身為在醫院工作多年的臨床心理師，曾見過長效針型藥物對於這種患者多麼有益，所以在亨利前次住院治療那段期間，我費盡唇舌遊說他，試圖使他相信與其服用口服藥，倒不如嘗試長效針劑藥物。那個時候，長效針劑（或者說是「注射液」）藥物，一般都是開立給在醫院接受非自願治療的患者使用。之所以會有這種情況，原因很簡單，是由於考量到這種患者不相信自己生病已經持續了一段時日，而且這樣的患者出院之後，就會停止服藥。因此，我們會給予這種患者某種藥物，讓對方只需使用一次，藥效可維持兩週。況且假使患者停止服藥（也就是對方預約要接受注射，卻沒有出現），我們不僅會知道這件事，也能向對方伸出援手。

‖‖
　　長效針劑藥物應該列為最重要的藥物治療
方案。
‖‖

長久以來，大家都把長效針劑藥物視為最後可仰賴的治療手段。只有在其他治療方法全都失靈，才會有人提議要使用長效針劑藥物。不過研究和我自己的經驗，都告訴我事實與此相反。像我哥哥這樣的患者，長期有病識感的問題。面對這種患者，和其他許多有時才會遵從醫囑服藥

的患者，長效針劑藥物應該列為最重要的藥物治療方案。換言之，當有人經醫師診斷，確認患有精神障礙時，一開始就該提供給患者的藥物中，應當就包括長效針劑藥物。

先前我屢屢目睹這項策略奏效。這種情形之所以會出現，只要想想就知道它完全合乎常理。儘管亨利同意注射前，一般都會承諾他要是得以出院，就會持續服藥，但假使我們大家相信有人透過非法手段，導致我們除了遭人強迫住院，還得為了自己確定沒有的病而接受治療，我們所有人在這種情況下，對醫師和憂心忡忡的家人說話時，都會是他們想聽的話。所以說，亨利當時所做的事，其實只是我們大家都會做的事情而已。這是常識。

話雖如此，此時逼你服藥的人，實際上都是你的親人，而你卻得以不誠實的態度面對他們，再加上精神科醫師都致力說服你，讓你相信你「瘋了」，你卻得和醫師結為盟友，攜手合作。如此這般，當前你置身的困境不僅嚇人，也令人感到孤寂。

我尚未學會如何傾聽我哥哥說話前，每當他食言，我都會生氣，還會覺得自己遭人出賣。不過得知他必須藏起藥物和說謊的感覺像什麼，也聽到他談起自己不誠實，令他覺得有多麼丟臉和多麼糟糕之後，我想設法讓他避免陷入這種困境。

簡單的解決之道，就是攤開一切擺在桌上，而且不要創造出有可能導致他想偷偷停藥的情境。這就是長效針劑藥物對我哥哥助益匪淺的幾項原因之一。畢竟接受注射長效針劑藥物，我哥哥得做的事，就只有為了注射，每兩週

赴約一次，和他喜歡的對象會面而已。既然他置身「忠於家人」和「想要停止服藥的欲望」之間，而他這兩種渴望彼此矛盾，那麼比起他每天都得和這種矛盾鬥爭三次，每個月扎針兩次 [11] 承受短暫刺痛，對他來說，要容易許多。他知道母親和我有多麼擔心他，所以他想要讓我們開心。但由於他的病，使他確信自己一點問題也沒有，以致他每個月會有九十多次，發現自己左右為難！如今令他進退兩難的境況，每個月只會出現兩次，而且我們也心知肚明，每當這種矛盾擊敗他，「否認自己生病」就會獲勝。

我個人熟悉的另一個相似案例，事關蒂娜和蘇珊的母親米莉，而且由蘇珊執導的紀錄片《走出陰翳》（*Out of the Shadow*），也以米莉作為主題（影片資料請參閱書末提供資源的章節）。我是這部影片的顧問，也是這家人的朋友。米莉就像我哥哥一樣，除了長年罹患思覺失調症，她也會隱瞞自己沒有服藥的事實。曾經有一次，米莉搭機前去探望蘇珊，那時她走進浴室，將原本裝在每顆抗精神病藥物膠囊裡的內容物全部都倒出來，再把空空如也的膠囊全放回瓶子裡去。

米莉這麼做，是由於她知道女兒會檢查，看看她是否已經吞下藥物。我無法責備米莉這種行徑的原因，是她不認為自己生病。要是我不相信自己生病，我就不會想要服藥！倘若是你，你會服藥嗎？假如是我置身米莉的處境，

11　原註：第二代長效針劑的新配方，已經開發出來。新配方每月只需注射一次，甚至能每三個月注射一次。

我大概也會做相同的事。

　　米莉服藥時，正如這部影片呈現的情景，她表現得很棒。但只要她有辦法避免服藥，她的病就會復發。我堅決鼓勵蘇珊和蒂娜，讓米莉使用「理思必妥」的那時候，就是米莉前一次復發期間，蘇珊和蒂娜一起與我談米莉可以選擇的治療方式時。考慮到米莉先前使用非典型抗精神病藥物的情況很好，倘若她要維持健康，而且要康復得更加充分的話，我覺得長效針劑會給她機會，讓她能以最有效的方式做到這件事。我寫這篇文章的時候，「理思必妥」是唯一長效針劑形式的非典型抗精神藥物。於是蘇珊和蒂娜運用她們與母親的良好關係，說服米莉接受每個月兩次的藥物注射。不出所料，自從米莉採用這種形式的藥物治療之後，（據我所知）她的病就再也沒有復發。至於其他具有建設性的好處之一，是以往米莉自然出現的矛盾心態，總令她為所欲為，而她的醫師與家人卻對她的行徑一無所知，而現在的她不會再動念停止服藥，而是有規律地持續服用她應該服用的藥物劑量。

藥物治療：應該採用哪一種藥物，以及如何給藥

　　我舉行「LEAP」研討會時，有人想知道「什麼藥最好」，屢見不鮮。答案是「沒有最好的藥」，而且我的經驗與科學知識也都贊同無論面對哪位特定對象，我們都無法確實預料哪種藥物對他最好。決定一個人需要某種特定藥

物時，應考量的許多因素中，還包括我們得斟酌這種藥對這個人來說，在副作用的影響下它的作用會有多好。在某些情況下，成本也會成為決定因素。

話雖如此，我卻相信要著手為長年病識感薄弱，又不太遵從醫囑服藥的患者選擇藥物時，可以歸納出某些方式。簡單來說，就是得讓患者必須服用的藥物劑量，始終都能顯得服用起來毫不費力，同時讓患者不易屈服於自己想停止服藥的欲望。

> 我的勸告是，如果可以的話，要讓這件事始終都顯得輕而易舉。

和一天服藥數次，或者是服藥頻率更高的情形相比，倘若每天只需要服藥一次或兩次，要監控患者的服藥依從性，就會輕易得多。對服藥者而言，在這種情況下要記得服藥，別讓自己不知不覺，就屈從於心裡的欲望，省略自己應該服用的藥物劑量沒有服用，也會比較容易。患者每天必須服用的藥物劑量愈少，對方有意無意決定要跳過應該服用的劑量沒有服用，或者是乾脆忘記服藥的機會，也就會隨之減少。

> 我的患者長年病識感薄弱，又不太遵從醫囑服藥時，我常常都會推薦對方使用長效針劑藥物。

當我的患者長年病識感薄弱，又不太遵從醫囑服藥（也就是有時或完全不遵從醫囑服藥），這時候我常常都會推薦對方使用長效針劑藥物。採用長效針劑藥物時，不僅患者監控自己是否遵從醫囑服藥會比較容易，於我而言，要做到這件事也會比較輕鬆。況且這麼做，還會使其他問題隨之消弭無形。例如給藥者不必為了證實患者是否已經吞下藥物，而要求對方張開嘴巴（要是我永遠都不必再這麼做，我會高興得要命），或者是為了試圖知道患者是否已服下他該服用的所有藥物，而暗中計算瓶子裡剩下的藥物還有多少。

　　儘管如此，我得再度重申，我說的話你不必相信（再說我也不想要你一定得相信我的話），即使我從個人經驗學到的事，都已經獲得研究支持。舉例來說，楊博士和他同事在 1999 年，發表過一篇探討研究調查的綜合論述（請參閱書末的引用文獻），而他們發現以平均來說，接受長效針劑的患者，只有百分之十七停止服藥，相形之下，服用口服藥物的患者停止服藥的比例，卻有百分之五十左右。他們這項極為重要的調查研究結果，已經有人無數次重複驗證。倘若你決定要走這條路，希望「試圖說服對方願意每個月接受兩次注射」的前景，不會令你退避三舍，因為要做到這件事，沒有你想像中那麼困難。事實上我已經展開這個問題的研究 [12]，也發現要是你運用「LEAP」的

12　原註：R・拉塞爾（Lasser R）、G. M・加拉巴維（Gharabawi GM）、K・賈博（Jarboe K）、K・利特爾（Litrell K）、醫學博

主要元素，你的成功機率很大。但無論你是否能說服此刻你協助的對象願意接受長效針劑藥物，都請你務必記得，一定要簡化藥物劑量，並密切監控對方服藥的實際情況，而且必須永遠傾聽患者或親人對於服藥的感受。

在藥物治療這個主題上，我要提出的最後一項意見，是想談談大家屢屢詢問我的一個問題，「要是病覺缺失症和情緒反應淡漠或幻覺一樣，都是精神障礙的症狀，那麼藥物治療對它會有幫助嗎？」

如我先前所言，專門調查這個問題的研究數量不多。大致說來，病覺缺失症就像其他負性症狀，看起來似乎會抵禦藥物治療。雖然在文獻資料中，有兩項研究暗示「可致律錠」（Clozaril）和「理思必妥」或許能改善病識感 [13]，

士 A．L．米勒（Miller AL, M.D.）、哈維亞・阿瑪多、P．J．韋登（Weiden PJ）、N．R．史庫勒（Schooler NR）、J．P．杜契提（Docherty JP）、E．克魯布里（Crumbley E）合著，〈患者接受與長效理思必妥：計畫展開和獲益方式〉（Patient Acceptance and Long-Acting Risperidone: the Start Program and Gain Approach），2005 年在美國精神醫學會年會上發表的報告。

13　原註：第一項研究是 S・帕蘭提（Pallanti S）、L・奎爾喬利（Quercioli L）、A・帕札利（Pazzagli A）合著，〈氯氮平對思覺失調症患者的患病意識與認知所造成的效果〉（Effects of clozapine on awareness of illness and cognition in schizophrenia），《精神醫學研究》八十六期（第三卷），頁 239 至 249，1999 年。第二項研究是 C・佩洛特（Paillot C）、R・戈茲（Goetz R）與哈維亞・阿瑪多合著，〈為了提高患者的改變動機、對於思覺失調症的病識感，以及對藥物的服藥遵從性而設計的心理治療（LEAP）雙盲隨機對照組研究〉（Double blind, randomized, controlled study of a

然而要緊的事，是我們必須記得重複驗證的重要性（亦即亞里斯多德所言「勿以偏蓋全」）。

儘管這些研究都大有可為，不過它們都必須分別經由重複驗證的程序，才能知道這些研究調查結果是否能令人信服。

心理治療

心理治療對於重大精神障礙者，會產生作用嗎？倘若你已經讀到這個部分，你就已經知道我相信它會有作用的原因。以往有許多人希望我能為他們轉介懂得運用「LEAP」的治療師，而且先前也有其他人，詢問我「應如何說服不曾接受『LEAP』培訓的治療師嘗試這種方式」的意見。

自從本書第一版在 2000 年夏日問世以來，接受「LEAP」培訓的治療師與患者家屬，已經有數萬人之譜。由於「LEAP」憑直覺運用，又很快就能助人一臂之力，不僅可以說是與人溝通時的作風，同時也是一種治療方式。所以大多數治療師一旦開始瞭解「LEAP」，就都願意學習這種手法。

psychotherapy [LEAP] designed to improve motivation for change, insight into schizophrenia and adherence to medication）摘要，《思覺失調症學刊》第三十五期（增刊第一期），頁 343，2009 年。

|||||||||||||||||||||||||||||||||||||||||||||||||||||||||||||||||||||||||||||||||||||||||||||||||||||||||||||

> 儘管許多治療師都用了「LEAP」之中的
> 某些元素，然而他們運用這些元素時，卻都沒
> 有像我們理應做到的那麼有條有理，也都沒有
> 理解「LEAP」的充分潛力。

|||||||||||||||||||||||||||||||||||||||||||||||||||||||||||||||||||||||||||||||||||||||||||||||||||||||||||||

以我的經驗來說，儘管許多治療師都用了「LEAP」之中的某些元素，然而他們運用這些元素時卻沒有像我們理應做到的那麼有條有理，也都沒有理解「LEAP」的充分潛力。既然「LEAP」作為與患者溝通的方式，反映式傾聽是它的基石所在，於是當我指出這些治療師運用反映式傾聽才會出現的情況，他們很快就承認反映式傾聽不但能減少緊張，降低不信任的感覺，也能針對患者的症狀和治療，讓雙方開始坦誠溝通。況且運用「LEAP」最好的事，就是它會協助患者找到理由，讓治療對他們來說成為有意義的事，並願意接受治療，以及「LEAP」會讓它的實踐者搖身一變，從患者的潛在敵人，徹底轉變為患者信任又重視其見解的對象。由於這些因素，我發現大部分治療師只要短暫體驗過「LEAP」，對於這種手法都會抱持開放心態，也都會渴望能更進一步深入學習。

許多治療師都是透過「LEAP 學會」（LEAP Institute，詳見 www.LEAPInstitute.org ）接受培訓。雖然我們著手彙整獲得認證的治療師名單，只不過是最近的事，然而在過去十年間，卻已經有其他數千位治療師參與過「LEAP」培訓，只是我們並未追蹤他們的去向而已。所以說，倘若你在自己住的地方，找不到接受過培訓，也已經

獲得認證的「LEAP」治療師，而你目前正與某位治療師打交道，或者是考慮請某位治療師提供協助的話，為了查明對方是否參與過我們的研討會，同時確認對方當前工作時是否會運用「LEAP」的核心工具，你不妨問對方某些問題。舉例來說，你可以問他或她是否曾參加「LEAP」研討會，或者是培訓日活動，否則也可以詢問對方是否讀過這本書。除此之外，你也不妨瞭解他或她是否曾經看過阿瑪多博士在「TED talk」發表的演說，並詢問對方是否接受過動機式晤談法訓練。如果對方回答時，有任何答案是「否」，或者是對方所有答案均為否定，你就可以接著詢問對方，他或她是否願意讀這本書，並將你手邊的書借給對方。

如何說服治療師讀這本書

要提供接下來的一點勸告，於我而言，有幾分尷尬，而且這麼做會使我承受風險，導致我有可能會得罪我的治療師同事。只是由於家裡讀過這本書的人，都曾經無數次對我表示：「我們把你的書給了親人的治療師，但我們不認為對方會讀！我們該怎麼做，才能讓對方讀你的書？」所以我還是提出以下意見。

我曾經仔細考慮過這個問題，而且對於自己如果是那位治療師，我會怎麼做感到納悶。然後我想起有些時候，患者和家屬的確會給我書。他們要求我打開書的原因之一，通常是針對類似「我認為這本書很有助益，所以也想

用這種方式來進行，你認為呢？我應該這麼做嗎？」這種問題，想徵詢我的意見。他們一般都會要求我至少讀第一章，並瀏覽書裡的其餘內容。如果事情是這樣的話，你不妨嘗試像這樣向對方提問：「我們和我們所愛的人，以往一直都以這種方式攜手合作，我們想確定這麼做，不會妨礙你目前在做的事。你可以迅速看過這本書，讓我們知道你的意見嗎？」

要是你最初遇到某種抗拒，請別沮喪。同時也請你記得，我開始採用這種方式前，和我哥哥為了爭執耗費七年！況且多數治療師進入這個行業，實際上是因為他們真心渴望協助他人。

認知治療

最後，已經有人證實認知治療能有效降低精神障礙者某些症狀的嚴重程度（請參閱第十七章〈精神障礙的心理治療〉）。正如我稍早曾經提及的事，我們當前正在處理腦部功能失調，意謂著我們需要同時以生理治療和心理治療兩種方式，來全力迅速處理腦部缺損，一如我們在有人中風，或者是罹患其他類型的腦部功能障礙時所做的那樣。

儘管認知治療對許多患者有效，然而美國在精神障礙的治療上，仍未充分使用這種方式。反之，在諸如英國等其他國家，認知治療運用得比較廣泛。話雖如此，認知治療在美國的運用，目前正在增長。針對這個主題，我特

別用了一章來討論，而且在這本書末我也提供了推薦書單和組織方面的資源，好讓你對這項治療精神障礙的重要工具，能夠學到更多。

　　無論如何，有些時候我們會等不及，想要「LEAP」或其他類型的心理治療趕緊生效。倘若有人停止服藥，而且還陷入危機，我們可能會需要介入接手處理。要處理這種情況，很少會是輕鬆的。我在接下來的三個章節，會協助你辨識出何時該尋求非自願治療，以及應如何進行。我在後續章節裡，也會說明即使需要採取這些激烈措施，你可以如何運用「LEAP」，好讓你能維持和親人的關係，畢竟這一點，也同樣重要。

【第十二章】
非自願治療

　　舉行「LEAP」講座和工作坊時，我經常受到讚許，原因是我幫助了有意瞭解更多非自願治療選項的人，卻也同時協助了想廢除這類法律的人。由於「LEAP」這種手法比較不那麼擾人，先前有些人以《他不知道他病了：協助精神障礙者接受治療》第一版作為論據，主張精神障礙者不願接受治療時，應該要有類似「LEAP」這樣的方式可以運用，而且還應該以要這種措施，來取代非自願治療。另一方面，當時也有其他人點出病覺缺失症的研究，藉以表明有人因病識感薄弱而拒絕治療時，採用非自願治療才合乎人道。

　　所以說，對於這個問題，我站在哪個立場呢？

　　儘管我們需要這些法律條文，但我們該在何時訴諸法律、又或者是我們是否應行使這些條文，則依個人情況而定。剛開始從事這一行那時，我個人參與過的非自願治療不勝枚舉。這種治療方式能救我的患者一命，也協助他們避開傷害，或者是能使他們免於遭到逮捕，並遭人指控犯罪，我都毫無疑問。當然，為了使精神障礙者康復，這些干預措施也總是多方嘗試。

　　不過於我而言，非自願治療往往是最後手段。畢竟對精神障礙者來說，我知道這種方式能提供的所有協助，往

往會在他們心裡造成創傷，（而且除非患者能在門診持續接受妥當治療，否則這種措施）不過只是 OK 繃罷了。

　　針對應何時與如何從事非自願治療，以及該如何使這麼做的成效盡量完善，我在過去多年間已經學到許多。這段經歷無論對你所愛的人，或者是於你而言，都不必然得令人痛苦。我會在這一章，談到我相信必須強迫患者接受治療的情況，也會論及你能選擇的選項，與如何採用非自願治療的一些勸告。

―――――――――――――――――――――――――――――――――

　　某些情況「根本不用多想」，就幾乎永遠可以斷言那是你無論如何都得處理的事。

―――――――――――――――――――――――――――――――――

　　我曾經在第一章描述麥特與人爭執，而且變得具有威脅性，以致他母親撥電話報警的事。麥特的母親會這麼做，是由於她從以往的經驗中，得知麥特情緒失控時可能會變得狂暴。在兒子過去多次發作中倖免於難的她，很清楚自己何時該撥電話求助。

　　表面看來，令麥特母親有所警覺的病徵，雖然和我在亨利身上學會留意的徵兆不同，然而它們顯示的凶險程度，卻非常近似。即使你需要學著當心的跡象可能也獨一無二，但只要一個人在口頭上（例如向你說：「不要再向我發送信號，否則我會讓你停下來！」），或者是透過露骨的方式（例如對你表示「如果……，我就會揍你。」或者是「……我會宰了你」），否則就是藉由身體（例如丟擲東西、推擠或制服另一個人、在廢紙簍裡生火、拿起球

棒或刀、將你鎖在屋外或房裡等等），表現出具有威脅性的態度，或者是做出危險的舉止，無論那是什麼時候發生的，你都必須採取行動。倘若對方表達出想結束自己生命的念頭，你也同樣得這麼做。畢竟某些情況「根本不用多想」就幾乎永遠可以斷言那是你無論如何得處理的事。至於有人明顯要傷害自己或他人，則是這些險境中顯然得採用非自願治療的情形。

況且事實上，要違背某人意願將對方送進醫院，最常見的法律標準就是傷害自己或他人。

‖‖‖

> 倘若你是醫師或治療師，為了與患者家人
> 分享你的觀察，並吐露你的擔憂，此時與對方
> 聯繫，幾乎總是好事。

‖‖‖

若你已經決定要採取行動，請記得你不是第一位必須將精神障礙者送進醫院的人，也請記得你能運用的資源很多。倘若你是患者家屬，當你感到情況正急遽失控，（如果你所愛的人目前正接受治療）你一開始就得連絡的對象，會是先前一直都與他或她合作的治療師或者醫師。要是你的親人已經有一段時日，不曾接受治療師或醫師治療，或者是他或她從不曾就醫，那麼你一開始就得聯繫的對象會有所差異，我很快就會談到這一點。

如果你是醫師或治療師，為了與患者家人分享你的觀察，並吐露你的擔憂，此時與對方聯繫幾乎總是好事。儘管我真心希望你們目前為止，始終都猶如團隊般攜手合

作，但要是你和患者家屬先前沒有這麼做，你們雙方要聯手，永遠都不嫌晚。雖然我這項勸告對許多治療師來說，不僅和他們接受的訓練背道而馳，也違反治療倫理，因為除了極少數例外，治療時所說的話都應該要留在治療室裡才是。不過現在的治療師，一般多半不曾以這種方式接受培訓，而重大精神障礙惡化（例如短暫精神崩潰）是違反保密協議的好理由，畢竟你這麼做才能與關心這位患者的其他人談談。倘若保密協議的限制範圍已經解釋清楚（也就是「要是你發病，而且病情會影響你做出合適的判斷，為了得到家屬的協助，屆時我需要通知你的家人」），那麼道德上的兩難困境就不會存在。我曾經多次與患者家人聯繫，卻從不曾為此遭人控告或者是被抱怨，而且更重要的是，我這麼做才對。

如何著手進行非自願治療

要開始非自願治療，通常有三種方式。雖然我目前唯一提過的方式是報警，然而實際上，除非是我覺得有人要傷害自己或其他人，而且顯然立即就有危險，否則我幾乎總會先考慮其他選項。理想情況下，我偏好的處理順序是：（一）和對方一起前往急診室。（二）撥電話給心理健康危機處理小組（mental health crisis team），或者是果敢的社區治療團隊。倘若其他所有方式都無效，那麼就（三）報警，並要求該局處精神危機處理小組（Crisis

Intervention Team，簡稱「CIT」）派出警官[14]。

||||||||||||||||||||||||||||||||||||||||||||||||||||||||||||||||||||||||||||||||||||||||||||||||||||||

我偏好的處理順序是：

（一）和對方一起前往急診室。

（二）撥電話給心理健康危機處理小組，或者是果敢的社區治療團隊。

（三）報警，並要求該局處精神危機處理小組派出警官。

||||||||||||||||||||||||||||||||||||||||||||||||||||||||||||||||||||||||||||||||||||||||||||||||||||||

運用你改善境況的技能來實現此事

有些時候，倘若你和對方處於「對方依然信任你」的關係，那麼你就可以要求對方，請對方和你一起去急診室。此時你不妨向對方解釋，說明你擔心他，而且想看看醫師是否能提供協助。為了實現這件事，你可以運用「LEAP」的技巧，而且務必要將你的心力都集中在對方相信自己有的問題上。有一次亨利病情嚴重，還對我們的母親疑神疑鬼，認為她要殺了他。那時我對亨利說道：「你現在需要馬上離開媽媽。我們去兜個風，順便去基諾（Kino，郡立醫院）。這樣的話，你會感覺更安全。」於

14　原註：要協助精神障礙者，「精神危機處理小組」是另一種目前發展迅速，而且創新又有效的途徑。有意瞭解更多資訊，請參閱網站：http://www.citinternational.org/。

是亨利同意這麼做。除此之外，有位母親的女兒不但有精神障礙，而且有自殺傾向。這位母親和女兒談過她想要自殺的念頭之後，就說服女兒和她一起前往醫院。

這位母親先透過反映式傾聽，聆聽女兒想要尋死的感覺，再讓女兒的這種感受變得正常，而後才接著問她：「我可以告訴妳，如果我是妳的話，我會怎麼做嗎？」

「妳認為我該怎麼做呢？」

「要是就醫可能會有幫助的話，我認為我們應該一起去找醫師，和醫師談談。倘若與醫師談過之後，妳還是有這種感覺，妳實際上也沒有任何損失。」

「可是如果我去看醫師，他們就會把我關起來。」

「他們是可能會這麼做。但即使他們這麼做，妳還是沒有任何損失。畢竟如果妳以後仍然有這種感覺，至少妳知道自己曾經努力嘗試過。」這位母親能說服女兒前往醫院，是由於她運用了反映式傾聽，而且對於可能會發生什麼事，她沒有向女兒撒謊。

縱然你可能會很想要點花招，但請盡量別欺騙對方說你們要去某個地方，最後你們卻去了急診室。我知道有許多人試過這個詭計，我自己有一次也這麼做。然而有兩個原因，會導致這麼做產生風險，也就是對方領悟你們真正的目的地時，他無可厚非會感覺自己遭人出賣，而且還（或者是）有可能為此跳車。這種方式儘管有效，但是與其他選項相比，我不推薦這種手法。

||||||||||||||||||||||||||||||||||||||||||||||||||||||||||||||||||||||||||||||||||||||||||||||

為了知道你住的地方是否有危機處理機動
小組，你可以撥電話給任何醫院的精神科急診
室，或者是當地警察局。

||||||||||||||||||||||||||||||||||||||||||||||||||||||||||||||||||||||||||||||||||||||||||||||

為了讓犯下（例如擾亂治安等）小罪的精神障礙者能
避免入獄，有許多警察局和精神科急診室都會攜手合作。
這種合作關係常見的成果，就是「危機處理機動小組」
（mobile crisis team，也稱為「危機小組」、「緊急危機處
理機動小組」、「精神科危機小隊」）。危機處理機動小組
的設置地點，通常主要是心理健康中心，或者是醫院。為
了知道你住的地方是否有危機處理機動小組，你可以撥電
話給任何醫院的精神科急診室，或者是當地警察局，以查
明這件事。

這種干預工作的進行方式，是心理輔導人員會來到
你所愛的人身邊，並當場評估他的情況。倘若他們認為你
所愛的人有必要住院治療，他們會努力說服對方，好讓他
們陪伴你所愛的人前往醫院。要是對方拒絕前往醫院，他
們會嚴守職責，立即展開監護程序。為了能辨識出精神障
礙的病徵，這些心理輔導人員都接受過訓練，所以他們和
警察相較之下，比較不會將你親人的舉動誤解為其他行徑
（例如犯罪行為、因負面性格特點造成的後果等等），而且
由於普通員警不曾接受同樣的專業訓練，這些心理輔導人
員和你所愛的人溝通時，可能也會比普通員警來得有效。
假使你住的地方沒有危機處理機動小組，或者是你撥電話
卻無人接聽，請和當地警方聯繫。撥電話給警方時，請向

他們說明你所愛的人是精神障礙者，而且（如果情況適用的話）對方即將有傷害自己或他人的危險。

由於感覺自己報警會導致親人遭到監禁，所以你目前致力掌控親人的生活，而且當你動念報警，你可能也會自然抗拒這個念頭。要是你和親人當前的關係已經不堪一擊，或者是你們的關係緊張，令你苦苦掙扎的話，你會想要避免此類的措施所引發的衝突，也是情有可原。

這種避免報警的想法，以及不願傷害親人的渴望，往往會導致延誤，甚至改變心意。這種情形雖然正常，但我在第二章討論過的所有因素（例如對方的病多年沒有治療的話，對於治療會反應欠佳，以及會因此病程較差、自殺、有暴力風險等等），也會導致潛在威脅滋生。既然有那麼多未經治療的精神障礙者最後都遭到監禁並鋃鐺入獄，這其實也是同樣危險的事。

有鑑於看守所和監獄都無法提供充分的心理健康治療，因而惡名狼藉，足見這不是妥善的解決之道。更糟的事，是遭到指控和監禁的人，最後通常都會留下犯罪記錄，而這種記錄將會永遠改變對方的人生。在成千上萬的案例中，這種人失去自由的時間遠多於七十二小時（也就是典型的非自願治療會扣留患者的時間）。

倘若你開始採用非自願治療，讓素不相識的人引起親人發病，並使親人遭到監禁的機率，則會大幅減少許多。不過要成功做到這件事，於你而言，當務之急是你得相信自己此刻進行的監護措施，不是在永久侵犯親人的自主權。事實上，在多數案例中，這種方式都只是一種手段，

讓你能藉此協助親人，使對方能夠重新掌控他的人生，也使對方能恢復自主能力。在你進行監護程序之初，何以你得先消除自己的矛盾心理和內疚至關重要，這就是原因所在。

消除你的矛盾心理和內疚之情

即使你認為自己的決定正確無誤，要你不為此內疚有時很難。要你的決心不搖搖欲墜，也不容易。「監護」這個用語，不僅會令人想起肉體掙扎的意象，也會使人聯想到拘束衣。念及精神科病房時，我們心裡浮現的畫面，通常不是能在其中有所成長的穩定環境，而是電影《飛越杜鵑窩》（*One Flew Over the Cuckoos Nest*）所描繪的景象。

我和大多數人一樣，起初對精神醫療機構的印象非常負面。在這本書的第一版序文中，我曾經寫道：

「從不曾踏入精神科病房的我，感覺緊張又侷促。當有二十位左右的重大精神障礙者環繞在自己身旁，多數人都會為此忐忑。此刻我之所以覺得緊張，理由也和多數人相同。那個時候，某些精神障礙者正來回踱步，對著只有他們聽得到的聲音大聲說話。其他精神障礙者則滿懷熱情地抽菸。有位男子靜靜坐在我正對面，雙眼盯著某個遙遠的地方看。我安全無虞嗎？他們沒有危險嗎？這個地方是煉獄？或者是避風港？令人焦慮的問題，在我腦海中盤旋不去，這裡提到的疑問，只不過是其中一些罷了……。不知何故，我確定自己會由於我哥哥發生的事，以及警察、

救護車，和我哥哥為了我忍受的限制，而遭到責備。」

　　事實上，首度將我哥哥送進醫院之後，我才知道他去的病房，一點也不像我在自己最嚴重的恐懼中所想像出來的。沒錯，那裡是有很多人抽菸（即使這種情景目前已不復見），但沒有任何人身著拘束衣，無所事事地坐著尖叫，也沒有任何患者以任何方式威脅我或打擾我。儘管亨利的行動受限，不過那只是一下子的事，而且那時他在救護車上。當他抵達急診室，他們就隨即鬆開內襯小羊皮的手銬，讓我哥哥恢復自由。我哥哥所在的病房，正如以往我工作過的許多病房一樣，有一個空間作為讓患者白天使用的娛樂室或休息室，角落還有一台聲響輕柔的電視機。這個空間的另一側，有一張乒乓球桌。我可以來這裡拜訪我哥哥，也能在這個空間和他一起消磨時光。我心裡最嚴重的恐懼，很快就因為病房的實際情況而減輕。

　　實情是多數治療住院病人的機構，都為了在那裡接受治療的人，設計得舒適愜意、合乎人道，又令人感到安心。

　　為了能有效協助你的親人，你若非得逐步克服自己對於監護的恐懼和疑慮，就是得暫時將它們擱置一旁。嘗試辨別真實情況與迷思，是此時你要做的事情裡最重要的一件。與此同時，你也需要知道監護事宜的進行程序，以及你所在區域的相關機構看起來像什麼模樣。這本書提供資源的章節裡，收錄了一些以當事人（或者是患者）為主的組織，其中有許多組織將協助你釐清能從當地心理健康機構中得到的幫助。

這項勸告也和某些心理健康專業人員切身相關。畢竟有許多時候，我們這些主要治療門診病患的人在工作時，都會由於私底下不熟悉那些機構，而對它們感到恐懼，並猶豫是否應該將患者送往那些地方。

重大精神障礙就像其他任何醫學上的疾病一樣。倘若你的親人有糖尿病，你會盡量瞭解攸關糖尿病的所有一切，也會盡力學習控制糖尿病的步驟。之外你還會試圖找出自己所在地區最好的糖尿病治療中心。

同時為了防止意外發生，你還會打聽緊急醫療求助電話，也會知道離你最近的緊急醫療機構在哪裡。要是親人糖尿病突然發作，變得神智不清，無論對方要或不要，你都會毫不遲疑就讓對方住院治療，而且我相當肯定你不會為此內疚，也不會因而出現矛盾心理。

||||||||||||||||||||||||||||||||||||||||||||||||||||||||||||||||||||||||||||||||||||||||||||||||||

　　重大精神障礙就像其他任何醫學上的疾病一樣。

||||||||||||||||||||||||||||||||||||||||||||||||||||||||||||||||||||||||||||||||||||||||||||||||||

認出警示症狀

倘若你曾經歷親人住院治療，你可能已經熟悉對方需要住院治療的初期警示症狀，而且對方的表現和平常有異，和對方病情惡化時，你也都會知道。你不妨先停下手邊的事，花點時間留意親人的狀況，並根據以往你感覺親人必須住院治療（或者是你認為對方應該住院治療）的經

驗，寫下親人在思考、感知能力，和（或）行為方面，最
令人擔憂的三項變化。

　　一、

　　二、

　　三、

　　請記住你列出的這份清單，也請經常查閱清單內容。
要是你能留意這些初期示警症狀，精神障礙突然發作時，
可能就比較不會措手不及。這裡有一些常見跡象，都是其
他人視為嚴重得足以著手進行監護事宜，讓對方接受非自
願治療的症狀：

- 當家人和治療師透過經驗，得知對方病情即將惡化，而
  且很快就要危害自己或他人之際，對方卻拒絕服藥。
- 口頭上的辱罵，或者是以身體冒犯他人。
- 有自殺念頭（例如表示「我死了算了」、「我應該要結
  束這所有一切」等等）。
- 傷害自己（例如割傷自己身體的某些部分、撞傷頭部、
  喝肥皂水、吃泥土等等）。
- 破壞（自己或他人的）資產。
- 跟蹤他人（例如已經引起他人不滿，卻依舊沒完沒了撥
  電話騷擾人家，以及即使不受歡迎，卻依然重複拜訪別
  人等等）。
- 無家可歸，並因而自傷（例如面臨極端氣候，卻沒有合
  適的衣服可穿，以及營養不良、忽視必要的醫療保健等

等)。

- 拒絕與任何人說話,或者是無法與人說話。
- 有強烈的妄想(例如自己擁有超人的力量、名滿天下、認識名人等等)。
- 過度自言自語。
- 所說的話難以理解。
- 妄想自己遭人迫害(例如自己遭到政府特務監視、著魔、害怕親人打算傷害自己等等)。
- 收到指示的幻覺(例如聽到「你得自殺」的聲音等等)。
- 自我照顧和衛生情況顯著惡化。
- 由於混亂狀態造成危險(例如點燃的菸掉落,無意間引起火災等等)。
- 沒有充分照顧需要照料的家人(例如疏忽家裡的孩童或長輩、將孩童或長輩與其他家屬隔離開來等等)。
- 判斷力欠佳(例如反常的性挑逗以及〔或者〕濫交、停止支付帳單、瘋狂採購、捐贈所有財產、由於「古怪」舉止失業、失約,或沒有遵守領取救濟金的必要程序)。
- 健康惡化(例如自願飢餓、拒絕為其他嚴重疾病尋求醫療上的協助、混合處方藥物和違法藥物等等)。

　　這些範例可能和你的情況相關,也可能無關。我列舉它們,有兩個原因——其一是讓你瞭解他人已經發現的重要跡象,其二是提醒你,你不是唯一得做這項決定的人。

在這本書提供資源的章節中，你可以找到一份組織清單。
你不妨透過這些組織，和那些曾經直接處理過監護程序的
人取得聯繫（例如 www.nami.org 、www.psychlaws.org ，
以及其他機構）。

<hr>

「民事監護聽證會」和「依法院指令進行
的輔助門診治療」是比較沒有那麼直接的方式。

<hr>

除了剛才敘述的三種途徑，還有幾種方式比較不那
麼直接，包括民事監護聽證會、法定監護、預立醫療決定
（也就是精神障礙者的健康狀況良好時，可依法指定自己
再度發病時，誰應該負責他的治療），和依法院指令進行
的輔助門診治療。自從本書第一版問世以來，全美有許多
州，都已經為輔助門診治療創造了更多選項。

儘管採用非自願治療的患者，一般都規定必須是會
對自己或他人造成危險的精神障礙者，不過因病而顯示出
某些行為模式的慢性精神障礙者，可能會依法院指令接受
門診治療。為了要查明你在美國所住的州，是否有這樣的
法律條文，以及你應該如何運用它，我鼓勵你前往「治療
倡導中心」（Treatment Advocacy Center）的網站：www.
psychlaws.org。在那裡你也會找到法定監護、預立醫療決
定，以及其他選項的資料。

治療倡導中心的經費是由史丹利研究基金會（Stanley
Research Foundation）贊助，而且它是由精神科醫師福
樂・托利（E. Fuller Torrey），和其他關心美國數百萬因病

覺缺失症（病識感薄弱）拒絕接受治療，並為此承受極大痛苦的精神病患的人所共同創立的組織。

你還記得我在第四章提過我在急診室遇到的患者麥可‧凱斯嗎？先前有人發現他藏身地鐵隧道，而且警方找到他時，他已經多日不曾進食，也數天沒有洗澡，況且他露宿的地方，距離地鐵列車往來頻繁的軌道不遠，十分危險。不過對於對自己的行徑，卻解釋說道：「他們（聯邦特務）永遠都不會想到要來這裡找我。」

麥可對藥物治療反應良好由來已久。他服藥時，不僅有能力照料自己，也不會做出讓自己置身險境的事。不過他不知道自己生病，以致他總是獲准出院，就停止服藥，讓所有事情如此週而復始。輔助門診治療使許多人從中受惠，麥可就是其中一位。

||||||||||||||||||||||||||||||||||||||||||||||||||||||||||||||||||||||||||||||||||||||||||||||||||||||||

即使他不贊同自己需要協助，但他明白我相信此刻我在幫他。

||||||||||||||||||||||||||||||||||||||||||||||||||||||||||||||||||||||||||||||||||||||||||||||||||||||||

將某個人送進醫院時，你可能會感到自己對彼此的信任造成了無可挽回的裂痕。儘管如此，當你基於愛和支持這麼做，大家卻幾乎總會以正面的角度來看待這件事。

以我和我哥哥之間的個人經驗來說，（雖然花了大約四次住院治療的時間）但我知道亨利終究將我插手干預他的生活（例如撥電話給警方，以及他的精神科醫師），視為我愛他的表現。他明白即使他不贊同自己需要協助，我卻相信自己此刻在做的事情，是在幫助他。在後續數年

他不知道他病了：協助精神障礙者接受治療

間，對我們兩人而言，這都是莫大的安慰，而且這也讓他意識到他需要治療（也就是我們都贊同這件事）。

我們在這一章，談論你應該如何下定決心，決定你是否與何時將你所愛的人送進醫院。既然你選擇閱讀這個章節，那麼這個問題的答案，可能是你應該將親人送進醫院的時刻，就是現在。倘若運用了我提供的技巧，你的親人依舊拒絕治療，或許你就得開始認真考慮，將監護視為你可以選擇的選項。畢竟要是你的親人罹患重病又沒有獲得治療的話，這個時候他或她就需要協助。請記得若是同一個人患有像糖尿病之類的某種醫學疾病，而且還突然發作，或者是假設對方遭逢意外，無論對方有多麼反對，你都會毫不遲疑地趕他上車，帶他前往醫院。如果你能協助對方，使對方意識到你當前所做的事，出發點都是愛，即使他依然相信自己沒有生病，他很有可能遲早會感謝你這麼做。

第十三章

如何做這件事

　　我二十一歲時，決定以心理學作為終生職業。當時思覺失調症在亨利腦中爆開，彷彿他的基因為他安置了定時炸彈，使他病得超乎尋常。那個時候，我們的繼父過世只不過一天，亨利就忽然談起他聽到一些聲音，而且他還有一些宛如痴人說夢的「瘋狂」想法。儘管他那時候已經二十九歲，但他從二十多歲起，就慢慢變得古怪，又孤立自己。

　　我們的繼父因心臟病發作而撒手人寰的那天晚上，在他去慢跑的高中校園跑道上發現他的人，就是亨利。我則是亨利撥電話通知的第一個人。隨後我撥電話給我們散居全美各地的哥哥姊姊，並於當晚動身，前往亨利和我們父母居住的亞利桑那州。隔天早晨，亨利在機場與我會合。

　　亨利有輛 1952 年的雪佛蘭貨車，車身漆成鮮豔亮麗的藍色。搭乘這輛車橫越城鎮的半小時車程中，每當紅燈亮起必須停車，我都得掙扎半天才能讓自己不會尷尬。我會有這種反應，起因不是這輛有三十歷史的貨車，車身漆成恍如加勒比海的藍綠色。確實在 1980 年代初的亞利桑那州土桑，這種顏色即使在當地也不是尋常的顏色，況且這個顏色也讓這輛車在若干設有紅綠燈的地方引人矚目。不過亨利對於顏色的選擇，並未令我感到窘迫。在我看

來，亨利為了讓這輛車重生而投入所有的心血之後，他可以將它漆成人世間的任何顏色。

縱使這輛該死的貨車原本有可能漆成粉紅色，我依然認為亨利是具有男子氣概的典範人物，而且他那個時候必然已經改造過十餘輛車子的引擎。

所以說，事情不是你想的那樣。亨利那輛漆成鮮豔亮麗藍色的貨車，永遠都不會令我感到難堪。讓我納悶在其他駕駛眼中，我們看起來像什麼模樣的原因，是亨利的自言自語。當時亨利沒有看我。也許是他那時無法看我。在那段車程中，大多數時候亨利都筆直凝視前方，同時自言自語，還自己笑出聲來。有些時候，亨利會轉頭望向敞開的車窗外，一直對相鄰車上的乘客胡言亂語。於是在每個設有紅綠燈的地方，我都會看到困惑恐懼的表情，也會看到車窗搖起，並看到大家不約而同「豎起中指」。

綠燈亮起時，我心裡的緊繃會在某種程度上有所減輕。因為已經沒有人注意到這種情形，畢竟車子裡只有我們倆——或者我該說，車子裡只有我們兩人嗎？亨利不斷自言自語，也不停地咕咕噥噥，彷彿我不在那裡一樣，也幾乎像他在和某個人交談，而我卻看不到對方。當我第一次問亨利在說什麼，他先是笑出聲來說：「哎呀呀，是我的小弟哈維，他在這裡耶，哈哈哈。」然後又突然變得嚴肅，說：「爸出了意外。啊，不，不對，不是這樣。我殺了他的時候，正在彈吉他。音樂進入他的腦海裡，他絆了一跤跌倒。他也是這樣，他嗯啊壞爸爸，你瞭解他的心靈嗎？你知道他的虹頭爆嗎？」儘管亨利說的話裡，偶爾會

出現完整的語句,但他當時所說的話,卻一直分解為難以理解的音節,其中還含糊夾雜著毫無意義的韻腳。他言語中的大部分內容,都是前言不答後語。即使其中有條理清晰的想法,也只是片片段段,再說那些想法都令人心神不寧。我試圖以理性與他對話。只是我再多試幾次之後,就宣告放棄。我那時還在消化我哥哥前一晚透過電話告訴我的消息,以致他說的話雖然聽來古怪(我殺了他的時候,正在彈吉他),車程中的多數時間,我想到的都是我剛失去第二任丈夫的母親,以及我自己,還沒有心思擔憂亨利出了什麼事。

當亨利和我抵達雙親住家(現在是我母親家),我已經順利讓自己不理會他。儘管如此,在我年輕歲月中最長的那一天,於我而言,亨利病得很重已是顯而易見的事。

他是精神病患。甚至他可能罹患思覺失調症。那個時候,多數人(包括我的家人)都不曉得這意謂什麼。可是我知道。因為我已經升上大學四年級,而且我攻讀心理學,認得出一些症狀,包括聽到聲音和妄想。由於我是「家裡的心理學家」,也是亨利最親近的人,所以在那週尾聲,大家都推選我,交付我「將亨利送醫」這項任務。也或許我該這麼說,由於當時我們的繼父以五十八歲之齡意外過世,我們為此感到悲傷,也為此天旋地轉,所以更要緊的事,是讓亨利遠離我們其他人。畢竟我們得規劃一場葬禮,要埋葬一位親人,沒有興趣處理亨利的精神障礙。

最初我試圖說服亨利,使他相信他病了,需要協助。只是如你所知,我一敗塗地,而且不巧的事,是當時我

對這一切都不熟悉，以致我迅即嘗試要亨利接受非自願治療。不過那時在急診室與我談話的精神科醫師，卻沒有經歷過同樣的事，所以他問我說：「目前他對任何人造成威脅嗎？」

「沒有。」我如實回答。

「他揚言要自殺嗎？」

「沒有。」

「這樣的話，我幫不上忙。要是他對自己或他人造成危險，請撥電話回來。」

雖然亨利和我在那一週不斷來回打轉，不過當我回到紐約，他依舊處於精神病初次發作的痛苦中。過了大約一個月，當家裡其他人都已離開，我接到我母親來電。日後我母親撥來許多諸如此類的電話，而那天的那通電話，是其中的第一通。「你得快點來。亨利腦袋不正常，他需要住院。」

於是我回到亞利桑那州，而且這一次我處理得更加圓滿。由於當時亨利一直在談自殺，所以我撥電話報警，告訴他們亨利是精神病患，有自殺傾向。而後警方帶亨利前往醫院。過了三小時，亨利就回來了！

他為此發怒，而且覺得自己受傷，也感到自己遭人出賣。「你怎麼能報警，用這種手段來對付你自己的哥哥呢？我偷了你的東西嗎？還是我試圖偷東西，而且傷害你嗎？」比這更糟的事，是他感覺自己無辜受害。「看！我沒有任何問題。連精神科醫師都這麼說！」

當時發生的事，其實是亨利很快就明白促使警方將他

送往醫院監護的原因，是他談到自己想自殺。他意識到只要他不談這件事，大家就不會將他送進醫院，而且他對情況的理解正確無誤。

當天晚上，我們談了很久，我也意識到自己必須再試一次。第二天晚上，我沒有告訴亨利我要做什麼，就報了警。我告訴警方，亨利是精神病患，還揚言自殺。雖然他飲酒過量，但我沒有向他們補充說明這項實情。警方抵達時，我和母親留在臥室，房門上鎖，如此一來亨利就得去應門。那天晚上，我犯了許多錯，這是其中之一。幸運的是，亨利那時靜靜離去。只是當時我對我們這段關係造成的傷害，要花很長一段時日才能夠痊癒。

儘管多數時候我的作為都出於好意，但我希望自己沒做那時犯下的許多錯誤。縱然當時我做的事，某些具有建設性，像是首次嘗試讓亨利住院治療時，我在他出院後和那位精神科醫師談話，不過我依然犯了某些嚴重錯誤。在這裡談我鑄下的大錯，是具有教育意義的事。

我應該要做什麼

當時我犯下的第一項錯誤，是沒有鼓勵亨利與他的治療師談談。亨利在那時候的前一年，就已經因為憂鬱症而看過一位治療師。儘管我知道這件事，卻沒有嘗試運用這段原本就存在的關係。我知道亨利喜歡羅伊治療師，而且我那時候應該要撥電話給他，請他提供建言。理想的情況，則是我可以建議亨利不妨與羅伊會面，談爸爸的過

世，並將「你有精神障礙，需要去醫院」這個爭議，完全棄置一旁。

話雖如此，我處理這件事的時候，還是沒有把亨利的觀點列入考慮。我真是家裡的神經病醫師啊。

在決定走上非自願住院這條路之後，我一開始就應該要做的事，是檢視院方是否設有危機小組。危機小組由心理健康專業人員組成，而且他們可以來家裡評估哥哥的情況。然而我沒有這麼做，直接撥了緊急求助電話「九一一」。

在進一步談論此事之前，我想先澄清一件事，也就是我這麼說，並非在嚴厲批評自己。畢竟當時發生的所有一切，於我而言都不熟悉，所以你也不應該嚴苛地對待自己。唯一令我對亨利與我的關係感到內疚的時刻，是我沒有從我犯下的錯誤中學到教訓的時候。

當時我犯下的錯誤裡，最顯而易見（而且坦白說，也是最嚇人）的一項，是警方第二次上門時，讓亨利前去應門，因為他那時已經是精神病患，而且還偏執多疑。儘管事到如今，曾經接受訓練也瞭解該如何與精神障礙者打交道的警察，已經愈來愈多，但回顧那個時候，這種事還非常罕見。倘若那天晚上，亨利應門時受到驚嚇，以致他說話時開始妄想，還以脅迫的態度面對警官的話，我們眼前或許會上演一場可怕的悲劇。況且要是警方感覺自己置身險境，他們大概會下令要亨利伏在地上，而亨利則會由於腦袋裡亂成一團，又幾乎不瞭解實際情況，很有可能會無法順從他們所下的命令。

那時我不該讓亨利前去應門，而是應該在室外會見警官，同時向他們說明我哥哥是精神障礙者，過去沒有犯罪記錄，而且除了揚言要傷害自己之外，他沒有威脅要傷害任何人。藉由對他們說這些，我才能向他們清楚說明他們即將見到的，是受到關愛的人，也藉此表明請他們面對亨利時，必須要多加留意。不過那個時候，這兩件事我都沒有做。所以那天晚上，我實在非常幸運。

最後，當亨利抵達急診室，我應該要撥電話給急診室的精神科醫師。如此一來，那位精神科醫師就不會又否認亨利有自殺傾向，導致警方釋放亨利。話雖如此，更好的處理方式，則是我應該要親自下樓應門。不過那時我再度成為幸運兒，因為當亨利開門，發現有幾位警官想要「逮捕」他，令他非常生氣，以致他對精神科醫師說話時，似乎沒有想到要隱瞞他先前想自殺的實情。

亨利一獲准住院，我隨即犯下最常見的錯，也就是我在第二章談過的錯。這整段經歷，令我精疲力盡。於是我暫時抽身，不再涉足其中。

||||||||||||||||||||||||||||||||||||||||||||||||||||||||||||||||||||||||||||||||||||||||||||||||||||||||||||||||||||||||

這個系統的建立，是為了在心理健康專業
人員和他們的患者家屬之間，能夠有所屏障。

||||||||||||||||||||||||||||||||||||||||||||||||||||||||||||||||||||||||||||||||||||||||||||||||||||||||||||||||||||||||

雖然我那時會去參與家庭會議，也會去拜訪我哥哥（當時我多次去探望他，他卻始終拒絕和我說話），不過我沒有致力和他的治療團隊保持聯繫，也沒有嘗試參與他的出院計畫。我這麼做的部分原因，是我那時候對這種事缺

乏經驗。另外一部分原因，則是這個系統的建立，是為了讓心理健康專業人員和患者家屬之間，能夠有所屏障。

家屬在這種情況下能做的事情裡，最重要的一件，就是持續積極參與，並與親人的心理健康照護人員保持聯繫。無論親人當前住院，或者是每隔幾週或更久就得去見治療師一次的門診病患，家屬都適合這麼做。我母親與我和亨利的醫師及社工師某次會面時，我們應該要詢問亨利的出院計畫，並針對我們認為其中哪些措施可能有效，哪些可能無效，和他們分享我們的意見。我們能與他們分享的觀察資料中，最重要的一項，就是亨利不認為自己生病，而且我們也應該要提出「有鑑於亨利不相信自己生病，你開立的處方和門診預約單，有什麼用呢？」這個問題，藉此緊抓住專業人員請他們說明。

亨利先前的治療師是羅伊。儘管當時亨利同意延續他和羅伊之間的關係，但我卻再度錯失良機，沒有致力和他的治療師，發展出有效的溝通管道。以實例來說，那時發生的事，導致亨利住院治療，可是我沒有詢問亨利，他第一次開庭時，我是否能去參加，好讓我能說明我對這件事的看法。後來亨利出院，他沒幾天就停止服藥，而且接下來幾週，他看起來像是不會再去見羅伊的樣子。

由於我沒有和羅伊交流，只能仰賴亨利告訴我的事，所以我不確定亨利之後是否不會再去見羅伊。既然我哥哥那時候提出的辯護內容，主要是希望我別再闖入他的生活，還告訴他說他已經生病，那麼「允許我和他的治療師談話」，或許不會成為他優先考慮的重要事項。話雖如

此，我在這裡所談的重點，是我從未嘗試這麼做。

後來我終究還是真的嘗試這麼做了，而且我還遇到你此刻或日後很快就會遇到的相同問題，也就是沒有人會和我說話。尤其是現在，隨著「健康保險便利和責任法案」（HIPPA）的條例實施，心理健康專業人員愈來愈常說這類的話：「我連你兄弟是不是我的患者，都無法確定，要我和你談話，就更別提了。」縱然此情此景，足以令你想要尖叫，不過心理健康專業人員與患者家屬之間會有這道屏障，起因並非邪惡之事。況且這樣的屏障，也不是不可動搖。

倘若你是患者家屬，不妨提醒治療師，在完全不違反隱私法的情況下，你可以和他分享你的觀察與擔憂。

倘若你是患者家屬，在全然不侵犯醫病關係的情況下，你可以分享你的觀察。要是有人告訴你，說他或她不能與你談話，此時你不妨這麼說：「我知道你不能與我談話，但此刻我想拜託你的，並非要求你和我談話。我甚至連我的親人是不是你的患者，都不會要你確認。當前我對你的要求，就只是請你讓我與你共享我對親人的某些觀察和擔憂。我的要求，就只是請你聽我說一下而已。」畢竟沒有任何規章，禁止治療師聽人說話！嘗試這麼做，你就會看見至少在某種程度上，開啟了一半的溝通管道。至於另外一半，也就是讓治療師與你交談，則需要你再進一步

做些什麼。

正如我稍早提及，治療師可以藉由事先闡明他們與患者間保密協議的界線，來為這種類型的合作鋪路。

（例如表示：「為了瞭解你的家人對你目前情況的看法，我想偶爾聽聽他們的意見。況且要是你生病，為了得到他們的協助，我也許會想要和他們談談。」）在這種情境中，最重要的事，是如果患者知道在醫師和家屬之間將會有某些類型的交流，這麼一來，就不是違反保密協議。當你和重大精神障礙者打交道，由於他們的判斷力和病識感可能已嚴重受損，我們應該依循的規則會和平日略有差異。所有人之所以都需要與其他人談談，也需要以團隊方式工作，這就是原因所在。

患者家屬積極與治療團隊攜手合作，治療團隊的照護品質會有所提升。儘管這不是我們足以自豪的事，不過患者家屬積極參與，會使得多數醫師與治療師，都感到自己對於患者，應該負起更多責任。況且更好的事，是相較於我們每個人各自工作，在這種情況下，無論患者病情出現任何惡化，我們的發現與回應都會更加完善。

我演講時，常會談到建立「在治療上三位一體」具有無可替代的重要價值。這意思是患者、患者的親人，和心理健康專業人員之間，必須建立團隊合作的模式。當這三方的所有人都能攜手合作，患者的病情就更有可能穩定和（或）康復。為了能更有效率地建立團隊合作模式，你必須克服某些常見障礙，包括我在前文提到的屏障。與此同時，你也必須要發現個人的障礙，例如你自己對事情「另

一面」所抱持的負面成見。

倘若你是治療師，你必須克服的偏見，就是「家屬可能會令你工作時分心」。例如「患者家屬撥電話給我，是為了發洩自己的負面情緒，同時也是為了能獲得免費治療」，就是我曾經有過的誤解。雖然有這種想法，不會令我感到得意洋洋，不過當我結束極其漫長的一天，卻有患者家屬想和我談他們親屬的病令他們多辛苦時，我經常都會出現這種想法。

我可以明白對方所言，而且對方的感受，我也可以感同身受，這都是理所當然。不過這不是重點。問題在於如果你的患者不止一位（我們所有人都是這樣），要讓參與治療的每位家屬，都能以這種方式與你聯繫，是不可能做到的。

話雖如此，我卻因此學到：要是我向對方說明我能接受的限度，同時建議這位緊張的患者親屬，不妨考慮為他或她自己尋求協助，這會將這段對話的重點重新聚焦在我們此時應該談的事情上。倘若患者家屬不願尋求專業協助，為了使對方能從其他處境相仿的人那裡得到支持，我會堅決建議這位家屬去參與全美精神障礙聯盟的聚會。

||||||||||||||||||||||||||||||||||||||||||||||||||||||||||||||||||||||||||||||||||||||||||||||||||||||

別為了發洩自己的負面情緒，而撥電話給治療師。要得到你當前需要的那種支持，你應該撥電話給朋友、親戚，或者是你自己的治療師。

||||||||||||||||||||||||||||||||||||||||||||||||||||||||||||||||||||||||||||||||||||||||||||||||||||||

如果你是患者家屬，你可能犯的一項錯誤，是認為治療師沒有反應（例如不回電話、不和你談話等等），是因為對方不在乎這件事。雖然我不能說你應該是會錯意，但以我的經驗來看，這種假設很有可能不正確。畢竟大部分治療師（包含護理師〔RN〕、社會工作專業碩士與博士，和心理學博士，以及——是的，其中甚至包括醫學博士）之所以投身這一行，是因為他們關心人。他們選擇這份職業，就像我一樣，是由於這份職業對他們來說具有個人意義，而且他們想要協助他人。只是話說回來，若真如此，何以他們有些時候，看起來如此冷漠？

　　簡單來說，治療師有時似乎顯得冷漠，原因常常是他們「精疲力盡」。這表示無論如何，你撥電話給治療師時可以將重點集中在特定問題上，以利獲得對方協助（例如向對方表示：「我想告訴你，我目前發現某些復發的警訊。」或者是「由於……，出院計畫令我感到憂慮。」）。別為了發洩自己的負面情緒而撥電話給治療師。要得到你當前需要的那種支持，你應該撥電話給朋友、親戚，或者是你自己的治療師。

找到和運用危機處理機動小組

　　儘管和醫師保持聯繫並與對方合作，可能是最好的解決之道，不過我們卻未必永遠都能這麼做。要是你目前應付的親人已經成年，而且對方除了不曾住院，也拒絕就醫，那麼你可能會發現自己即使想要撥電話求助，卻不知

該打給誰。話說回來，即使置身這種情境，你也毋需感到孤單，或者是覺得自己能運用的資源就只有警察而已。

亨利首度住院那時，我的情況就是這樣。但我卻沒有運用「設有精神科照護單位的醫院，多數也設有危機處理機動小組」的這項實情。危機處理機動小組成員，通常由碩士級心理學家、社工師，和執行家庭訪視的護理人員組成。他們和輔助醫護人員一樣，一般都會和精神科急診室醫師密切聯繫。為了評估患者的情形，好能將患者交由門診治療，以及必要的話讓患者住院治療，所以危機處理機動小組的成員都接受過訓練。你應該撥電話給你的當地醫院，並要求前往醫院的精神科急診室以查明那裡是否有危機處理機動小組。當你撥電話，通常會由精神科護理人員接聽，不然就是在那裡待命的精神科醫師。這時候，你除了應該向對方說明你對親人的擔心，同時也應該詢問對方有什麼資源可以運用。接下來，護理人員或醫師就能告訴你危機處理機動小組的事，以及該如何聯繫危機處理機動小組。你不妨在記下醫師和緊急醫療求助電話的清單上，也加上危機處理機動小組的電話。有些時候，只要知道這個電話號碼就在那個地方，就能令人寬心。

同時你也可以詢問對方，你所在的地區是否有其他門診醫療服務。即使你和親人的關係目前還沒有到緊急關頭，你也應該要可以撥電話給精神科急診室，或者是當地任何其他的心理健康機構。當你置身非常時刻，別擔心你撥電話會打擾他人。要是別人由於你撥電話而受到干擾，對方會讓你知道，並要求你之後再撥電話去。我接受培訓

期間，處理精神科急診室相關事宜的時候，用來巧妙回應這類電話的時間，和我評估急診室患者所用的時間一樣多。

撥打緊急求助電話「九一一」，找精神危機處理小組警官

倘若你撥打緊急求助電話「九一一」，請務必詢問對方，你聯繫的執法部門（例如地鐵警察、美國司法行政部門、高速公路巡邏警察等等），是否設有「精神危機處理小組」。

現在已經有許多人這麼做。當這本書付梓出版，這麼做的人將會更多。你提出這個問題的時候，也必須明確要求，請接受過精神危機處理小組訓練的單位來回答你的提問。

精神危機處理小組的警官，都受過訓練。他們不僅知道該如何辨別犯罪行為與精神障礙，更重要的是，他們瞭解應如何與焦躁不安的精神病患有效溝通。我們先前在 LEAP 學會，為全美各地的精神危機處理小組警官，舉辦過輔助訓練研討會。以我的經驗來說，自願參與（在正規課程之外，還包括閱讀、授課、角色扮演等多達四十小時）額外訓練的警官，除了都富有同情心，也都善體人意，而且他們還能運用技巧來協助精神病患、偏執多疑的人，或者單純只是感到驚恐的人，讓他們平靜。縱然他們抵達現場時，首要考量是安全，不過他們也體認到自己此

時應付的對象有精神障礙，又需要傾聽，並需要鎮定下來，也需要加以說服，好讓對方認定自己必須平安又平靜地去接受評估。

評估

你帶親人前往醫院，或者是撥電話給危機處理機動小組，或精神危機處理小組的警官之後，你應該隨即要求與為你親人進行評估、或者是督導這項評估作業的醫師談話。何以對你來說，盡早和負責處理你親人情況的醫師交談，是重要的事，有幾項原因。首先是已在前文詳述，也是顯而易見的理由，就是此刻你必須和醫師組成團隊，藉以確保親人能得到他需要的照料。既然當前沒有任何方式能治癒重大精神障礙，那麼能與那些你和親人未來都會熟悉的人建立連繫，會是個好主意。

務必要和負責你親人狀況的醫師交談的另一項理由，聽來可能會有點偏激，但其實這項理由的原因是為了實事求是。畢竟有些時候，在醫院裡工作的醫師能關注每位患者的時間或資源未必都能合乎患者需求。

倘若你是心理健康專業人員，要得到醫師的關注，通常會比較容易。如果你是患者家屬，對方可能會要求你早晨回撥電話過去。無論你的情況是哪一種，都別讓對方拖延時間。你必須表現得彷彿是你目前在處理交通事故，或者是正在應付諸如心臟病等其他醫學方面的疾病突然發作那樣。在上述這些情境中，為了要知道患者的診斷、預

後和治療細節，你無疑都會接近醫師，以瞭解當前發生的事和醫師擬定的計畫。要是你除此之外一無所獲，至少你已經讓負責你親人情況的醫師明白，他的患者是你所愛的人，也藉此讓那位醫師知道，對於他提供的照護，你會要他負起責任。

「緊急安置」（emergency commitment）規定的時間，通常是七十二小時。倘若你的親人必須留在醫院的時間比七十二小時還久的話，那麼接應你的親人並為他進行診斷的醫師，就會成為你最主要的盟友。美國有許多州，都允許在完全沒有舉行民事法庭聽證會的情況下，就可以有三天的拘留期（主治醫師對你所在的州進行監護程序時，應該執行哪些步驟，必然經驗豐富）。你的親人留在醫院裡的時間會有多久，有很大一部分取決於他的醫師所提出的建議。

針對報警所說的最後一句

「為了協助親人而報警」這個念頭，看起來似乎顯得驚心動魄。況且從某種角度來看，這個想法彷彿是錯的。不過有人犯罪時，我們通常都會報警。所以當親人失去控制，你無論如何，都可能會需要報警。畢竟警察都曾接受訓練，好讓他們遭遇有人無法控制行徑的情境時，能夠採取行動。

儘管如此，不是所有警察部門都會讓員警接受精神危機處理小組的訓練。倘若你的當地警察部門沒有讓員

警接受這種訓練，你不妨聯繫美國田納西州曼菲斯市的警察部門，就能知道他們的危機介入處理方案（crisis intervention program）。否則也可以查看我在前文提供的網站，就能獲得相關資訊。曼菲斯市警察部門的精神危機小組處理方案，已經在 1999 年的「白宮會議」（White House conference）中受到認可，成為讓精神病「合法存在」的模範系統。你可以向他們索取文獻資料，並將它交給你所在地區的當地警察。

我在 1980 年代初，由於我哥哥的事而向土桑警方報案時，土桑警方已經接受過這種專業訓練，所以我是個幸運兒。話雖如此，每當我報警求助，請警察將我哥哥送進醫院時，我母親都會對我發怒。因為她想保護亨利，而且還認定以某個層面來說，警察涉足這件事等於是宣告亨利犯法。

||||||||||||||||||||||||||||||||||||||||||||||||||||||||||||||||||||||||||||||||||||||||||||||||||||||

假設你有一個五歲的孩子，他跑到街上，你會抱起他，阻止他這麼做。倘若這孩子怒氣沖沖，還揚言要傷害你的話，你應該會把他送進他的房間裡。

||||||||||||||||||||||||||||||||||||||||||||||||||||||||||||||||||||||||||||||||||||||||||||||||||||||

我當時向我母親提出的說明，以及之後我向許多患者家屬和心理健康專業人員解釋這件事的時候，使用的說辭如下：假設你有一個五歲的孩子，他跑到街上，你會抱起他，阻止他這麼做。倘若這孩子怒氣沖沖，還揚言要傷害你的話，你應該會把他送進他的房間裡。可是當一個人

已經完全成年，你根本不能做這些事，但警察卻可以這麼做。

以我的經驗來說，員警通常會以尊重精神障礙者，又顧及他們尊嚴的方式，來制止和帶走他們。

以我的經驗來說，員警通常會以尊重精神障礙者，又顧及他們尊嚴的方式，來制止和帶走他們。要是你感覺你所在地區的當地警力，不曾接受提升對重大精神障礙者的瞭解和敏銳度所需的訓練，你不妨連絡警察局長、司法行政官員，或者是警察總監，並提出建言，請他們學習曼菲斯警察部門使用的模範系統（相關資訊請參閱：www.NAMI.org）。

儘管你報警時，「親人會抗拒有人要帶自己去醫院」的場面往往會出現，但實際發生的情況，未必總是如此。因為有時警察雖然來了，卻由於一切看來都相當正常，現場平靜無波，以致警察無法提供協助。這種突如其來的平靜，從前我在危機處理機動小組工作時，我們稱之為「救護車療效」。

我們創造這個說法，是在評估一位罹患思覺失調症的男子之後。當時那位男子在一家二十四小時營業的便利商店裡，不僅聲嘶力竭地尖叫，還恐嚇大家。他也指控便利商店的店員都在暗中監視他，並要求他們別再這麼做。我們抵達那裡時，那位男子告訴我們他出現妄想，也聽到一

些聲音。

　　我們經由無線電，先和留在醫院裡的精神科醫師商量。之後我們所有人都一致同意，應該將這位男子帶到醫院裡，觀察七十二小時。不過，當救護車來到，要將男子送往醫院時，他卻明顯平靜了些。後來急診室的精神科醫師評估這位男子的情況，他卻否認先前出過任何事。因為他知道要是他談論自己聽到的聲音，或者是暴露他的多疑偏執，醫師就會讓他住院。既然他不認為自己生病，也不想留在醫院裡，他就會避免他很清楚會導致自己住院的話題。

　　幸好與我們合作的精神科醫師信任我們的判斷，做決定時也沒有草率魯莽，因為那位男子在急診室裡待了三小時之後，不僅又開始焦躁不安，還開始對他聽到的聲音咕咕噥噥，說他擔憂先前有職員在訊問室裡竊聽他說話。

　　要是警方抵達時，你的親人已經平靜下來，你務必要對員警詳述之前發生的所有一切。假設你遭到威脅的話，也不要怯於談論那些事。如果當場有家具翻倒、餐具破損，在警方到來之前，請勿收拾整齊。你一定要告訴警方，他們這時候應付的對象有重大精神障礙病史，而且你非常關心他的安全。倘若警方不願帶你的親人前往醫院，你得要求他們帶他去。要是他們拒絕，你不妨要求與員警的管理者談談。

　　下面有一些提示，都能在你報警時協助你：

* 永遠都要先要求警方派出精神危機小組的警官（同時也

請記得，你聯繫的部門或許目前還沒有這種程序）。

- 必須謹記：為了讓警官得以應付精神病患，他們通常都曾經受訓，但不是所有警官都曾接受這種訓練。

- 不妨向應急車輛的調度員清楚說明：警方即將面對的境況，和精神病患有關。如此一來，警方就會意識到他們即將涉足的處境，會是什麼情形。

- 要是可能的話，請在門口和警方會面，同時告訴他們你所愛的人在哪個地方、你擔心他的原因，以及警方進入屋裡時，可能會遇到什麼舉動。

- 一定要告訴警方，你的親人是否能使用任何類型的武器。如果那裡沒有武器的話，警方的焦慮會比較低，也能將他們的心力都先集中在你親人的安全上。要是那個地方有武器，警方會需要知道這件事。

- 倘若你的親人先前亂扔東西，或者是破壞了什麼，在警方到來之前，請別試圖整理現場。無論你的親人造成什麼損害，那都是警方能看出他生病的唯一明顯跡象。

　　最後，要是你由於親人之故，需要請警方協助，並因此報警的話，請別為了自己做出什麼可怕的事，或者是覺得這是某種不當舉動，而責備自己。在牽涉重大精神障礙者的情境中，警方介入經常會使情況好轉。也請記得，你並非孤身一人。這本書後面提供資源的章節裡，除了列出一些組織，能協助現正應付精神障礙的家庭，也列出許多網站，提供相關記錄，描述其他人如何處理與你相同或類似的處境。

【第十四章】

如何撐過非自願治療

　　即使你相信讓親人接受非自願治療是最理想的事，未來情緒上的餘波盪漾，仍可能令你受苦。不過你知道自己所愛的人已經病了，也很清楚至少以當前而論，強迫對方服藥不但勢在必行，也或許是對方有朝一日得以康復的唯一契機。

　　不過你的親人卻很可能會由於你做的事而感覺遭到背叛，也因此不完全敞開心扉，和你談論你為什麼要這麼做，以及你究竟做了什麼事。甚至更糟的是，你也許會覺得親人所言正確無誤。此時若是你們兩人之中，有任何一方認定你的舉動像《聖經》中背叛耶穌的猶大（Judas），雙方就可能會無法結為夥伴，或者會因而無法建立治療協議。處理對方這種遭到背叛的感受，之所以會至關重要，這就是原因之一。至於另一項原因，可想而知，是為了要重新得到親人信任，並維持你們之間的關係。

　　親人置身醫院的最初幾天，會生你的氣，只能說是理所當然。假設你認為自己沒病，卻有人針對你的狀況報警把你強行送入精神科病房，你不會因此生氣嗎？如果是我，這會令我怒不可遏！除了憤怒之外，此時親人的病況和平常相比，也或許會更加嚴重（況且要是你的親人沒生病，你為什麼會讓他接受非自願治療？）。對你來說，這

時候要與親人進行富有意義的交談，也或許做不到。

||||||||||||||||||||||||||||||||||||||||||||||||||||||||||||||||||||||||||||||||||||||||||||||||||||||||||||||||||||||||

在不讓自己負擔過重的情況下，你還是得
盡量常去探望親人，而且這是當務之急。

||||||||||||||||||||||||||||||||||||||||||||||||||||||||||||||||||||||||||||||||||||||||||||||||||||||||||||||||||||||||

　　然而這種情況，卻不表示你目前應該避免前往醫院探視親人。有些時候，如果好心的醫院工作人員覺得你看到親人病得如此嚴重，會令你心煩意亂，他們也許會勸你等一段時間再前往醫院。有時你的親人或許會拒絕見你。儘管如此，在不讓自己負擔過重的情況下，你還是得盡量經常去探望親人，而且這是當務之急。你之所以得趕緊這麼做，是由於有許多被強制送醫的人，都會感覺家人想擺脫他們，也已經拋棄他們了。即使你每天前往醫院，花五分鐘對他們說：「我愛你。」或你幾乎每天都去醫院，對他們來說，要相信家人不是想擺脫他們，也沒有拋棄他們，還是有點難。倘若你因為某種理由（例如在 COVID-19 流行期間），無法前往醫院探望親人，那麼你不妨定期撥電話給他們。

　　亨利首次真正住院治療期間，也就是急診室拒收他之後，我去探望他時，他拒絕與我交談。我記得我第一次走進那裡，亨利就坐在公共休息室的電視前方（在多數醫院中，公共休息室都稱為「娛樂室」）。當我走到他面前，對他說「嗨」，他卻怒氣沖沖地瞪了我一眼，然後就站起身來，直接走向他房間。我請護理人員幫我叫他，護理人員卻告訴我亨利不想和我說話，而且勸我離開。

接下來的兩週內，我一再回到醫院裡，但事實多數時候我都坐在娛樂室裡看報紙。我這麼做的原因，除了我千里迢迢開車來到醫院，認為要讓自己的努力盡量都別付諸東流，所以會在那裡待一會兒之外，更重要的是，先前發生的事令我非常內疚，因此我期待自己待在那裡夠久的話，亨利也許會走出他的房間與我交談。

最後，亨利終究走出了他房間，而且我很識相地向他道了歉。

如我所言，先前我做的一些事很蠢，要修復亨利住院治療對我們關係造成的傷害，當時向亨利道歉是不可或缺的第一步。

我鼓勵你探視或者撥電話給親人，這項建議的立足點不僅是我身為患者家屬的經驗，也是基於我作為醫師，曾經在幾個像我哥哥住的那種病房裡工作的經歷。所以說，我很清楚家人不來探視患者時，患者會如何反應。至於我們有多麼容易就種下禍根，讓患者感覺遭人背叛，以及患者出院後，這種情形會帶來什麼影響，我也都心知肚明。

因此，請竭盡所能去探望親人，或者是撥電話給他們。但在這段期間，也請記得照顧自己。倘若前往醫院這段行程令人疲憊不堪，又太過難以承受的話，不妨只留在那裡幾分鐘就好。對親人而言，這除了會讓他看到你在那裡，也會讓他明白你並未拋棄他。接下來你就可以回家，試著放鬆自己。此時你或許能看部電影，也可以出門和密友共進晚餐。

　　重要的是，你得談論自己做的事，也得跟
親人談談你做的事令他感受如何。

　　對於醫院裡發生的事不斷憂心忡忡，無論對誰來說，
都毫無益處，而且這種情況還可能對你不利，也對你和親
人之間的關係有害。倘若你目前沒有和你自己的治療師會
面的話，此時去見你的治療師，或許是個好機會，讓你能
和人談談自己的處境。像是「全美精神障礙聯盟」這樣的
患者家人組織，在這方面特別有幫助。

　　親人住院治療期間的某個時刻，或者是對方住院治療
之後，你要開始找機會，和親人談談先前發生的事。重要
的是，你得談論自己做的事，也得談談你做的事給親人的
感受。除了確定你在那當下所說的話都是肺腑之言，也確
定你說話時，都觸及我下面描述的主題，你在這段交談中
應該說什麼，沒有完美的講稿可言。

　　這件事或許會像我對我哥哥所言那麼簡單：「我得報
警。要是我當時沒這麼做，我會覺得自己沒天良。」或者
是像這樣：「你會因此生氣，還會覺得自己遭人背叛，這
些我都知道。不過，要是我那時沒有把你送進醫院，我會
感到內疚，也會辜負你。」

化背叛為忠誠

　　一段以「處理遭人背叛的感受」作為目標的談話，
永遠都應該以道歉作為起點，並陳述你瞭解親人的感覺如

何。例如向對方說：「我知道你不覺得自己需要這個，也知道你生我的氣。我做的事令你如此傷心，我很抱歉。不過，我想告訴你為何我當時覺得必須這麼做。」大致說來，與其說這段談話是在辯解，倒不如說是在道歉。所以你得留意，不要以任何方式，讓這段談話變成譴責，或者是成為抗辯。你必須認可親人遭到背叛的感受，也必須指出你這麼做，是遵循自己良知的舉動。

我勸你道歉，不是為了你送他就醫，而是為了這件事給親人的感覺

對於道歉這個想法，你可能會猶豫不決。畢竟你當時所做的事，完全是為了親人著想。因此，你對於自己先前做的事不會有任何遺憾。儘管我同意你，不過，我勸你道歉不是為了你送他就醫，而是為了這件事給親人的感覺。因為你和我感覺相同，而且也都重視藉由道歉所傳達給對方的那份同理心。

這裡是一些大致的原則。當你和親人談話，而且希望這段談話對於修補關係會有所助益時，這些原則都會助你一臂之力：

你必須

一、認可對方遭到背叛的感受。

二、請對方原諒。

三、向對方說明何以你覺得自己得做先前所做的事。

四、老實向對方坦白，同樣的事你會再做一次。

你不必

一、否定對方遭到背叛的感受。

二、期待對方立即原諒你。

三、為了覺得自己必須做的事，而責怪對方。

四、對自己日後要做的事產生誤解。

　　你在這段談話中，應該向你所愛的人傳達四個要點，也就是你的遺憾、你害怕他會生你的氣，也畏懼他不明白你的觀點，以及你為何覺得必須採取先前的行動，同時請親人原諒你。

一、遺憾

　　對於自己將親人「關進」精神科病房，你也許會感到遺憾，這是理所當然的事。畢竟這麼做，和我們每次強行約束孩子時（例如當我們對孩子說「去你房間」），心裡的感受毫無二致。況且一件事即使意圖再好，實際上卻不表示它輕而易舉就能做到，也不代表你對於自己得這麼做，不會有遺憾之情。

　　當你和親人談話，你務必得讓對方明白，你不僅對於必須將他送進醫院感到遺憾，而且你還希望自己不覺得一定要這麼做。話雖如此，請別為了自己得做出寧可不必做的事，而怪罪對方。將此事歸咎親人的話，只會導致你們來日疏遠，不會使你們結為盟友。在談話中，你只要陳述

自己的感覺即可，也就是向親人表示，你知道自己做的事會令他傷心，但你的良知要你這麼做，以致你感到遺憾。你對於讓親人接受非自願治療所感受到的遺憾，以及你如何向親人說明這一點，你都不妨寫下來。

你是否曾針對自己的兩難處境寫些什麼，讓你能傳達給親人，協助他瞭解你的困境呢？你不妨站在親人的立場，設身處地為他想一會兒，然後讀你寫下的內容，並接著自問：你能好好回應自己所寫的內容嗎？你是否覺得自己受到責備？或者是，你覺得自己是否能明白將你送進醫院的那個人，對於自己這麼做的感覺如何呢？

||||||||||||||||||||||||||||||||||||||||||||||||||||||||||||||||||||||||||||||||||||||||||||||||||||||||||||||||||||||||||||||||

強調你做這件事，是出於你的價值觀和你的愛，而非因為它「正確」。

||||||||||||||||||||||||||||||||||||||||||||||||||||||||||||||||||||||||||||||||||||||||||||||||||||||||||||||||||||||||||||||||

談話中別說毋庸置疑的事實，像是「我別無選擇，必須這麼做」。反之，你不妨對親人表示：「我感到自己毫無退路，所以才覺得我得這麼做。」也就是強調你做這件事，是出於你的價值觀和你的愛，而非因為它「正確」。

學會以這種方式和我哥哥交談之後，我會對他說：「強行對你這麼做，我很抱歉，但願我當時沒有那種感覺就好了。雖然我知道你不贊同我的觀點，不過我希望你能原諒我。我這麼做，只是因為這麼做是正確的，也因為我愛你。」整體來說，我們的談話從那時起，大致就像這樣：

「要是你愛我的話，你絕對不會針對我的情況報警。

我很生氣！」

「亨利，我的感覺和你一樣。」

「這樣的話，你為什麼要這麼做？」

「這是因為——但願我當時沒有那種感覺就好了，因為我知道這樣會傷你的心。可是我這麼做，是由於我害怕，也覺得你需要住院。」

「你被精神科醫師洗腦了。我沒有任何問題。」

「我明白這件事，也尊重你的觀點。至於我說的話，你理解嗎？」

「你覺得害怕，而且認為你在幫我。」

「沒錯。我們在這一點的差異非常大，我真的很抱歉。不過，無論我判斷錯誤到什麼地步，你至少明白我是出於好意，這一點讓我很高興，你相信嗎？」

「我相信。」亨利這麼說，令我鬆了一大口氣。

藉由共鳴，以及使亨利由於我做的事而體驗到的感受變得正常（也就是對亨利表示：「我的感覺和你一樣」），我讓他明白我得這麼做的事實真相是什麼，亦即讓他瞭解我先前所做的事，無關（他或我）對於「他生病」所抱持的觀點，究竟誰對誰錯，而是因為我認為這麼做是對的，也因為我愛他。

二、害怕

向親人說明倘若你當時沒有將他送進醫院，你害怕會出什麼事。此時不妨承認親人不會分擔你心裡的憂慮，藉此在談話中拉開序幕，談論你的恐懼之情（例如可以向對

方表示：「我知道你不會擔心……」）。接著就能詢問對方，是否願意聽聽你擔憂的事（可以向對方說：「我為什麼會擔心這個，我可以告訴你嗎？」）

當你說明心裡的畏懼，不要在言辭中指控你預料對方當時可能會出現的行為，這是很重要的。同時也請向對方說明你的害怕之所以會滋生，是由於「你如此深切地愛著他」這項事實，而非預期他會有不良表現。為了協助親人瞭解你這麼做的動機，也為了修復你們之間的關係，請記得上文所述，並寫下你認為可以和對方分享的若干懼怕。

接著看看你所寫的內容，並參考前文提到的規矩，檢視你遵循我的勸告了嗎？要是立場互換，你聽到自己所寫的內容，會感覺如何呢？倘若你認為自己聽到的內容，令你覺得有人在照顧你，而非感到對方藉此自衛，那麼你的做法就沒有錯。

|||||||||||||||||||||||||||||||||||||||||||||||||||||||||||||||||||||||||||||||||||||||||||||||

> 別要求對方贊同你這麼做。只要求他理解，並為了你的行徑遵循良知，而原諒你。

|||||||||||||||||||||||||||||||||||||||||||||||||||||||||||||||||||||||||||||||||||||||||||||||

三、行動

向親人解釋你何以會採取行動。此時不妨提醒你所愛的人，讓他想起先前促使你報警，或者是撥電話給危機小組，又或者是帶他前往醫院的（諸多）事件。以我和亨利的情況而論，我之所以會採取行動，是由於他表達了自殺想法，而我害怕他會因此傷害自己。寫下你採取行動的

理由時，請記得不要讓自己說的話，聽起來像責難或者發怒。你在這段談話中要做到的事，是你想對親人傳達將他送進醫院的原因。別要求對方贊同你。只要求他理解，並為了你的行徑遵循良知，而原諒你即可。請在這個頁面的空白處，寫下你著手讓親人接受非自願治療的理由。

這時候我要請你做什麼事，你應該知道——請看看你寫的內容，並檢視你是否遵循前文提到的原則。接下來，請自問若是立場互換，你聽到自己所寫內容時感覺如何。你會想反駁其論點，或是你可以沒有絲毫戒心就聽進這些內容呢？

四、請親人原諒與理解

何以你得做先前所做的事、你有多麼愛你的親人，你都必須試著請對方充分領悟，也必須請親人瞭解他的寬恕於你而言意義有多麼重大。此時別怕讓你所愛的人占上風。換言之，儘管你得堅決秉持信念，但別試圖為你自己或是你的決定辯護，因為你終究贏了！你不妨想像自己當時行使的權力，畢竟親人已經被迫服藥，又或者他已經被強制送醫（要是他沒有遭人強行送進醫院的話，又怎麼有可能逼他服藥呢？）。所以說，你可以寬大為懷，請親人原諒你，讓事情就此告一段落。這時候不妨仔細聽親人要說的話，看看這段對話會走向何方。

倘若親人拒絕與你談論讓他接受非自願治療的事，不妨將事情的來龍去脈，都寫在一封

信上或者是簡訊裡。

||||||||||||||||||||||||||||||||||||||||||||||||||||||||||||||||||||||||||||||||||||||||||||||||||||||||||||||||||||||||||||||||

　　別指望只與親人談一次，你就能如願以償。親人對你的感受，以及對你先前何以送他就醫的誤解，都需要多次討論才能夠扭轉。倘若親人拒絕與你談論讓他接受非自願治療的事，不妨將事情的來龍去脈寫在一封信上或者是簡訊裡。事實上，要是你們已經完善討論，以信件或簡訊處理上文詳述的四項重點，也同樣有用。既然有時候重大精神障礙會使人記憶力下降，那麼要讓親人記住你說的事，以書面形式向親人解釋並請對方原諒你，是個好方法。

　　但願我能說「如果你遵循上述步驟，就能扭轉親人遭到背叛的感受，使親人瞭解你的處境，也能對你的左右為難感同身受」，來為這一章寫下句點。只不過這個心願，是不切實際的。因為你所愛的人是否能原諒你，讓遭到背叛的感覺隨風而逝，以及他是否能理解你的觀點，多半都得仰賴他與生俱來的能力。儘管如此，要是你遵循這個章節提出的勸告，我能保證你對自己先前所為的感受，將會有所好轉，你和親人之間的分歧，也會因此降低。

【第十五章】
驚喜

　　儘管我告訴你的第一件事，遠在本書起始處，但我確信你還記得它，也就是你的目標不是讓親人承認他或她生病，而是讓對方順著「我沒生病」的聲明，接著宣布「但我可能用得到某項協助」。換言之，我教你的技巧，不是讓你增加精神障礙者對自己的病的病識感，而是一種以「無論親人自認處於什麼狀況，都能讓對方找到理由接受治療」作為目標的特殊手法。

　　倘若你目前已經達到的階段，是你的患者或親人承諾要接受治療，那麼此刻你要做的，就是確定自己不會重蹈覆轍，像是沒有先詢問對方是否要聽你的意見就直接講出來。你需要維持你們之間已然展開的對話，也需要以它作為基礎。雖然你可能會很想提醒我，說「醫師最懂得」精神障礙者，或者更糟的說法是「父親最清楚」精神障礙者，但你得記得，所謂的至理明言，非但不會使你想幫助的對象有一丁點改善，實際上，那些話所造成的後果，比起你炸毀你在自己和親人之間小心翼翼搭起的那座橋，可能還更嚴重。

　　話雖如此，這所有一切，你都已經知道了，對吧？那麼，這裡提到的驚喜是什麼呢？那是當重大精神障礙者接受治療，而且他們擁有我先前協助你和他們發展的那種關

係時（也就是讓他們感覺到自己的觀點受到尊重，也讓他們信任你），他們的病識感，可能就會開始出現。

你還記得維琪嗎？你在第六章，曾經讀過她和庫賀特醫師的會談。儘管剛開始的時候，維琪始終相信她的雙相情緒障礙症已然「治癒」，但她同意持續嘗試服用鋰鹽六個月。接下來，要是她決定停止服藥，她就得和她的醫師合作，才能夠這麼做。維琪之所以會如此承諾，是由於庫賀特醫師讓她明白，對於她是否服藥，最終要負責的人是她。而庫賀特醫師此舉，不僅贏得維琪的信任，同時也向她表明：維琪的感受他會珍視，也會尊重。況且經過一段時日，維琪也能看出她降低藥物劑量，或者是停止服藥時，會發生什麼事。屆時她會從中洞悉「服藥」和「維持沒有症狀」之間的關係。於是當她承認沒有鋰鹽，她又會變得「精疲力竭」時，她就會提出要求，表示她要重新開始服藥。

還有朵拉瑞絲。朵拉瑞絲由於持續和她腦中的聲音大聲對話，以致她連續失業。她起初除了不明白自己被解僱和她停止服藥有關，而且，她原本還相信讓她聽到聲音的元凶，正是藥物。儘管花了一段長時間，也讓她多住院治療了幾次，朵拉瑞絲慢慢看清她停止服藥時，她的自言自語會更嚴重，而這很可能會導致大家認為她「瘋了」。於是就像維琪一樣，朵拉瑞絲也逐漸察覺藥物如何協助她解決問題。雖然維琪沒有以「雙相情緒障礙症」來稱呼她的問題，而是稱之為「精疲力竭」，在朵拉瑞絲眼中，她的問題並非她出現幻覺，而是她大聲自言自語，不過這兩位

女性看到這些情形，她們都漸漸發覺藥物能協助她們解決問題。

到了那時，等著我們的驚喜，就是無論她們看待精神障礙的方式，是否和你完全一樣，隨著時間流逝，她們真的會開始重新看待自己的問題，並將自己的問題定義為精神障礙。

在心理學中，我們將這種現象稱為「改變的弔詭」，也就是當你不再催某人改變，此時對方卻常會自行找到理由，並因而改變。我認為這種情況，不單只是出現在維琪和朵拉瑞絲身上，其他在服藥期間，從我不斷提倡的這種關係中受惠的患者，也同樣出現了這種情形。所以說，如果有機會讓患者和自己信任，又不會對他們說教或是一直說他們生病的人一起探索當前處境的話，那麼他們就能看透這個問題。這個時候，他們首先會發覺服藥的正向效果。而後，他們會醒悟自己有精神障礙。

|||||||||||||||||||||||||||||||||||||||||||||||||||||||||||||||||||||||||||||||||||||||||

> 要協助病識感薄弱的精神障礙者接受治療，目前所知的關鍵，是與患者建立尊重對方、對方又能信任你的關係。

|||||||||||||||||||||||||||||||||||||||||||||||||||||||||||||||||||||||||||||||||||||||||

我認為這種未經實證的證據相當有說服力。況且也有科學研究顯示，培育我先前一直倡導的那種關係，確實會改善重大精神障礙者缺乏病識感的問題。例如蘿森·肯普博士和她同事，曾經在 1998 年於《英國精神醫學期刊》上發表過一份研究，他們發現，儘管患者只接受六次動機

增強療法，不過在後續十八個月的追蹤期間，他們的服藥遵從性和病識感卻都有了改善（動機增強療法試圖與「否認」自己生病的人發展出合作關係，而「LEAP」有部分基礎就奠定於這種治療方式）。這是個好例子，可以說明建立我們之前提倡的關係，亦即彼此尊重又相互信任的關係，對於促進服藥遵從性和病識感都極有助益。同時，正如我在第十章所提，在對抗病覺缺失症的戰鬥中，藥物的新研究可能也會幫助我們。

不管藥物研究發現什麼，如今我們都知道，要協助病識感薄弱的精神障礙者接受治療，關鍵是與患者建立尊重對方、對方又能信任你的那種關係。

不論你是患者家屬，或者是心理健康照護人員，這都表示當你和自己目前試圖協助的對象，建立起不加批判，對方又能信任你的關係時，對方就會找到理由，讓自己接受治療。雖然持續治療花費的時間，可能會是一年，也或許是兩年，不過對方終其一生得到的收穫，卻不計其數。

話雖如此，當你有所進展，你必須記住自己是團隊中的一份子。你不僅需要保持強健，也需要充分休息。倘若你做的事超出你應該做的範圍，那麼你除了會失去動力，也會有「過勞」的風險。我在這裡說的「過勞」是心理健康專業人員描述自己在他人問題中埋頭苦幹太久，以致自己精疲力竭時的用語。要是你讓自己精疲力竭，只會令你效率更低，也只會使你的親人或患者感覺自己宛如重負。

如果你是患者家屬，我想要以自己作為患者家屬的身分，向另一位患者家屬再補充最後一句：你所在的位置獨

一無二，而且這個位置使你能協助你所愛的人，學會如何成功應付精神障礙。畢竟你在親人尚未受到疾病侵襲前，就已經熟悉對方，而這也表示即使疾病症狀常令對方顯得黯淡無光，但是你依然瞭解這位重要人物。當重大精神障礙者感覺到你看到他這個人，並非僅由於他的診斷結果，而是由於他是什麼人，他就會敞開心扉，從你那裡明白一些事。

亨利與哈維亞的驚喜

　　亨利始終對自己的精神障礙，都沒有病識感。然而我們母親葬禮過後的那幾天，也就是我最後一次見到他的那個時候，我從他那裡得到多少安慰，我難以言喻——與其說亨利給我的是言語上的安慰，倒不如說那是內心深處的慰藉，而且我知道他的感覺與我相同。沒錯，我們的確彼此爭論過一些事，可是我們先前共同經歷的爭戰、共同體驗的背叛，都由於我們相互尊重，讓我們最終的和解成為可能，而這令我們雙方都刻骨銘心。

　　開車回他家途中，也是我們在一起的最後一夜，我哥哥告訴我說，他覺得我理解他是什麼樣的一個人。亨利非常和藹，又聰明伶俐、詼諧滑稽、（對於多數事情都）很有見地，而且還富有創造力。是的，在他發病的最初幾年間，我們爭論他是否有精神障礙，以及他是否需要治療時，他是個討人厭的傢伙（我對他來說也是這樣）。不過關於這一點，我比亨利更應該受到責備，畢竟他是能笑看

人生的人。當時我已經理解他是什麼樣的人，也喜歡他，而他那個時候，就已經知道這件事。

　　由於我哥哥沒有顯而易見的理由就會爆笑，而且他還會和只有他聽得到的聲音對話，以致多數人看到我哥哥，都會退避三舍，不過我卻從他那裡學到許多。他不僅教我打棒球時如何投球，也教會我騎腳踏車，還讓我領悟謙遜的力量。在我們的成長過程中，他把幽默與神奇帶進我的生活裡（就像我五歲時，他說服我相信耶誕老人才剛飛過我們的窗前，而我和這一瞬間擦肩而過）。比較近的事，則是他讓我理解何謂同情、耐心、不屈不撓，以及最重要的是，他教會我寬恕。正如你在下一部會讀到，我哥哥撒手人寰前，我們曾經在許多年間擁有堅定友誼，這令我感覺非常幸運。

　　如果不是為了亨利・阿瑪多，「LEAP」就不會存在。「LEAP」不是我單獨創作出來的成品，也不是我和醫學博士亞倫・貝克，及其他同事與患者共同完成的創作。我開發「LEAP」，亨利的助力比任何人都來得多。沒有「LEAP」，我確定亨利與我在當時多年間，不會享有親密、歡笑與愛。

　　在這本書的下一部，同時也是這本書的最後一部，我會向你解釋「LEAP」在理論方面的由來。這個部分的內容，除了會扼要敘述思覺失調症認知行為療法的新近研究（「LEAP」在某個程度上仰賴這項研究），也會檢視近來探索「暴力」和「不太遵從醫囑服藥」之間關係的研究。既然病覺缺失症不單只出現在思覺失調症患者身上，其他

精神障礙者也有這種現象，所以緊接著我會陳述何以在我們的診斷手冊中，必須包含病覺缺失症。

　　最後，我會告訴你亨利故事的結局。或許「結局」不是恰當的詞彙，因為我相信只要有人閱讀這本書，亨利的故事就會持續呈現，而他的惻隱之心、同理心與和藹可親，都會協助其他人與重大精神障礙者溝通，並將他們帶回家人身旁。

【第十五章】驚喜

277

第四部

「LEAP」的理論、
研究與實用建議

第十六章

「LEAP」的理論與研究

　　心理治療的傳統思想，可以回溯至六十年前。即使在
西元 2000 年出版的本書初版中，已經描述了「LEAP」，
但「LEAP」的淵源，卻來自早已存在的心理治療傳統思
想。對於「LEAP」影響程度比較大的三種心理治療方
式，分別是卡爾‧羅傑斯（Carl Rogers）的「案主中心
治療」（Client-Centered Therapy）、亞倫‧貝克的「認知
治療」（Cognitive Therapy），和米勒與羅尼克（Miller and
Rollnick）的「動機式晤談法」。

卡爾‧羅傑斯的「案主中心治療」（1951、1959）

　　羅傑斯所提出的概念，是「積極聆聽」患者所說的
話，就能產生扭轉乾坤的力量。在某種程度上，「LEAP」
的基礎，正是這個概念：

　　「當我們以善體人意的態度傾聽……，真正的溝通就
會出現。這句話意謂的是什麼呢？它表示我們得從另一
個人的觀點，來理解對方的意見，和他所展現出來的態
度，而且我們還必須感覺到對方的感受，對於他所談論的
事，我們也必須觸及對方所依據的觀念。」（摘自卡爾‧
羅傑斯著，《成為一個人：一個治療者對心理治療的觀點》

〔*On Becoming a Person*〕〕

其中的主要概念，是「判斷與評價會阻礙具有建設性的溝通」。所以你愈能傾聽對方，就會愈少指責對方。當患者感覺有人瞭解自己，他就會覺得能信任治療師，也會對治療師敞開心扉。

我從案主中心治療這種方式中，學到了一些重要的教導。其中一項，是我應該放棄「專家指導」的觀點，而且應該對案主的看法表達尊重，同時應該積極聆聽案主，並展現出同理心。

亞倫・貝克的「認知治療」（1979）

儘管亞倫・貝克於 1979 年，在他所寫的《憂鬱症的認知治療》（*Cognitive Therapy of Depression*）一書裡，就強調某些特定的認知模式失調，如果不是會導致精神障礙，就是會使精神障礙持續。不過，要改變這些特定的認知模式失調（這樣的認知模式稱為「基模」），只聆聽患者所說的話仍有所不足。認知治療提供許多技巧，對於改善患者參與人際互動和促使患者最後投入治療，都有所助益。因此，在著手處理提高服藥遵從性的問題時，治療師應該：

- 採取「合作」的立場。
- 採用雙方都贊同的治療議程。
- 探索患者服用藥物和使用服務的損失與優點。

- 確定患者願意改善之處，為他訂立目標。

　　我從認知治療這種方式中學到許多，其中之一是治療時雖然得保持彈性，但「盡量建立結構」是不可或缺的事（例如開始會談時，議程必須要安排妥當）。

　　如果想試圖為你們之間的對話創造話題，你不妨順著患者的引領（例如向對方表示：「你剛剛在談先前警察逮捕你的那時候，你有多麼生氣。今天我們可以談這件事嗎？」），或是以某些想法作為起點（例如向對方說：「之前你提到你不喜歡藥物治療，我們今天可以談這件事嗎？」）。

　　與此同時，也請記得向患者提問。認知治療一如「LEAP」，也是非常需要雙方合作的治療手法，而且為了在談話中所察覺的事情裡，找出什麼對患者有益，什麼對患者沒有好處，治療師必須頻繁與患者「確認」。值得注意的是，我們運用「LEAP」的時候會盡量信賴案主的成本／效益分析，而認知治療在這一點上也和我們一樣。

動機式晤談法（1991 年）

　　「動機式晤談法，或說是動機增強療法，最初是由威廉・米勒（William R. Miller）和史蒂芬・羅尼克（Stephen Rollnick）為了促使人有所改變而開發出來的心理治療方式。『抗拒改變』在所有治療方式中，都是常見的重要問題，而這種治療方式能夠直接處理這個難題。我

們在動機增強療法中，將抗拒視為人面對改變時，產生矛盾心理所造成的結果。因此它的首要目標，是協助案主增強內在動機，同時促使他們消除矛盾心理，以改變他們的行為。」（摘自哈爾・亞克威茲〔Hal Arkowitz〕等人合著，《心理問題治療中的動機式晤談法》〔*Motivational Interviewing in the treatment of psychological problems*〕，英國倫敦，吉爾福出版社〔The Guilford Press〕，頁 9，2008年。）

在動機式晤談法中，治療師是提出問題、傾聽患者所言，最後再將晤談所得告知患者的嚮導。正如你之後會理解的事，構成動機式晤談法的前兩部分，是這種心理治療方式對「LEAP」的主要影響。

「LEAP」和動機式晤談法一樣，主要著重在即使患者和治療師意見不合，為了得到患者的合作，治療師對於患者的意見和自主權，也都必須展現出尊重之意。不過，向患者報告晤談所得的方式（也就是對患者提出意見、給予建議或培訓的方式），則是「LEAP」和動機增強療法的相異之處。

動機式晤談法的主要概念，是治療師與患者交流時，為了讓患者能夠更積極地參與互動，與其採用支配或指導患者的方式，更應該採取引導的作風。所以說，治療師必須致力：

- 引導患者，而非向對方施加壓力（運用開放式問題）。
- 評估患者改變的動機。

- 扶持案主的自我效能。
- 對於先前解決問題的嘗試，都必須加以評估。
- 不妨採用假設的表達方式，來對不太願意改變的患者說話。
- 與患者合作，一起探索對方的矛盾心理，藉此激勵患者，使對方進入改變行為的程序。

　　我從動機增強療法學到的教導之一，是不要直接指導對方，而「LEAP」在這一點上，向前邁進了一大步，因為運用「LEAP」時，我們鼓勵你由衷展現出不願指示對方的態度（也就是勉強提出你的見解）。「LEAP」和動機增強療法一樣，也從患者具有洞察的各種面向中獲益，至於患者心裡似乎根深柢固的想法（例如相信「我沒有生病」），則不予理會。我們將注意力都集中在患者有意改變自己生活中某些事情的渴望上，好能幫他明確設定出目標，讓他全力以赴，同時消除患者想依賴別人幫忙來達到目標的矛盾心理。

摘要

　　在卡爾・羅傑斯的「案主中心治療」裡，集中心力瞭解患者的觀點和問題，是發展同盟關係歷程的起點所在，動機式晤談法也是這樣。對「LEAP」這種手法來說，瞭解患者想法是它的核心，而它也將「理解患者觀點，又能正確無誤地將它傳達出來」，視為將敵對關係轉換為同盟

的關鍵。

相較於羅傑斯的「案主中心治療」，和貝克的「認知治療」，動機增強療法的重點是傾聽患者所說的話，以及改善患者的矛盾心理，同時使患者說出更多「有意改變的語句」（change talk）。所謂有意改變的語句，是患者根據自己的渴望、能力，和想改變的原因、對於改變的需要而說出來的話：

- 患者**渴望**什麼（「你想要什麼？」）
- 患者的**能力**（「你可以做什麼事？」）
- 患者想要改變的**原因**（「你為什麼要做這個？何以你要改變呢？」）
- 患者對於改變的**需要**（「你有多麼需要改變？」）

簡而言之，「LEAP」從這三種心理治療方式中，應用了下列手段和原理：

來自羅傑斯「案主中心治療」的部分：為了創建同盟關係，必須以反映式傾聽作為基礎。這項技巧的核心，是完全不要評斷對方所言，也就是除非對方要求（而且最好是多次要求），否則無論對方說什麼，都不要提出任何意見。

來自「認知治療」的部分：合作的立場、設定目標，以及建立成本效益分析。

來自「動機式晤談法」的部分：在改變的歷程中，患

者依然是最後做決定的人。這種心理治療方式探索患者面對改變時所產生的矛盾心理，而且其中最重要的事，或許是藉此確認患者的內在與外在動機（或者說是渴望）。

我承認「LEAP」並非全新手法，它運用的主要原理也很常見。所以有時候大家會說：「『LEAP』就像……一樣。」與其說這些人指責我剽竊，倒不如說他們認可心理治療的傳統思想。

我們所有人小時候都學過〈這片國土是你的土地〉（This Land is Your Land）這首歌，而這首歌的作者，是美國民謠歌手伍迪‧蓋瑟瑞（Woody Guthrie）。這位創作歌手有時會被指控他的歌剽竊了古老福音歌曲裡的旋律。事實上，伍迪‧蓋瑟瑞對於他「借用前人寫好的曲調」，不僅從未試圖掩飾，而且他還說：「沒有嶄新的曲調，畢竟所有旋律都已用罄！」

對人類心理和人際關係最有助益的那些洞見，我也有相同的感覺。「LEAP」雖然是新的手法，但它就像蓋瑟瑞的歌曲一樣，仰賴昔日流傳下來的思想，包括它源自某些哲學傳統，也傳承我在前文概述的三種心理治療方式，以及一些常識。「LEAP」是運用古老原理達到目標，而且你在日常生活中也容易記得的一種方法。一旦你學會「LEAP」，你會發現自己能在任何需要它的時候想起它，一如動聽易記，又令人難以忘懷的樂曲那樣。

對於「LEAP」的研究

接下來，我簡單敘述我同事席琳．佩洛特博士、雷蒙．蓋茲博士與我，在美國國家心理健康研究所的期刊《思覺失調症學刊》上，所共同發表的一份研究結果。我們是在 2009 年 6 月，於國際思覺失調症研究學會（International Congress on Schizophrenia Research）中公開這項研究。儘管這項研究是佩洛特博士在巴黎大學攻讀博士學位時所獨力進行的研究，但是蓋茲博士與我先徵詢過她的意見，我們才一起在期刊上發表這份研究結果。

如先前所述，根據《精神疾病診斷與統計手冊》第五版所診斷出來的思覺失調症患者，大多數對於藥物治療，如果不是完全不遵從醫囑服藥，就是有時會不遵從醫囑服藥（Rummel-Kluge, 2008）。確實遵從醫囑服用抗精神病藥物的患者，大約只有三分之一（Oehl, 2000）。況且有研究發現，患者不太遵從醫囑服藥（也就是完全不遵從醫囑服藥，和有時不遵從醫囑服藥）與症狀復發、非自願住院治療的情形增加、病程惡化，以及暴力行為與自殺的機率增長，都有關聯（Amador and David, 2004）。有鑑於伴隨不太遵從醫囑服藥而來的嚴重後果，臨床醫師、研究人員和政策制定者，對於提高與維持服藥遵從性的干預措施，都很有興趣。

我們這項研究的主要目標，是與控制措施介入時相互對照，藉以評定「LEAP」的功效。參與研究的五十四位患者，都診斷出有思覺失調症，也都在住院治療後即將出

院。作為研究對象的這些患者經由隨機分配，若非接受實驗療法，就是接受對照療法，而且他們不知道自己所接受的究竟是實驗療法，或者是相對的對照療法（這裡所用的對照療法，基本上是前文描述過的卡爾‧羅傑斯「案主中心治療」）。

所有參與研究的患者，都注射抗精神病長效針劑藥物（他們如果不是注射典型長效針劑藥物，就是注射非典型長效針劑藥物）。當患者確定已接受注射，我們會將他評估為順從醫囑接受治療。倘若患者拒絕注射，或者是預約注射卻沒有現身，我們會他評估為沒有順從醫囑接受治療。

至於患者對於思覺失調症的病識感，以及對於治療的態度，我們會分別以精神疾病知覺量表、博區伍德病識感等級，和藥物態度量表來加以評定。所有的評估，都由一位評估者執行，而且這位評估者對研究對象的小組分配毫無所悉。

研究結果顯示，與羅傑斯的治療方式相形之下，「LEAP」不僅提高患者想要改變的動機，同時也讓患者的病識感和服藥遵從性都有所增加。經由這項研究，我們發現「LEAP」優於對照療法，因為它使患者更能遵從醫囑服藥，也提升他們想要改變的動機和病識感，而且患者對於治療的態度，也從而改善。

在實驗設計的效力上，我們採用隨機保密的分組方式，而且對應變數採取盲測評估，所以這項實驗對患者是否遵從醫囑服藥的衡量，可信度與有效度都接近百分之

百。至於這項研究的限制，則是它對「LEAP」缺乏準確估計，況且只有一位治療師負責所有患者，也就是這項研究的資深作者（佩洛特博士）。如此一來，她可能會根據每位患者分配到的療法，以不同的方式對待患者，造成實驗成果不慎偏差。所以我們目前打算以規模更大，實驗樣本更多樣，同時對「LEAP」介入進行準確的縱向評估，並對治療師保密研究假設的方式，來試圖重複驗證這項研究。

【第十七章】

精神障礙的心理治療？

「正如我在本書第一章，以及先前我在《思覺失調症雜誌》（*Schizophrenia Magazine*）專欄[15] 所寫的那樣，大約有百分之五十的思覺失調症患者，都難以看出自己有精神障礙（也就是他們有病覺缺失症的症狀），而且這種欠缺病識感的情況，攸關額葉功能失調。如此說來，即使時光荏苒，患者的病識感依舊不會提升，以致這種情形不會隨著時間改變。

支持這種說法的資料，目前已經有人充分地重複驗證。所以說，如我先前曾經提及的事，目前北美洲所有醫師和心理健康專業人員使用的《精神疾病診斷與統計手冊》第五版，已經描述了這些實情（美國精神醫學會出版社，2013 年）。

除此之外，一如我先前所述，思覺失調症患者和雙相情緒障礙症患者，有許多若非拒絕服用醫師開立的處方藥物，就是只願意服用一小部分（估計有百分之五十到百分

15　原註：這一章的部分內容，以及後續章節的某些內容，有些已經在以往我為《思覺失調症雜誌》撰寫的專欄發表。儘管這份刊物，如今以電子報的形式出版（請見：www.sardaa.org），出版者依舊友善地准許我在這本書中，摘錄昔日我寫的作品片段。

之七十五的患者這麼做）。至於那些明白自己生病，也願意服藥的患者，並非所有人都對這種治療方式會有反應，否則就是藥物治療只會產生部分效用（例如患者聽到的聲音雖然減少，妄想的情況卻依然持續）。因此，倘若有許多人都拒絕採用藥物治療，或者是患者服用的藥物劑量，不足以產生預期療效，再加上藥物對於遵循醫囑服藥的人，也不是永遠有效的話，此時該怎麼辦呢？

‖‖‖

> 所以說，倘若有許多人拒絕藥物治療，或者是患者服用的藥物劑量，不足以產生預期療效的話……，此時該怎麼辦呢？

‖‖‖

　　儘管我將「為精神障礙提供心理治療」視為疑問，在這一章的標題裡提出來，不過心理治療是專業領域，而且我對「即使毋需為所有精神障礙者進行心理治療，我們也需要為大多數精神障礙者提供心理治療」一事毫無疑問。所以在這一章，我會著重於精神障礙認知行為療法的一些調查研究。與此同時，由於我將「動機式晤談法」視為認知行為療法的「近親」，我也會在這一章簡短討論動機式晤談法，並論述這兩種心理治療方式都會強而有力地提高患者的服藥遵從性，也都會在某些層面上為患者改善病識感，而且都會降低某些症狀的嚴重程度，以及同樣重要的事，是它們對於鼓勵患者變得積極，致力嘗試找出最能協助他們的治療方式與對策，都非常具有成效。

針對「運用心理治療處理精神障礙」習得的教導

　　我學到的第一課，是 1978 年在大學教室裡學到的指導——長期而密集的精神分析，可以治癒思覺失調症，和其他「由於精神障礙引發的否認」狀態，也就是精神分析不僅能減輕症狀的嚴重程度，它還能治癒疾病本身！有鑑於「思覺失調型母親」（schizophrenogenic mother）與人交流情感時的作風，會使人產生思覺失調症，所以當時的治療重點，最常聚焦於消除思覺失調型母親所造成的傷害。

　　我學到的第二課，是在多年之後，由第一位診斷我哥哥亨利的醫師那裡習得——治療思覺失調症絕無僅有的方式，是抗精神病藥物與「支持性心理治療」。支持性心理治療在那時候，似乎由個別會談和旨在「現實檢驗」（reality testing）的團體治療構成，而後者聽在我哥哥耳裡，很像是大家都在告訴他不該這樣理解自己的行為，而且他「已經瘋了」。

何以由精神分析改為使用藥物和現實檢驗？

　　1984 年，耶魯大學的精神醫學學者湯姆・麥格拉遜博士，和他在彼時全美聞名的思覺失調症治療中心「板栗居」（Chestnut Lodge）的同事，共同進行了一項研究，足以在這方面作為里程碑。這項研究不僅顯示精神分析絕對無法治癒思覺失調症，而且在大多數情況下，精神

分析對於思覺失調症的助益，也根本是微乎其微。接下來，美國國家心理健康研究所在 1990 年代，宣布他們主動為思覺失調症創立的「腦研究十年」（Decade of the Brain）計畫（這項研究計畫之所以誕生，在很大的程度上，是受到與臨床醫師和科學家共同合作全美精神障礙聯盟的患者家屬啟迪）。此時大家對這件事的觀點，又回到對立面，認為心理治療是不好的方式，而藥物治療則是良好的治療方式。即使這種觀點顯然把事情極度簡化，然而對許多人來說，這就是他們對這件事的看法。

有些出發點良善的患者家屬、醫師和研究人員，都竭力鼓吹抗精神病藥物，是讓患者情況穩定與康復的關鍵，而且他們還致力勸誡大家，既然心理治療帶來的希望可謂有百害而無一利，所以心理治療在這方面，空間非但很小，甚至沒有立足之地。那時候我欣然加入這群人，成為他們之中的一份子。只是現在回頭看來，我們在那時候扔掉自己棄如敝屣的東西，卻在無意間一併丟棄了至關重要之物。

儘管我曾接受精神分析學的心理治療培訓，也將它用於許多患者，然而在我哥哥，與其他罹患相關精神障礙的患者身上，我卻都看到抗精神病藥物能夠大幅減輕思覺失調症所引發的症狀，而且那些藥物甚至還能將症狀消彌無形。當時有些出發點良善的患者家屬、醫師和研究人

員，都竭力鼓吹抗精神病藥物，是讓患者情況穩定與康復的關鍵，而且他們還致力勸諫大家，既然心理治療帶來的希望，可謂有百害而無一利，所以心理治療在這方面，空間非但很小，甚至沒有立足之地。那時候我欣然加入這群人，成為他們之中的一份子。只是現在回頭看來，我們在那時候扔掉自己棄如敝屣的東西，卻在無意間，一併丟棄了至關重要之物。

　　所幸亞倫‧貝克開始注意到英國的一小群研究人員。亞倫‧貝克除了是美國賓夕法尼亞大學的醫學博士，他也是認知治療之父（而且在我開發「LEAP」的過程中，他與我聯手發展出較早的版本）。那時候這群科學家每年都召開會議研究思覺失調症患者和其他精神障礙者的認知治療。2009 年 6 月間，他們的十週年紀念會議在賓夕法尼亞大學醫學院舉行。由於我一位同事和我，在那次會議之前幾年寫過一篇評論報告，推論出應用認知行為療法會對思覺失調症患者和其他精神障礙者產生許多正面效益，所以我前去參加這場研討會，而這次會議對於這項觀點的鞏固與開展，都有所助益[16]。以下是我從這次研討會和研究文獻中學到的一些事：

16　原註：R‧A‧塞金格爾（Seckinger, RA）、哈維亞‧法蘭西斯可‧阿瑪多合撰，〈思覺失調症的認知行為療法〉（Cognitive-behavioral therapy in schizophrenia），《精神科執業期刊》（*Journal of Psychiatric Practice*），2001 年。

心理治療的好處

　　首先是壞消息：這次研討會所達成的共識，是認知行為療法對於治療負性症狀，似乎不特別有效。與此同時，和英國採用認知行為療法的情形相比，美國很少提供這種治療。好消息則是自從我們前次在 2001 年發表文獻回顧以來，已經有研究指出：認知行為療法能有效治療思覺失調症，與其他精神障礙的某些活性症狀（所謂「活性」症狀，包括幻覺、妄想和思考障礙）。尤其是以認知行為療法治療幻覺，看起來好像會有幫助。

　　在我們 2001 年所發表的文獻回顧中，安娜・塞金格爾博士與我發現：治療飽受思覺失調症和其他精神障礙所苦的患者時，「病識感薄弱」與「不遵從醫囑服藥」，都是治療的常見問題，也都是造成治療不順利的主要障礙，而認知行為療法，以及源於這種治療方式的干預措施（像是「動機式晤談法」），除了能在某個層面上提高患者的病識感，它們也都能增強患者的服藥遵從性，而且它們還能改善患者的幻覺，以及時而出現的妄想的嚴重程度，對於精神障礙造成的其他負面後果，這些治療方式也都會有幫助。

　　因此，我們在認知行為療法十週年紀念研討會中所發表的論文，也重申我們在先前評論報告裡談到的主要發現。

　　除此之外，在《英國精神醫學期刊》所刊載的一篇研究論文中，作者也發現：對於過去有攻擊和暴力行為病

史的患者來說，認知行為療法不但比對照療法更能縮減挑釁事件的發生，對於降低患者妄想的嚴重程度，以及減少風險的管理，也都比對照療法更具優勢。再者，既然大多數人都能接受這種治療方式，患者中斷認知行為療法的比率，也比對照療法低來得低很多。

最後，2002 年刊登於《美國精神醫學會期刊》上，一篇針對「增進服藥遵從性」，檢視二十年心理社會研究的評論中（請參閱：http://leapinstitute. org/RESEARCH. html，並點選「評論報告」），發現治療計畫只有將動機式晤談法的要素包含在內，才能有效協助思覺失調症患者接受治療，也才能激勵他們堅持治療。

何以很少提供患者心理治療？

儘管所有證據都證明這件事（甚至還有更多資料，證明認知行為療法對於治療思覺失調症患者的其他常見失調情況，以及治療諸如心情欠佳、焦慮症之類的精神障礙，都具有效用），北美洲絕大多數的思覺失調症患者，和與此相關的精神障礙者，卻都從未接受認知行為療法或相關療法（例如「LEAP」）的治療。

之所以會發生這種情形，我認為有兩個原因。其一是患者沒有「思覺失調型母親」。不巧的是，臨床醫師對於自己以往相信「以不健全的方式養育子女，會導致思覺失調症」，或者是對於自己昔日曾大力鼓吹這種觀點，時至今日多半仍感到內疚。面對這些醫師，我會對他們說：

「忘掉這件事吧。我們無論是誰，都不想造成傷害。我們只是無知，又深陷從不曾接受檢測的特殊理論，無法自拔而已。」

其二是思覺失調症和與此相關的精神障礙，確實都是腦部功能失調。

||||||||||||||||||||||||||||||||||||||||||||||||||||||||||||||||||||||||||||||||||||||||||||||||||||||||||||||||||||||

當事人、親屬、心理健康專業人員，和政策制定者，往往都傾向治療時要首重關注腦部。但他們所有人都忘記腦部位於人類身上的哪個地方。

||||||||||||||||||||||||||||||||||||||||||||||||||||||||||||||||||||||||||||||||||||||||||||||||||||||||||||||||||||||

在「腦研究十年」期間，和在那之後所進行的的研究，都明確揭露了這項實情，以致當事人、親屬、心理健康專業人員與政策制定者，往往都傾向治療時要首重關注腦部，但他們所有人都忘記腦部位於人類身上哪個地方。同時，我們始終都沒有價值數十億美元的相關產業，得以讓我們向當事人推廣，促使思覺失調症患者和與此相關的精神障礙者能夠接受心理治療，至於這方面的專業教育，至今也付之闕如。不過我們卻有雄厚財力，針對精神病藥物帶來的利益自我教育——我這麼說不是批評，畢竟這是簡單易懂，又無法辯駁的事實。

所以說，教育大眾「已經有人針對心理治療進行研究，也顯示它具有效用」，是我們的責任。同時，我們也得看到私人與公共資金，用於訓練這些治療方式所需的專

業人員，好讓他們能在我們所在的社會提供相關服務[17]。我不會感到這項工作令人卻步，也不認為它是不可能的任務。畢竟從我哥哥首度發病，以及我翻開第一本關於思覺失調症的書以來，我看到在這方面，已經有了許多進展。

17

第十八章

暴力行為與精神障礙

　　我從睡夢中醒來，發狂似的尋覓我放在床頭櫃上的眼鏡，而且我的手還沒碰到金屬鏡框，就打翻了一杯水。我迅速戴上眼鏡，看到當時是清晨四點鐘。我冷汗直流，一顆心怦怦亂跳，因為亨利在走廊上來回踱步，還對著只有他聽得到的聲音大吼大叫。在此之前，我從沒想過要和亨利聊聊。我只是一昧地設法說服他，使他相信他需要重新開始服藥，不過我所做的一切，只是更加嚴重地激怒亨利。我耳中聽著亨利慷慨激昂的爭辯之詞，腦海中想像著他手裡拿著一把刀，就要破門而入。於是我抬起雙腿下床，羞愧又疲倦地低頭走向房門，為房門上鎖。

　　提倡輔助治療門診（請參閱：www.psychlaws.org），和基於「若有合乎患者需要的門診治療，如『LEAP』，非自願治療就毋需存在」而反對非自願治療的人，都頻繁引用我的研究與這本書。我能理解為此爭辯的雙方所擁有的智慧，也就是說，在自殺、極端自我忽視、其他類型的自殘，以及源自精神障礙的暴力行為都能確實獲得控制之前，我們總是需要非自願治療。要是我們回頭望向另一條路，這麼做既不道德，也是犯罪。話雖如此，卻也是這個部分，引領我來到這一章的焦點所在。

　　一如我的好友——已故的佛瑞德・福瑞斯醫師（他是

當事人，也是罹患思覺失調症的心理師）所言，和「長期身心健全的人」相比，思覺失調症患者會傾向以暴力做出違法行徑，也更容易產生暴力行為嗎？倘若以更私人的口吻來談這件事，即使我哥哥生病之前，我比誰都更信任他，我也應該害怕我哥哥嗎？

暴力行為與思覺失調症研究

舉辦研討會時，我常說道：「與一般人相較之下，思覺失調症患者和相關精神障礙者，一點也不會更加暴力。」並接著引用支持我論點的調查研究來說明這件事。我口中的聲明，有將近二十年，一直都是我們提出的口號。畢竟我們有許多人，都提倡要讓思覺失調症患者享有更好的治療、更加令人滿意的服務，以及更完善的法律措施。不過，距離現在比較近，也已經充分重複驗證的研究，卻指出這件事沒那麼單純。

舉例來說，在最近一項全美思覺失調症患者暴力行為的研究中，作者發現「使人與實際存在的事物失去交流」的症狀，像是妄想、幻覺之類，會使得嚴重暴力行為發生的潛在可能，比一般狀況下提高將近三倍。我在這裡提到的這項研究，隸屬於美國國家心理健康研究贊助的「抗精神病藥物干預效果臨床試驗」（Clinical Antipsychotic Trials of Intervention Effectiveness，縮寫為「CATIE」）計畫，研究人員進行這項研究時，是將患者安置在真實世界的社區裡，而它的研究結果，也和先前一些獨立研究的成果相

符——大部分研究，都顯示幻覺與妄想惡化時，患者出現暴力行為的可能，就會大幅度急遽提升。

我身為法庭鑑證專家，而且昔日處理過的死刑案裡，有超過三十起案件，是由思覺失調症患者和相關精神障礙者犯下的殺人罪。因此，我可以明確表示，這種未經實證的證據，可謂不計其數。我經手的案子裡，幾乎每起案件的故事，都毫無二致。

當被告的幻覺、思考障礙和妄想加劇，他們就會受到驚嚇，開始發怒。在某些情境中，被告還可能會以冷漠無情的態度，計畫自己要以什麼方式謀殺他人。

我們此刻談論的對象，往往都是因故變得偏執多疑，和（或）變得焦躁的人。以實例而言，有人確信得保護自己以免受到著魔親屬的攻擊，或者是有人篤信自己得完成某項必要任務，因為他妄想電台節目主持人在節目中談到某個信號燈是外星人攻擊地球的座標，因此他想殺了主持人以拯救地球免於外星人入侵。

病識感減弱，造成患者完全不遵從醫囑服藥，以致暴力行為出現的風險提升

大多數思覺失調症患者和其他精神障礙者（包括雙相情緒障礙症患者）都能從抗精神病藥物治療中受惠，而且當我們仔細觀察對治療有反應的大多數患者，我們就會發現患者拒絕接受藥物治療和不遵從醫囑服藥最常見的原因，就是他們「病識感薄弱」。

因此，倘若要降低思覺失調症患者，和其他精神障礙者出現暴力行為的比例，我們就得打破這個以「病識感薄弱」作為開端的循環。畢竟患者相信「我沒生病」，就會使他推論「我不需要藥物治療」，而這個結論也會反過來造成症狀惡化，導致原本愛好和平，從不曾攻擊他人也不曾有暴力行徑的人，變得狂暴。

||||||||||||||||||||||||||||||||||||||||||||||||||||||||||||||||||||||||||||||||||||||||||||||||||||||||||||||||||||

在「抗精神病藥物干預效果臨床試驗」研究計畫中，研究人員發現相較於同住家人不聽他們說話的參與者，「大部分時候」都感覺同住家人會聽他們說話的參與者，出現暴力行為的比例只有一半。

||||||||||||||||||||||||||||||||||||||||||||||||||||||||||||||||||||||||||||||||||||||||||||||||||||||||||||||||||||

如此一來，我們該如何打破這個循環呢？

近來有一項研究，以全美作為研究範圍，強調它已經充分重複驗證精神障礙者的症狀惡化，將導致他們出現暴力行為。這個問題的部分答案，就在同一項研究中。

話說在「抗精神病藥物干預效果臨床試驗」研究計畫中，研究人員發現相較於同住家人不聽他們說話的研究參與者，「大部分時候」都感覺同住家人會聽他們說話的參與者，出現暴力行為的比例只有一半。所以說，如果我們只需要一個理由，讓自己嘗試運用「LEAP」之中的反映式傾聽工具，那麼研究裡的這項發現就會成為這個唯一的理由。

況且要是上述研究人員曾經在這方面加以衡量，我認

為他們可能會發現同樣的結果，也就是患者和「多數時間」
都在傾聽他們說話的治療師合作，而非與未經當事人要求
就主動提出勸告，還會與患者爭辯他們是否生病的治療師
合作時，他們會比較少出現暴力行為。我相信這種說法的
原因，是我們自己的和其他人的調查研究，都顯示出（無
論是治療師、朋友，或者是家屬使用）著重於積極傾聽技
巧的溝通策略，會創造出充滿信任的人際關係，而這樣的
關係，會引導對方接受治療，即使對方不相信自己生病。

二十五年前，當我哥哥由於幻覺咆哮，令我從睡夢中
醒來那時，我應該鎖上門嗎？根據新近的調查研究，以及
我從那天晚上之後所擁有的專業經歷，我得說答案是肯定
的。儘管我哥哥從來沒有暴力行為，不過他依舊展現出某
些警訊（像是他的幻覺增強、變得更為焦躁不安，況且他
的偏執妄想，當時也有所增加）。

那個時候，既然「LEAP」所依據的許多調查研究，
都尚未完成，而長效針劑藥物對於促使患者遵從醫囑服
藥，是否確實具有作用也還沒完全證實，於是每當亨利明
顯讓自己置身險境又拒絕治療時，我唯一合理的措施就是
「報警」。不過時至今日，當我面對病識感薄弱的患者，
我常常都會先採用「LEAP」和長效針劑藥物，藉以確保
思覺失調症患者和其他精神障礙者不會症狀惡化而引發暴
力行為。

如今要是有人問我：「思覺失調症患者比較會出現暴
力行為嗎？」我會答道：「不會，他們接受治療，而且症
狀妥善控制時，他們不會如此。」

【第十九章】
《精神疾病診斷與統計手冊》
第五版和病覺缺失症

　　關於《精神疾病診斷與統計手冊》第四版修訂版（針對文字部分修訂），由於美國精神醫學會為了確保這本書的內容，都是基於科學上的共識，而非根據單一專家的觀點寫成（我曾經以「思覺失調症專家」、「美國哥倫比亞大學現場試驗統籌」的身份，再加上我擔任的少許其他職務，著手修改這本書的前兩個版本），所以他們要求我的協同召集人，也就是醫學博士麥可‧傅斯特，和我一起修訂它的文字。

　　為了完成這項修訂工作，我們聚集來自全美各地與海外的專家，共同閱讀書裡的調查研究，而我們提出來的文章，也請這些專家各自審核，好讓這本書經過修訂，能夠準確反映出當時所知的科學證據。完成這段程序之際，美國精神醫學會特別工作小組中的專家，還會再立即各自審閱準備收錄在書裡的文字。我們的同行評議審稿人與特別工作小組，那時除了都贊同「思覺失調症患者對於自己有精神疾病，大多缺乏病識感」，大家也都同意這個問題「與其說是因應策略，不如說它是疾病本身的表現」（請參閱美國精神醫學會出版社在西元 2000 年出版的《精神疾病診斷與統計手冊》第四版修訂版，第三〇四頁）。「思

覺失調症患者沒有病識感」這個現象，並非患者否認自己
生病，而是患者腦部功能失調的症狀。既然在中風與其他
額葉受損的患者身上，都能看到「病覺缺失症」這種患者
自己不會意識到自己有的症狀，那麼思覺失調症患者缺乏
病識感的問題，也可以和病覺缺失症相互對照。

在《精神疾病診斷與統計手冊》第四版修訂版裡，我
們首度描述病覺缺失症。目前流通的《精神疾病診斷與統
計手冊》第五版，則針對病覺缺失症擴大討論。

在本書中，我曾經數度引用《精神疾病診斷與統計
手冊》第五版中的這個段落。在一本書裡多次援引同一段
落，似乎顯得囉唆，請原諒我這麼做。我屢屢引證它的理
由，是即使這本書已經出版了二十年，多數精神科醫師與
其他心理健康專業人員，卻都仍確信患者經年累月，甚至
在數十年間始終都表示「我沒生病」時，他們得著手處理
的問題，是患者否認自己生病！這些精神科醫師與其他心
理健康專業人員，若非不曾讀過《精神疾病診斷與統計手
冊》，就是他們讀過，卻沒有理解作為書中基礎的調查研
究。他們因此堅信自己所見的病識感薄弱，就是患者否定
自己生病的表徵，而非精神疾患本身的症狀，以及（或者
是）顯示患者腦部功能失調。

過去二十年間，我在全美各地與海外都頻繁發表演
說。我不僅曾經詢問台下聽眾，他們是否聽過病覺缺失
症，也曾經問他們是否相信在思覺失調症患者和其他相關
精神障礙者身上（例如情感思覺失調症，以及其他精神疾
病患者），有這種「患者本身沒有意識到自己有的症狀」。

起初那些年裡，我面對兩百人，或者是人數更多的團體演說時，台下舉手的聽眾只有一或兩位。時至今日，無論我在澳洲、紐西蘭、法國、比利時、夏威夷、匈牙利、西班牙，又或者是在美國俄亥俄州（以及全美幾乎每一州），台下舉手的聽眾，都有二分之一到三分之二之譜。

儘管如此，有許多心理健康專業人員和患者家屬，目前卻都仍難以相信此事。不過先前有項調查，是針對「（已經接受可靠診斷的）思覺失調症患者，多年來始終堅持表示『我沒生病，我不需要協助！』而當對方這麼說，是在顯露這種疾病的症狀，並非患者否認自己生病」這個主題，來加以研究。這項調查研究不僅說服我，也令其他專研思覺失調症的多數行家為之信服。既然在科學理論與實務之間一直都有隔閡，那麼我將簡單回顧這項研究。但是在我這麼做之前，我會先分享《精神疾病診斷與統計手冊》第五版對於「病識感薄弱」的說法：

- 與其說「沒有察覺自己生病」是患者心理上的因應策略，倒不如說它是一種典型的症狀。這種症狀和腦損傷患者沒有意識到隨之而來的腦神經缺陷類似，稱之為「病覺缺失症」。

- 透過這種症狀，最能預測患者不會遵從醫囑接受治療。況且也有研究發現：藉由這種症狀，可以預見患者的復發率會比較高、接受非自願治療的次數會有所提升、社會心理的功能會比較不足，而且患者會出現攻擊行為，病程也會變得較差（請參閱《精神疾病診斷與統計手

冊》第五版，第 101 頁）。

　　現在，這本具有權威性且廣泛使用的手冊，不僅將
「患者沒有意識到自己生病」定義為一種症狀，也說明它
和病覺缺失症類似。尤有甚者，思覺失調症患者的病覺缺
失症，除了是最能讓人藉此預測出他們不會遵從醫囑治療
的原因，一旦治療展開，這種情況也是造成患者拒絕接受
治療，或者是中斷治療最重要的因素。

運用神經心理檢查進行的研究

　　有為數眾多的研究，一直談到在「威斯康辛卡片分
類測驗」（Wisconsin Card Sorting Test，縮寫為「WCST」）
中表現欠佳，和思覺失調症患者病識感不足有顯著相關
（例如在沙德與其他人在 2006 年的研究中，也可參閱牛津
大學出版社在 2004 年出版，由阿瑪多和大衛編輯的《病
識感與精神病》書裡的相關評論）。「威斯康辛卡片分類
測驗」能夠衡量的許多功能中，包括腦部管控功能（它是
腦部前皮層具有的功能，也稱之為「額葉功能」），像是
自我反省、規劃、習得規範、抽象思考，以及使人在抑制
失當行為時，也能做出合適的舉動。病覺缺失症是神經症
狀障礙，而且先前已經有人發現額葉受損是造成這種症狀
的常見因素（請參閱 1991 年，阿瑪多與其他人在《思覺
失調症學刊》發表的評論，以及本書的第一版）。

腦結構造影研究

儘管思覺失調症患者的病識感薄弱，在生物神經學基礎方面的研究數量少之又少，然而這些研究卻普遍發現，思覺失調症患者的病覺缺失症與額葉的各種異常都有關聯（請參閱亞歷山大與史特勞斯〔Alexander and Struss〕在 2006 年的研究，也可參閱牛津大學出版社在 2004 年出版，由阿瑪多和大衛編輯的《病識感與精神病》書中相關評論）。

相關調查研究如何影響《精神疾病診斷與統計手冊》第五版

精神病學上的診斷，純粹都只是描述而已。目前為止，無論以驗血或腦部斷層掃描，都無法診斷出精神疾病。於是我們改而留意患者診斷出來的疾病類別與特點，希望它們能取代驗血或腦部斷層掃描，告訴我們患者可能出了什麼事（也就是說，我們要求知道「診斷出來的疾病類別，或者是疾病所屬的亞型，具有什麼預測價值，或者是有前瞻效用？」）我們要選擇與推薦能幫助患者的治療和服務時，這方面的資料也會使我們從中獲益。

思覺失調症的早期亞型症狀（例如僵直型思覺失調症、未分化型思覺失調症、混亂型思覺失調症等等），具備的預測價值有限。由於這個因素，也因為針對思覺失調症患者病識感薄弱進行的廣泛研究，指出具有這種症狀的

患者不僅病程較差、比較會有暴力傾向，也比較容易無家可歸，而且他們接受治療時，也不太遵從醫囑服藥，所以說，我們在《精神疾病診斷與統計手冊》裡，早就該以患者具有多少「病識感」，來作為疾病的亞型以及（或者是）特點。況且當我們為這類患者選擇治療方式時，與長效針劑藥物一起進行的動機增強療法，或者是動機式晤談法，以及認知行為療法，顯然都很合適，尤其是我們細看針對這些治療方式進行的研究時，這種情況格外準確。

當精神科醫師或其他心理健康專業人員，會見某位思覺失調症患者並進行初步評估時，永遠都應該考慮「思覺失調症和相關精神障礙患者，有半數都由於不明白自己生病，而拒絕接受治療與協助，這位患者可能也和他們一樣」這個問題。

||||||||||||||||||||||||||||||||||||||||||||||||||||||||||||||||||||||||||||||||||||||||||||||||||||||||||||||

運用科學已證實的溝通技巧，並藉由藥物來協助病識感薄弱，也不太遵從醫囑服藥的患者，是有別以往的治療方式。所以診斷後的第一步，就是……確認對方是否有……病覺缺失症。只要做到這件事，我們就能立即選擇這條不同的路，使對方朝著病情穩定，而且能康復的目標邁進。

||||||||||||||||||||||||||||||||||||||||||||||||||||||||||||||||||||||||||||||||||||||||||||||||||||||||||||||

這樣的患者會與他們好心的臨床醫師，以及他們的家人爭吵。因為他們的臨床醫師和家人，都會安排某些干預措施，也會試圖讓他們參與，以利康復。但他們（由於確

信自己沒有任何問題，所以會合乎情理地）丟棄處方和門診預約卡，而且會將對他們精神障礙與治療的勸告，一概拋諸腦後。

　　既然科學存在，我們就知道該如何讓這種患者參與治療。運用科學已證實的溝通技巧，並藉由藥物來協助病識感薄弱，也不太遵從醫囑服藥的患者，是有別以往的治療方式。所以診斷後的第一步，就是⋯⋯確認對方是否有⋯⋯病覺缺失症。只要做到這件事，我們就能立即選擇這條不同的路，使對方朝著病情穩定，而且能康復的目標邁進。

第二十章

亨利

2007 年 4 月 23 日，我哥哥亨利站在人行道上，正協助一位女子，將她所買的東西放上公車之際，遭一輛汽車撞上，當場撒手人寰。那輛公車所屬的公司，以錄影帶拍下了我哥哥的舉動。可是時至今日，我仍無力看那卷錄影帶。

儘管妄想和幻覺引發的錯亂，常令我哥哥不知所措，不過他會意識到自己周圍有哪些人需要他協助或付出關懷。我哥哥當時的作為，完全就像是他會做的事。

無論我哥哥或者是我，先前都沒有計畫要寫下這些。我初次寫下這些文字，距離我哥哥離開人世，不過才兩個月而已。失落與哀傷對我來說，都仍近在咫尺，以致我不清楚自己所做的一切，可能會結出什麼善果，即使我得相信總有那麼一天會發生。

二度道別

當我站上講台，望向來參加亨利葬禮的人，亨利擁有的充實人生，又一次撼動了我——那個時候，教堂裡滿是他的朋友，以致家裡有幾個（亨利二十五年前生病之後，就很少接觸他的）人，都說了「我不知道他有這麼多朋

友！」，以及「我從來不曉得他的生活過得這麼充實」這類的話。

葬禮當天與隔天，家人見到的亨利朋友，以及與亨利朋友交談的話，都愈來愈多。後來某些家人，為了自己和亨利的人生失之交臂的時光，竟然有如此之多，表達了深切的悔恨與悲傷。我沒有感受到他們那種遺憾，這是由於我哥哥和我非常親密，我們也極其喜歡彼此為伴。亨利是我的英雄。

我和亨利能擁有這種關係，而其他家人卻都沒有，**並非**由於我比他們出色，畢竟我不是聖人。會有這種情形，是因為亨利初次發病之後，我能以某種方式悼念他昔日的模樣，而兄弟姊妹中（我們有九位手足），多數人卻都做不到。

我知道所有人剛開始的時候，都覺得要接受亨利不再是過去的他，簡直難如登天。亨利長得英俊，為人和藹又富有愛心，而且他還有奇妙的幽默感。先前每個人都期望他會成為深情款款的丈夫、深愛孩子的父親，也會成為一位有責任感的照顧者，同時還是位成就非凡的男子。可是那時候，他已經永遠不會成為我們所有人心裡所期待的那個人了。

亨利成為思覺失調症患者那時，我們所有人都思念「以前的亨利」。我們心裡留給「嶄新亨利」的空間，實在少之又少。對亨利來說，當時他所面對的問題，也和我們相同。

亨利在發病之初那五年間，他就像我們一樣，始終都

陷在自己過去為來日所制定的計畫裡，脫身不得，而他往日所規劃的事，如今看來似乎都不可能實現，也令他為此消沉。亨利發病之前一直都在工作，也就讀大學，同時還有女友。只是現在，一切都煙消雲散。直到他追悼自己昔日心目中的未來那個自己時，亨利才發現過去那個亨利最重要的部分，其實依舊仍在。他也才因此明白：他需要為自己訂定新的計畫。

亨利生前最後那年的時光，過得特別幸福快樂。儘管我身為修正主義者，這卻不是我某種一廂情願的妄想，因為那時與亨利往來密切的所有人，都能夠確認這些事——當時亨利有許多朋友，也和他的朋友「老爸」一起打零工，而他的女友瑪麗，當時早已成為他的生活要角。

既然精神障礙來襲，不妨就讓自己悼念

已經有研究表明悼念的重要價值。藉由追悼失去的物事，一個人會睜開雙眼，留意此刻依舊存在的一切。尤有甚者，睜開雙眼之際，你也會敞開心扉，迎向異於過往的可能。

2007 年春天，我同事與我在《一般精神病學年報》（*Annals of General Psychiatry*）上，發表了一篇文獻研究回顧評論。當時我們發現：已經順利追悼過往的思覺失調症患者，比較不會想自殺。除此之外，針對思覺失調症患者家屬進行的研究，也都發現家屬若已悼念不復存在的一切，不但可能比較不會批評罹患精神障礙的親人，他們自

己感受到的負荷與壓力，也都比較少。

　　有些調查研究結果憑直覺就能得知，而且它們都很有道理。這裡談到的情況，就是其中之一。我在我哥哥身上，不僅看到同樣的轉變，也體認到他對自己的未來，和對我們之間的關係所抱持的希望，其實都有提升。況且過去二十五年間，在與我合作的患者和家屬身上，我也一再重複看到這種情形。

某扇門關上，另一扇門就會打開

　　這就像人生中的其他重要變化一樣。當你悼念逝去的一切，你除了是在告別它們以往的模樣，也是在和你從前期待它們成為的樣貌道別。所以這麼做的時候，才會令你感到哀傷。可是追悼不再復返的一切，卻也是讓你向目前存在的一切，以及日後**可能會**出現的一切致意。你會因而覺得平靜，甚至會因此感覺幸福快樂。我已經勸告過許多患者家屬，也曾向我的當事人提出建言，表示經歷這段程序至關重要。順利悼念往昔一切的患者家屬，都能鬆手放開他們對親人的憤怒。因為他們已經學會區分疾病與患者本身，使他們的溝通變得更加健全。甚而患者的病程，也會由於家人間的緊張局勢舒緩，而有所改善。

　　話雖如此，我哥哥過世那時，我體悟到這種明智的看法根本就是赤裸裸的實情，而且那時是我此生頭一遭徹底感受到這件事。在我哥哥已然溘然長逝的此刻，我沒有絲毫悔恨。

我珍視我哥哥帶給我的無數美好回憶，像是我們在一起時，總是笑聲不斷，或者像是今天傍晚，家裡戶外壁爐中的火舌劈啪作響，溫暖了我的家人，而這個壁爐，是我哥哥幫我建造的，還有像是我哥哥同意我寫他的事、我們為彼此自豪，以及其他更多的事，這些我都記得。

　　回想我們以往的許多交談，令我憶及他有多麼常胡說八道，也讓我想起他那些胡言亂語於我而言，有多麼難以傾聽。儘管我哥哥說的話經常語無倫次，但他說到最後，總是會說：「你是我的寶貝小弟，我愛你。」

　　亨利發病後，許多事都有了變化。然而他聰明伶俐、長相英俊，和藹可親又富有愛心的事實，卻沒有改變。若非如此，他怎麼可能在任何情況下（甚至是在我們母親的葬禮上），都令我笑出聲來──而且是讓我捧腹大笑！除了後來某些罕見情形，是疾病擊敗他使然，否則當亨利令人發笑，通常都懷抱善意，也會尊重他人感覺。亨利會有這種表現，是由於他知道自己和發病前相比，已經沒有那麼拘謹，所以他會顯得比過去滑稽許多。

　　先前有許多人寫信給我，表達他們的哀悼，或是與我分享他們對亨利的美好回憶。他們都表示我有亨利這樣的哥哥，是何等幸運。他們說對了。

　　不過，他們卻都漏了一件不可或缺的事。那是我反思「再度向亨利道別」這項表面看來似乎難以克服的任務時，重新學到的教誨，也就是亨利初次發病之後，我能悼念自己失去的一切（亦即告別我曾經希望擁有的一切），是格外值得慶幸的事。因為我這麼做，讓我能在過去二十

五年間，得以和亨利一起歡笑，也能與他共同創造新的美好回憶，同時能意識到我作為他的「寶貝小弟」，究竟有多麼幸運。

為了康復，亨利與我攜手合作，而且我們關係良好。他以自己這個實例，也藉由他對我在思考方面的影響，同時透過讓我在書籍文章裡講述他的故事，協助了許多人。我們永遠都不知道他究竟挽救了多少生命，也始終不清楚究竟有多少病識感薄弱的人，在他的協助下得以復原。

我曾經收到過許多好心人來信，他們都告訴我，亨利具有這種影響力，而且我確信沒有寫信給我的人，肯定還有更多。

還有許多事我得致謝。

謝詞

　　我首先要感謝我的孩子塔蒂亞娜、羅賓森,以及安尼塞托。謝謝你們在我修訂這本書時,不僅付出愛與耐心,也為我犧牲。即使我是「脾氣暴躁的傢伙」,你們卻令我開懷大笑,也讓我感覺自己彷彿是人世間最幸運的人,這些都是我最感謝你們的事。我對你們的愛,超乎你們所知。我永遠都是你們的爹地,你們的老爸。

　　同時感謝鮑伯與傑森。謝謝你們在我寫這本書,以及我們攜手合作的其他時候,都支持我協助我。也謝謝「LEAP」的所有教師。感謝你們在我無法參與之際,投身支援舉辦「LEAP」研討會。

　　自從這本書的初版問世以來,我曾經在美國、加拿大,以及海外,為數萬名患者家屬、心理健康專業人員、當事人、律師和法官舉行講座。大家對這本書所傳遞的訊息與教導,反應的熱烈程度,幾乎令我難以消受。我收到的每一次演講邀約,以及每封電子郵件與每通電話,都再度提醒我,使我重新想起自己對讀者的義務,不僅止於一本書。我從這些聯繫中,瞭解他們與我共享的經歷,也得知他們對這種方式的讚賞,並讓我從中學到教訓。這些不僅都是無價之寶,也啟發我寫下這本書的二十週年紀念

版。

　　在過去三十年間，有許多精神障礙者向我敞開心扉，讓我瞭解他們的體驗，我想要在這裡再度特別感謝他們。同時我也要謝謝我先前指導過的學生。這些學生對於自己受託照顧的對象，都滿懷熱情。沒有他們的熱情，我永遠都不會將研究調查發現的結果，轉化為他們能用於臨床工作的實用意見。

　　有許多組織支持這本書裡敘述的研究。除了謝謝這些組織的支援，我也要感謝他們投身重大精神障礙的研究調查。我在此向全美思覺失調症與憂鬱症研究聯盟（National Alliance for Research on Schizophrenia and Affective Disorders，縮寫為「NARSAD」）、史丹利研究基金會、蘇格蘭共濟會儀式基金會（Scottish Rite Foundation）、美國國家心理健康研究所，和全美精神障礙聯盟致上謝意。

　　然後，我再一次**深深感謝我的手足**。謝謝你讓我訴說我們的故事，也謝謝你竭盡所能，成為世上最和藹，又最能鼓勵人的哥哥。你的不屈不撓和幽默感，已經成為我的標竿。我會持續努力，達到你為我立下的標準。儘管我每天都能感覺到你的存在，不過，我還是想你。

哈維亞

【附錄一】
參考文獻

Amador XF, Flaum M, Andreasen NC, Strauss DH, Yale SA, Clark SC, & Gorman JM. Awareness of illness in schizophrenia and schizoaffective and mood disorders. *Archives of General Psychiatry*, 51: 826-836. 1994.

Amador XF & David AS (Eds.) *Insight and Psychosis: Awareness of Illness in Schizophrenia and Related Disorders.* Oxford University Press, 2005.

Amador XF & Gorman JM. "Psychopathologic domains and insight in schizophrenia." *Psychiatric Clinics of North America*, 20: 27-42, 1998.

Amador XF, "Closing the Gap between Science and Practice," *Civil Rights Law Journal*, in press.

AmadorXF, Strauss DH, Yale SA, Flaum M, Endicott J, & Gorman JM. Assessment of Insight in Psychosis. *American Journal of Psychiatry*, 150: 873-879. 1993.

Amador XF, Barr W.B.; Economou, A.; Mallin, E.; Marcinko, L.; Yale, S. "Awareness deficits in neurological disorders and schizophrenia." *Schizophrenia Research*, 24(1-2): 96-97, 1997.

Amador XF, Harkavy Friedman J, Kasapis C, Yale SA, Flaum M, & Gorman JM. "Suicidal behavior and its relationship to awareness of illness." *American Journal of Psychiatry*, 153:1185-1188, 1996.

Amador XF & Seckinger RA. "The assessment of insight." *Psychiatric Annals*, 27(12): 798-805, 1997.

Amador XF & Strauss DH. Poor insight in schizophrenia. *Psychiatric Quarterly*, 64: 305-318. 1993.

Amador XF, Strauss DH, Yale SA & Gorman JM. Awareness of Illness in Schizophrenia. *Schizophrenia Bulletin*, 17:113-132, 1991.

Bartko G, Herczog I & Zador G. Clinical symptomatology and drug compliance in schizophrenic patients. Acta *Psychiatrica Scandinavica*, 77: 74-76. 1988.

McEvoy JP, Applebaum PS, Geller JL, Freter S. Why must some schizophrenic patients be involuntarily committed? The role of insight. *Comprehensive Psychiatry*, 30: 13-17. 1989.

Caracci G, Mukherjee S, Roth S & Decina P. Subjective Awareness of Abnormal Involuntary Movements in Chronic Schizophrenic Patients. *American Journal of Psychiatry*, 147: 295-298. 1990.

Cuesta MJ & Peralta V. Lack of Insight in Schizophrenia. *Schizophrenia Bulletin*, 20:359-366. 1994.

Flashman LA, McAllister TW, Saykin AJ, Johnson SC, Rick JH, Green RL. Neuroanatomical Correlates of Unawareness of Illness in Schizophrenia. From the Neuropsychology & Brain Imaging Laboratories, Dept. of Psychiatry, Dartmouth Medical School, Lebanon, NH & New Hampshire Hospital, Concord, NH 03301. Presented at the *Biennial Meeting of the International Congress on Schizophrenia Research*, Santa Fe, New Mexico, April 20, 1999

Ghaemi NS & Pope HG, Jr. Lack of Insight in Psychotic and Affective Disorders: A Review of Empirical Studies. *Harvard Review of Psychiatry*, May/June: 22-33. 1994.

Greenfield D, Strauss JS, Bowers MB & Mandelkern M. Insight and Interpretation of Illness in Recovery from Psychosis. *Schizophrenia Bulletin*, 15: 245-252. 1989.

Heinrichs DW, Cohen BP & Carpenter WT, Jr. Early Insight and the Management of Schizophrenic Decompensation. *Journal of Nervous and Mental Disease*, 173: 133-138. 1985.

Kampman O, Lehtinen K. Compliance in psychoses. *Acta Psychiatrica Scandinavica*. 100(3): 167-75, 1999.

Lysaker PH, Bell MD, Milstein R, Bryson G & Beam-Goulet J. Insight and Psychosocial Treatment Compliance in Schizophrenia. *Psychiatry*, Vol. 57, 1994.

Lysaker PH, Bell MD, Bryson G & Kaplan E. Neurocognitive function and insight in schizophrenia: support for an association with impairments in executive function but not with impairments in global function. *Acta Psychiatrica Scandinavica*. 97(4): 297-301, 1998.

McEvoy JP, Appelbaum PS, Geller JL & Freter S. Why Must Some Schizophrenic Patients be Involuntarily Committed? The Role of Insight. *Comprehensive Psychiatry* 30: 13-17, 1989.

McEvoy JP, Apperson LJ, Applebaum PS, Ortlip P, Brecosky J & Hammill K. Insight in schizophrenia: Its relationship to acute psychopathology. *Journal of Nervous and Mental Disorders*, 177: 43-47, 1989.

McGlashan TH, Levy ST & Carpenter WT, Jr. Integration and Sealing Over: Clinically Distinct Recovery Styles from Schizophrenia. *Archives of General Psychiatry*, 32: 1269-1272, 1975.

McGlashan TH & Carpenter WT, Jr. Does attitude toward psychosis relate to outcome? *American Journal of Psychiatry*, 138: 797-801, 1981.

Michalakeas A, Skoutas C, Charalambous A, Peristeris A, Marinos V, Keramari E & Theologou A. Insight in Schizophrenia and Mood Disorders and its Relation to Psychopathology. *Acta Psychiatrica Scandinavica*, 90: 46-49, 1994.

Mohamed S, Fleming S, Penn DL & Spaulding W. Insight in schizophrenia: its relationship to measures of executive functions. *Journal of Nervous & Mental Disease*. 187(9): 525-31, 1999.

Morgan KD, Vearnals S, Hutchinson G, Orr KGD, Greenwood K, Sharpley R, Mallet R, Morris R, David A, Leff J & Murray RM. Insight, ethnicity, and neuropsychology in first-onset psychosis. *Schizophrenia Research*, 36(1-3): 144-145, 1999.

Smith TE, Hull JW & Santos L. The relationship between symptoms and insight in schizophrenia: a longitudinal perspective. *Schizophrenia Research*. 33(1-2): 63-7, 1998.

Swanson C, Jr., Freudenreich O, McEvoy JP, Nelson L, Kamaraju L & Wilson WH. Insight in Schizophrenia and Mania.*The Journal of Nervous and Mental Disease*, 183: 752-755, 1995.

Takai A, Uematsu M, Ueki H, Sone K & Kaiya Hisanobu. Insight and its

Related Factors in Chronic Schizophrenic Patients: A preliminary Study. *European Journal of Psychiatry*, 6: 159-170, 1992.

Voruganti LN, Heslegrave RJ & Awad AG. Neurocognitive correlates of positive and negative syndromes inschizophrenia. *Canadian Journal of Psychiatry*. 42(10): 1066-71, 1997.

Wciorka J. A Clinical Typology of Schizophrenic Patients: Attitudes towards their Illness. *Psychopathology*, 21: 259-266, 1988.

Wilson WH, Ban T & Guy W. Flexible System Criteria in Chronic Schizophrenia. *Comprehensive Psychiatry*, 27: 259-265. 1986.

World Health Organization, Report of the International Pilot Study of Schizophrenia. Geneva: World Health Organization Press. 1973.

Young et al. Medication adherence failure in schizophrenia: a forensic review of rates, reasons, treatments, and prospects. *Journal of the American Academy of Psychiatry and the Law*, 27(3): 426-44, 1999.

Young DA, Davila R, Scher H. Unawareness of illness and neuropsychological performance in chronic schizophrenia. *Schizophrenia Research*, 10: 117-124. 1993.

Young DA, Zakzanis KK, Baily C, Davila R, Griese J, Sartory G & Thom A. Further Parameters of Insight and Neuropsychological Deficit in Schizophrenia and Other Chronic Mental Disease. *Journal of Nervous and Mental Disease*, 186: 44-50. 1998.

針對思覺失調症的認知療法進行的研究

Kemp R, Hayward P, Applewhaite G, Everitt B, David A: Compliance therapy in psychotic patients: a randomized controlled trial. BMJ 1996; 312: 345–349.

Kemp R, Kirov G, Everitt B, Hayward P, David A: Randomized controlled trial of compliance therapy: 18 month follow-up. *Br J Psychiatry* 1998; 172: 413–419

Kline N, Li C, Lehmann H, Lajtha A, Laski E, Cooper T: Beta- endorphin-induced changes in schizophrenic and depressed patients. *Arch Gen Psychiatry* 1977; 34: 1111–1113

McGorry PD, Yung AR, Phillips LJ, Yuen HP, Francey S, Cosgrave EM, Germano D, Bravin J, McDonald T, Blair A, Adlard S, Jackson H. Randomized controlled trial of interventions designed to reduce the risk of progression to first-episode psychosis in a clinical sample with subthreshold symptoms. *Arch Gen Psychiatry* 2002; 59: 921–928

Mosher LR, Menn AZ: Community residential treatment for schizophrenia: a two-year follow-up. *Hosp Community Psychiatry* 1978; 29: 715–723

ODonnell C, Donohoe G, Sharkey L, Owens N, Migone M, Harries R, Kinsella A, Larkin C, OCallaghan E: Compliance therapy: a randomised controlled trial in schizophrenia. *BMJ* 2003; 327: 834

Sensky T, Turkington D, Kingdon D, Scott JL, Scot J, Siddle R, OCarroll M, Barnes TRE: A randomized controlled trial of cognitive-behavioral therapy for persistent symptoms of schizophrenia resistant to medication. *Arch Gen Psychiatry* 2000; 57:165–172

Tarrier N, Yusupoff L, Kinney C, McCarthy C, Gledhill A, Haddock G, Morris J. Randomised controlled trial of intensive cognitive behaviour therapy for patients with chronic schizophrenia. *BMJ* 1998; 317: 303–307

Tarrier N, Wittkowski A, Kinney C, McCarthy C, Morris J, Humphreys L: Durability of the effects of cognitive-behavioural therapy in the treatment of schizophrenia: 12-month follow-up. *Br J Psychiatry* 1999; 174: 500–504

Tarrier N, Kinney C, McCarthy E, Humphreys L, Wittkowski A, Morris J: Two-year follow-up of cognitive-behavioral therapy and supportive counseling in the treatment of persistent symptoms in chronic schizophrenia. *J Consult Clin Psychol* 2000; 68: 917–922

Wagemaker H, Jr., Cade R: The use of hemodialysis in chronic schizophrenia. *Am J Psychiatry* 1977; 134: 684–685

推薦書籍

Surviving Schizophrenia (Fourth Edition) E. Fuller Torrey. HarperCollins, 2001
（本書繁體中文譯本為《思覺失調症完全手冊：給病患、家屬及助人者的實用指南》（目前發行的版本為本書第七版），心靈工坊出版，二〇二〇年。）

Crazy: A Fathers Search through Americas Mental Health Madness. Pete Earley, Putnam, 2006

Insight and Psychosis: Awareness of Illness in Schizophrenia and Related Disorders. Amador XF & David AS (Eds.) Oxford University Press, 2005

Cognitive-Behavioral Therapy of Schizophrenia. David G. Kingdon and Douglas Turkington. The Guilford Press, 1993.

When Someone You Love is Depressed: How to help without losing yourself. Laura Epstein and Xavier Amador. Fireside, 1998
（本書繁體中文譯本為《當所愛的人有憂鬱症：照顧他，也照顧好自己》，張老師文化出版，二〇〇三年。）

The Day the Voices Stopped: A Memoir of Madness and Hope. Ken Steele and Claire Berman. Basic Books, 2001
（本書繁體中文譯本為《是誰在說話》，新苗文化出版，二〇〇八年。）

【附錄三】
建議使用的資源

LEAP 實踐研究基金會（LEAP Foundation for Research to Practice，縮寫為「LFRP」。）

網站：www.LFRP.org

　　「LEAP 實踐研究基金會」是 501(c)(3)[18] 非營利組織。它致力服務必須照料家裡罹患重大精神障礙，以及成癮家屬的人、心理醫療保健服務專業人員、刑事司法專業人員，與其他照顧精神障礙者，和與其康復與安全事宜有關的人。

　　罹患病覺缺失症的精神障礙者和成癮者，都不瞭解自己生病，也不明白自己能從治療與服務中受惠，以致他們有某些需求沒有得到滿足。我們的首要任務，就是教育這些人。

　　為了協助對自己的精神障礙病識感薄弱的人，大家通常會做的事，和科學研究發現有效的事兩相對比，就是科學與實踐的分歧所在。「LEAP」基金會的核心目標，就是消彌其間差距。

　　「LEAP」基金會對於希望能開始認識精神障礙、學習病覺缺失症，和有意瞭解「LEAP」方案的組織與個

18　譯註：在美國，「501(c)(3)」指依法毋需繳納所得稅的組織。

人，提供以科學作為基礎的教育訓練，以及其他協助方式。訓練與認證「LEAP」教練，是我們最重要的工作之一。既然彼此信任的關係，能使患者參與並接受治療與服務，那麼「LEAP」方案和它所採用的方式，都會著重於創造這種信任關係。

全美精神障礙聯盟（National Alliance on Mental Illness，縮寫為「NAMI」。）
網站：www.NAMI.org

以我的經驗來說，想要瞭解能支持重大精神障礙的資源與相關資訊，全美精神障礙聯盟在這方面，至今依舊是最佳來源。過去精神障礙者和患者親屬可用的服務、治療、研究與教育，不僅都付之闕如，也令他們氣餒，所以一些精神障礙者家屬，在 1979 年創立了這個組織。全美精神障礙聯盟目前除了已經成為具有影響力的重要倡議團體，它在美國每個主要城市，以及許多比較小的城鎮，也幾乎都設有地方分會。他們的許多分會，都提供諸如「家對家」（Family-to-Family）、「為自己發言」（In Our Own Voices）、「同儕網路」（Peer-to-Peer）等免費方案，這些方案我都極為推薦，而他們的某些地方分會，還設有熱線電話，能讓人在緊要關頭撥打。倘若只是為了想要知道自己所在的地區有哪些相關服務的資訊，也可以撥他們的熱線電話。同時，全美精神障礙聯盟也提供攸關精神障礙的出色書籍與小冊。

戒酒無名會家屬團體（AL-ANON Family Groups）
網站：www.al-anon.org

　　戒酒無名會家屬團體的成員，都是擔心家人有酗酒問題的人，就像你一樣。所以參與這個團體的家屬，都有機會能從其他先前面對類似問題的人那裡學習經驗。這個團體實際上，是由參與團體的成員營運，而且參與他們的聚會，也毋需付費。你所在地區的電話簿中，刊登住宅電話號碼的白頁（white pages）上，或許就列有當地戒酒無名會家屬團體的電話。況且能夠提供相關資訊的城市，也已經列在戒酒無名會家屬團體的網站上。列在他們網站上的城市，有許多都會貼出聚會資訊。至於加拿大、美國，以及波多黎各的聚會資訊，請撥「1-888-4AL-ANON」（1-888-425-2666）。

匿名戒酒會（Alcoholics Anonymous，縮寫為「AA」。）
網站：www.AA.org

　　匿名戒酒會是由具有酗酒問題的男男女女，所共同組成的國際性聯誼會。它不是專業協會，而是自給自足、有許多不同種族參與、與政黨無關，而且無論你身在何方，都能聯繫他們。他們對於參與者沒有年齡或教育程度的要求。無論是誰，只要想針對他或她的酗酒問題做點什麼，都能成為他們的會員。參加匿名戒酒會毋需繳費。他們對於成員唯一的要求，就是「渴望戒酒」。

治療倡導中心（The Treatment Advocacy Center，縮寫為「TAC」。）

治療倡導中心是美國全國性的非營利組織。為了讓重大精神障礙能夠得到及時有效的治療，這個組織致力於排除其間障礙。除了提升精神疾病照護方面的法律、政策與實務工作，它也支持創新治療的開發。諸如思覺失調症、雙相情緒障礙症等難以治癒的重大精神障礙，有些研究會調查它們的成因，而這個組織也資助這樣的研究。

美國國家精神健康協會（National Mental Health Association，縮寫為「NMHA」。）
網站：www.NMHA.org

美國國家精神健康協會處理許多心理健康和精神障礙方面的事，是另一個能讓人得到預期效果的非營利組織。這個協會在全美國，有超過三百四十所分支機構。它努力透過倡導、教育、研究與提供服務，來改善所有美國人的心理健康，尤其是全美五千四百萬名精神障礙者的心理健康情況。

覺察、承認與治療憂鬱症（Depression Awareness, Recognition, and Treatment，縮寫為「(D/ART」。）
美國國家心理健康研究所

地址：5600 Fishers Lane, Room 10-85, Rockville, MD, USA.

電話：(800) 421-4211

關於憂鬱症，以及它的徵兆與症狀，和最新的治療選項，這個機構都能提供良好的一般資訊。除此之外，它也出版關於憂鬱症的出色小冊與資料，可供人索取。

美國自殺學協會（American Association of Suicidology）
地址：2459 South Ash, Denver, CO 80222, USA.
電話：(303) 692-0985
這個組織提供形形色色的預防自殺書面資料，主要給學校和其他機構使用。不過，他們也會提供你所在地區的自殺防治熱線，以及支持團體的相關資料。

美國心理學會（American Psychological Association）
地址：750 1st Street, N.E., Washington, D.C. 20002, USA.
電話：(202) 336-5500

美國精神醫學會（American Psychiatric Association）
地址：1400 K Street, N.W., Washington, D.C. 20005, USA.
電話：(202) 682-6066
最後這兩個組織，分別是美國全國性的心理學專業協會，以及精神病學專業協會。倘若你聯繫這兩個學會，他們不僅會寄給你重大精神障礙與其治療的相關資料，同時也會指引你該如何向你所在地區的當地合格會員求助。除此之外，美國心理學會也（**針對思覺失調症等精神障礙的實際情況**）出版介紹資料，內容非常豐富。

提供相關資訊的網站

治療倡導中心

網站：www.psychlaws.org.

美國國家心理健康研究所

網站：www.NIMH.org

www.Schizophrenia.com.

www.reintegration.com

www.schizophreniadigest.com

www.bipolarmagazine.com

www.bipolar.com

【附錄四】
對於本書初版的讚譽

　　終於有人為精障者身旁的人寫一本書了；阿瑪多博士用易讀的筆調陳述患者缺乏病識感的本質及他們對幫助的需求，清楚地列出相關研究，並在患者輕忽自身狀況時，給予家屬和治療人員幫助他們的處方。我強力推薦本書予重大精神障礙者的家屬及治療人員。

　　——醫學博士亞倫・貝克｜美國賓夕法尼亞大學精神醫學系榮譽教授

　　這是第一本談論「為什麼病人不吃藥」的書，這個巨大問題無情地碾過精神分裂症及躁鬱症患者的家屬。阿瑪多是一位心理學家，有位罹患精神分裂症的哥哥，在過去十載，他成為研究無病識感的先驅及知名的權威。他有技巧地調理臨床小故事與學術研究，攪打出既美味又營養的成果。最重要的是，阿瑪多提供家屬及精神健康專業人員具體、步驟式的計畫以改善病識感的問題。這本書補足了精神分裂症及躁鬱症研究的空白處。

　　——醫學博士福樂・托利｜《思覺失調症完全手冊》作者

　　回首往事，最奇怪的不是無所不在的政府探員、令人

擔憂的輻射武器，甚至自己超人般的能力。讓我最害怕的是，躁鬱症讓我堅信不移大幅震動的是身旁的世界，而非自己的想法或判斷力。回想起這樣的時光，我便既挫敗又難堪，同時也清楚它可能再度發生。

我讀了阿瑪多博士的書之後覺得好過多了。首先，他具體而合理地表明，抗拒治療大多只是病徵，疾病才是大敵。接著他提出一個有力的戰略計畫，攻破或至少防制疾病造成的缺乏病識感，使受害的人可以將對治療的合作極大化。我希望自己當初生病時，關心我的人手上也能有這本書。

——法律博士強納生·史坦利（Jonathan Stanley, J.D.）│治療倡導中心助理總監，同時也是雙相情緒障礙症患者。

市面上有一些出版品提供臨床治療人員治療精神分裂症時最佳的策略，多半是從治療人員的角度出發的。也有幾本書是精礙者或家屬所著，但它們卻不具有臨床省思的價值，特別是無法反應最新的研究發現。《他不知道他病了》最大的價值在於合併了精礙者及臨床治療人員的觀點，找到兩者的共同點，指出精礙者與其治療人員能夠一齊結盟合作之處。它很實用，易於閱讀，並且充滿希望。我大力推薦它給任何一位有心幫助那些像我一樣，活在一個我們稱之為精神分裂症狀態下的人。

——弗萊瑞克·佛瑞斯三世博士（Frederick J. Frese III, Ph.D.）│美國薩米特郡康復方案（Summit County

Recovery Project），而且經由診斷，確認患有思覺失調症。

在各式各樣嚴重精神障礙顯現出的問題中，阿瑪多博士將焦點放在一個最關鍵的要點上。除非我們解決與抗拒服藥和缺乏病識感相關的問題，否則無法在治療上有所突破。阿瑪多博士在《他不知道他病了》一書中，對這個議題予以正面迎擊，為精神分裂症及躁鬱症的患者、家屬及治療師提供重要的資訊與實用的建議。這本書將使任何一個人在處理拒絕服藥及缺乏病識感的問題時，受益匪淺。
　　——醫學博士麥可・傅斯特｜美國愛荷華州心理衛生
中心主任

這是一本很棒的書，它結合了一個心理學家與一個平凡嚴重精障者家屬的個人經驗；阿瑪多博士在研究與臨床上的經驗，讓這本書充滿豐富的資訊與實用的建議。在我們的文化中有一個很有益處的特點，經歷痛苦的人們會將痛苦轉化成正面的事物。因嚴重精神障礙受害、受壓、受挫的人們將發現這本書極有幫助，它包含了新近研究的資訊及具體的建議，對嚴重精神障礙者的家人，及關心障礙者的精神健康專業人員都會有極大的幫助
　　——醫學博士賀伯特・帕迪斯
（Herbert Pardes, M.D.）｜
美國紐約－長老會暨哥倫比亞和康乃爾大學醫院
（New York-Presbyterian, The University Hospital of
Columbia and Cornell）院長，

也是美國國家心理健康研究所前任所長。

在家屬為了所愛的精障者需要的治療而爭戰時，《他不知道他病了》是一本不可或缺的讀物。阿瑪多博士提供了深刻、同理且實用的原則，以解決面對一個生病的人時，會無可避免地產生挫折與罪惡感的問題；就疾病的本質來說，他們並不知道自己生病了。

阿瑪多博士將他自身一直以來，為了患有精神分裂症的哥哥而掙扎的個人經驗寫了進來，也詳細地描述幾個案例，讓這本書特別能切中要害。他精要地摘錄出缺乏病識感或失認症背後，具有說服力的科學理論，釐清了所愛的人缺乏病識感並不是自我防衛心理機制，而是因為疾病導致的腦部機能缺失。書中探討如何幫助缺乏病識感的對方接受治療，或必要的話，如何進行法定強制送醫等實用的方法，使讀者格外地受用。

——醫學博士麥可·傅斯特（Michael B. First, M.D.）|《精神疾病診斷與統計手冊》第四版編輯

對面臨著所愛的人、朋友或同儕有嚴重精神障礙的人來說，這是一本書寫得宜、必讀的實用指南。妄想和精神病的想法常超出我們日常的生活經驗，因此，絕大多數的人不知道為精神障礙者獲取協助的途徑與方法，並不令人感到意外。那些患了精神病的人可能甚至不知道自己的行為和日常生活機能有何錯亂之處，更別提需要治療。難道只因為疾病是腦部的缺失而非胃痛，就被區分成不正常和

正常嗎？

——醫學博士朵洛瑞絲・麥拉絲比那

（Dolores Malaspina, M.D.）

美國哥倫比亞大學內外科醫學院精神醫學教授，

兼遺傳醫學臨床神經生物學系主任。

　　對許多人來說，要接受像泰德・卡克辛斯基或安娜麗莎的母親這樣的人只是有病在身這樣的概念是很難的，把他們逐出我們腦海還比較容易，彷彿他們已與我們的社會相隔數個世紀，彷彿他們不像我們一樣皆屬凡人。在這本書中，阿瑪多博士以個人的勇氣和傑出的科學研究打破了這些藩籬。

　　精神分裂症和躁鬱症患者的無病識感是他們生病時最糟的症狀之一，或許也是最頑劣的，因為當某人不相信自己有任何不對勁時，要治療他是很困難的。阿瑪多博士在過去二十年美好的歲月中，針對這個議題進行研究，成為這個領域在世界上最具影響力的科學家。他在這本書中，以詳盡的處方，幫助家人和治療師處理缺乏病識感，與它為嚴重精神障礙者造成的許多困難。然而，阿瑪多博士並非只是一個關在象牙塔中的學究，他與精神分裂症患者，包括他的哥哥與親近的朋友，相處的切身經驗，穿插出現在這本細心、動人的書中。《他不知道他病了》對任何一個認識、愛著或治療著某位精神分裂症或躁鬱症患者的人來說，是一本必要的指南。

　　——理察・凱非博士（Richard Keefe, Ph.D.）

美國杜克大學醫學中心精神病心理學教授，也是
《瞭解思覺失調症》（*Understanding Schizophrenia*）的作
者。

難得能找到一本兼具精神醫學研究的最新發現與實
用臨床建議的書，更難得的是，作者還能針對家屬及精神
健康專業人員，以吸引人的形式寫書本書。阿瑪多博士在
《他不知道他病了》中，做到了上述的每一點。
　　——醫學博士羅伯特・吉爾（Roberto Gil, M.D.）｜美
國哥倫比亞大學暨紐約州精神醫學研究中心思覺失調症研
究單位主任

置身我們所處的社會，倘若家裡的孩子、手足，或
是近親患有精神障礙，對於家屬而言，恐怕沒有比滿足患
者需求更為艱難，或者是更加重要的責任了。這種日常生
活可能會充滿掙扎，未來也可能會由於難以預料的事，而
顯得難以捉摸。不過阿瑪多博士卻接受挑戰，指引患者家
屬，好讓受到疾病折磨的患者以及負責照料他們的親人，
日子都可以過得更好。況且他寫這本書的方式，也令這項
任務展現出敏感又敏銳的面貌，而這種獨一無二的組合，
不僅反映出他身為患者兄弟的個人經歷，同時也反映出他
廣泛從事臨床實務工作，累積下來的多年經驗。
　　這本書對於飽受衝擊、為此困惑，和動輒絕望的患者
近親來說，除了是一份指南，它也反映了阿瑪多博士自己
深沉的同理心，與他的深刻見解。

所以這本書不單只是一本概論手冊，它還是一份循序漸進的實用方案，好讓我們能在身處愛意難以傳達的情境之下，讓我們瞭解愛是什麼，甚至讓我們能表達出對患者的愛。

　　這是一項卓越成就，也是一項重大的公共服務。倘若每位精神障礙者所患的病剛開始顯示出徵兆時，就能夠給予患者家屬這本書，那麼許多患者和他們親人所過的生活，非但都會因此改善，而且改善的幅度會難以估計。大家運用這本書，不僅代表了補救措施的開端，甚至這麼做，也意謂著你們將迎來患者康復的起點。

——康妮・李柏（Connie Lieber）|

美國國家思覺失調與憂鬱症聯盟

（National Alliance for Research on Schizophrenia and

Depression）主席

　　提供心理健康服務時，會遇上許多最棘手卻也是最令人動容的問題。《他不知道他病了》所提出的問題，正是其中之一。

　　阿瑪多博士與安娜麗莎・強那森，從他們自己痛苦的個人經歷中汲取經驗，著手應付這項挑戰。這本書以感性的方式，介紹臨床可行的實用方案，好讓重大精神障礙者能夠接受他所需要的治療。

　　這本書以尊重他人的筆調寫成，也對患者家屬和專業人員提供了清晰具體的指引。儘管書中充滿「現實世界」的困境，但作者巧妙運用案例，妙筆生花，使內文顯得生

動有趣。貫穿全書的重點，是溝通雙方必須建立彼此瞭解，又能相互信任的關係。如此一來，要是有可能的話，大家就能避免運用非自願治療。

我希望社會大眾能廣泛閱讀這本書。畢竟為了協助病情危急的人，長久以來，我們都需要在自己和患者之間，找到彼此一致之處。而這本書，就給了我們這樣的共同點。

——蘿莉・弗林（Laurie Flynn）|

全美精神障礙聯盟前執行長

LEAP 快速上手指南

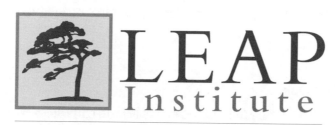

傾聽（Listen）

反映對方所言，而且對於對方所說的話不要有評價，也不要產生反應，或者是駁斥對方。

運用同理心（Empathize）

對於妄想、病覺缺失症和欲望帶來的感受，能夠表達同理心。

贊同（Agree）

找到雙方意見相同之處，並扔棄自己「要對方同意自己生病」的目標。

結為夥伴（Partner）

為了達到你們雙方可以合作的共同目標，而邁步前進。

拖延時間（Delay）

傷感情的相反意見，會改變對話方向，必須延後提出。

給予意見（Opinion）

以尊重他人觀點的態度，謙遜地說出自己的意見。

認錯道歉（Apologize）

必須為那些令人感到失禮、傷心，或者是失望的行為與互動認錯道歉。

你可能已經注意到，最後三項工具的英文名稱第一個字母，也可以拼成「D.O.A」這個縮寫。我藉由這種方式列出它們，不僅是為了能讓大家更容易記得這些工具，也因為我相信要是我們不運用上述這些工具，我們之間的關係就真的會「抵達醫院前已然過世」（dead on arrival）。

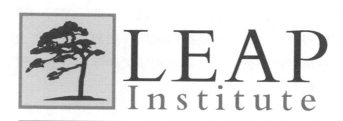

CREATING STRONG RELATIONSHIPS

創造強而有力的關係

　　「LEAP」（傾聽‧同理‧贊同‧夥伴）向臨床醫師、
患者家屬，以及執法專業人員，展現應如何迅速贏得怒火
中燒，或者是偏執多疑者的信任。這種方式提供你所需要
的工具，好讓你能藉此說服「否認」自己有精神障礙的人
接受治療，以及（或者是）使對方自願順從你的要求。它
源自哈維亞‧阿瑪多博士的下列經歷：

- 他哥哥亨利經由診斷，確認患有思覺失調症。他拚命說
  服他哥哥，而且順利讓他服下醫師開立的藥物。
- 他有三十五年面對患者缺乏病識感的臨床實務工作經
  驗。
- 有數萬名臨床醫師、患者家屬和執法人員，都曾參與
  「LEAP」研討會，所以他能從大量的「LEAP」研討會
  中，獲取相關經驗。

- 他擁有二十五年的臨床研究經驗，而他所進行的研究，都獲得美國國家心理健康研究所、史丹利研究基金會、美國精神醫學會，以及全美思覺失調症與憂鬱症研究聯盟支持。

自從《他不知道他病了》一書出版，全球已經有數十萬人，從作者和「LEAP」學會教師那裡，學到了「LEAP」。

想瞭解更多資訊，請瀏覽：www.LEAPInstitute.org。

照顧的挑戰

楊連謙

（台北市立聯合醫院松德院區一般精神科主治醫師）

　　家人生了重型精神病（如思覺失調症、情感性精神病），每個家人都會受到巨大的衝擊與影響，也會承受嚴厲的內心拷問：「照顧他，我要投入多少？」

　　每位患者所需要的照顧不同，視患者基本能力狀況和病情起伏而定。一般而言，包括食衣住行等基本生活需求，監督吃藥返診處理住出院等事宜，此外最重要，但最常被忽略，也是最難提供的是**滋育的關係需求**，它包括情感、安全感等。

　　照顧需求通常是家人分工提供的，但是每個家人投注的程度和面向並不平均。因為種種因緣，通常會形成一或兩位主責照顧者投入承擔，花最多時間心力跟患者相處，其他家人則視情況支援，甚或完全置身事外。

　　您可能就是主責照顧者，在此請稍作停留，想想自己是怎麼坐上這位子的？也想想您跟患者的關係，您是患者的長輩（祖、親代）、平輩（配偶、手足、親友）或者是子女、晚輩。每種關係在提供關係需求時會遭遇不同的困難，但主要去達成的**原則與目標卻是一致的**。

滋育的關係需求的目標就是幫助患者長大成熟，也就是增強他的自信和自我效能，讓他發揮出自己的能力，過更正常的生活。這歷程跟父母帶大孩子很類似，但更為困難，因為重型精神病患者的能力狀態會隨病情起伏、退化，而患者會面對比一般人更多、更大的生活挫折（失學、失業、失友、失婚……）。照顧者很難隨時評估患者的狀態，提供**適當**、**適時**，而且更重要的是**能被患者接受**的幫助，而且照顧者自己也要作生活調整，承受經濟、時間和精神等有形和無形的負擔。

以下略舉一些**提供關係需求的原則**以供參考：

一、**滋育關係的肥料**：每個人都喜歡被了解、被尊重、被喜歡、被肯定、被愛、被信任、被接受……這些人的基本需求足夠才能長得更好、長出主體性。**「去設身處地了解」**患者的處境，你要模擬他遭受幻聽、妄想，或是狂躁憂鬱的經驗，以及他所遭遇的人際困難和各種挫敗的心情，然後如果你能看到患者在這困境中仍努力活著、看到他好的用心或表現，去肯定他，持之以恆他就能漸漸長出自信與主體性，就能轉動你們間善的互動循環。

二、**尊重患者的個體性**：我們要接受「每個人都不一樣」，甚至「此一時、彼一時是常態」。在「給」時，常要先去問患者。他「有沒有能力」或「是否願意跟你」說出心意又是另一個問題。每個人都有自主性，不喜歡被強迫，不喜歡自己的步調被打亂，即使你是為他好。為患者好，要對他懷抱希望，你可表明對他的期待，但要知道強求很少能夠成功，因為強求患者就會失去自發性。

三、維持關係存續：關係斷絕通常對雙方都不好；關係維持著才有**在你的護持影響**下，繼續演化發生的可能性。在患者不想被打擾，或是照顧關係緊張、衝突時，雙方有空間是必要的。維持關係的做法是：讓患者知道你何時會找他，或是他可怎樣跟你聯繫上。在關係緩和時若能有機會一起回顧事件，交換當時雙方的經驗、感受，舉出更好的相處作法，能夠加深彼此的了解，並避免日後傷害再發生。

　　四、事緩則圓：這「緩」不是拖慢去做，而是內心保有餘裕，心一急就會感到窘迫，就會去強制患者，這常會引起反彈；內心有餘裕是能夠看到自己的急切與「必須」，這時內心常只剩下一個可能性。去聽聽患者的想法或許會能增加相處的可能性；可能性增加，你就有了餘裕。此外作最壞的想定也是增加餘裕的做法，例如，失業雖然嚴重但也可能是另一階段人生的開始，至少留得青山在，身體沒弄壞……。如果患者堅持做跟你不一樣、是你認為不好的決定時，在無奈的心情下，你可想，讓他去經驗自己的決定、承擔後果，「經一事、長一智」，從挫敗中學習也是成長重要的一課；如果事後能有機會跟他討論，那又更好了。也有可能你可以看到他的決定也有好的一面，這也可能讓你有所學習呢！

　　五、照顧關係是雙向影響的：在照顧時，想到患者，也要想到自己，例如，「尊重患者的個體性」時你也要想到自己是有局限的；在僵持處，跟患者討論，讓他知道你的局限，以及他將要面對的後果；患者也要學習珍惜跟願

意照顧陪伴他的人相處。照顧關係是活生生的兩個人之間的關係，有很多照顧者在這過程中更了解自己，自己也得到成長，甚至找到生命的意義。我聽過不少照顧者說出這樣的體悟，甚至感謝上天給他這樣的考驗。

簡言之，成功的照顧關係就是讓患者在更好的環境裡過更正常的生活，自己也在照顧的經驗裡琢磨，在困難中仍能維繫關係和照顧好自己；你和患者雙方都得到更好的成長。照顧者要提供患者面對適度的挫折與挑戰中成長之所需，不太過強制、不過度提供，也不要不足得讓患者一蹶不振；要讓雙方有足夠的空間與距離。這麼複雜的考題，沒有固定的正確解答。其實你比所謂的專家（醫護、心理師、社工師、職能治療師、諮商師等）更了解你的患者，但和願意跟你討論照顧經驗的專家討論是必要的，因為專家的視角與知識可供你參考。

在此向各位主責照顧者致敬！不論你們是主動或被動坐上這位子，你們都在做助人的重要工作，更願你們在提供關係需求時能獲得值得的回報。

你並不孤單

哈維亞‧阿瑪多

在哥哥生病之初，我總覺得自己的家庭跟別人的不一樣，這種事情不會發生在其他人身上，當然我是錯的。然而當他堅持自己沒有不對勁，拒絕吃藥時，我更覺得自己的家庭跟別人的不一樣了；一樣生這病的人一定不會這麼難纏。但我錯了，全世界真的有成千上萬像我們一樣的人，你在本書中將看到，我這麼說一點也不誇張。

我很高興面臨這些問題的中文讀者而今將有機會明白，你們並不孤單，而且在治療上，讀者將學到協助不相信自己生病的嚴重精神障礙者就醫時，還有更多你可以做的事。不論我們是否來自不同的國家、宗教或是種族，世界上有某些事將我們緊密相繫──愛。當某個我們愛的人拒絕接受他或她迫切需要的幫助時，不但為他們自己造成問題，也為愛他們的人和整個家庭造成問題。我見過家庭因為所愛的人說：「我沒有生病，我不需要幫忙！」造成掙扎與衝突，因而四分五裂。在精神障礙者未接受治療時，人際關係同時也跟著大受其害。

我因為這本書獲得的最感人的經驗來自一位住在新墨西哥州的中年男士。在我結束一場演講，說明新的研究

指出了幫助無病識感的病人接受治療的方法後，他走上前來。他隻身前來，站在排列的隊伍中等著跟我說話。輪到他時，他往前站，伸出手來跟我握手。當我們握手時，他熱淚盈眶地說：「我想跟你握手，親自謝謝你寫了這本書。」

「謝謝你。」我有點不知所措地回答。「但是你不用這麼說，我很高興你覺得這本書有幫助。」他搖了搖頭說：「不，我真的要謝謝你。十年了，我跟生了病的兒子毫無關係可言，我們為了他吃藥的問題僵持不下，過去這幾年更完全停止對話。但是你的書幫助我用一種他聽得進去的方式跟他談，雖然我覺得我們很有希望可以成功，但是他還沒接受吃藥這件事。用了你在書裡說的技巧以後，馬上就發生了一件事，我們再度可以好好說話，不再吵架。我們再一次擁有了連結，我覺得自己跟他又變得親近了。我不再生氣，十年來頭一次覺得有希望，我知道他也這麼覺得。所以，謝謝你寫了這本書。」我的眼底也泛起了淚水，不知道該說什麼。最後我只簡單地說了：「謝謝你跟我分享這些，他很幸運有你這個爸爸。」

你所愛的人也跟他的兒子一樣幸運，因為你像那位男士一樣，想幫助你所愛的人，這是你拿起這本書的原因。跟對這本書所有的讀者一樣，我對我新的中文讀者擁有最高的期望：你可以跟你所愛的精神障礙者保有和睦的關係，利用剛建立的合作關係，幫助他或她找出接受治療的理由。你並不孤單。

2003 年八月于緬因州山漠島

謝謝母親所有的愛

安娜麗莎‧強那森（Anna-Lisa Johanson
〔本書初版協同作者〕）

　　跟哈維爾為這本書合作給我機會幫助其他人對所愛的人伸出援手，留住他們，因為我自己花了五年才從母親的去世中獲得平靜。母親於 1998 年 10 月過世，之後我沒有一天不思念她，至今仍在某些夜晚哭泣。母親死亡的消息在我生命最痛苦，也最苦樂參半的時期尾端傳來。1998年是我在喬治城大學的最後一年，那年 1 月我只剩下幾門課，包括法文，女性與法律及一兩堂專題討論，因此得以開始在一家小律師事務所擔任法律助理，這項工作持續了兩年。我和丈夫伊旺住在兩人的第一間小公寓裡，他正開始一份新工作，那也是他唸法律夜校的第一年，我們兩人都一邊工作一邊上課，如此才能慢慢地為兩人的新家買更多的書籍和地毯。我在 5 月正式畢業，畢業典禮當天收到一張母親從精神疾病醫院戶頭開出的支票，我要求寄支票給我的祖母將款項原封不動捐給全美精神疾病聯盟；我在典禮中依稀感受到可憐的母親精神與我同在。6 月 27日，我成為瑞凱太太，除了母親一邊的家人外，所有的親人都齊聚慶祝我獲得一對嶄新而美好的雙親及祖父母。

秋天來臨，我開始法學院的課程，立志為無力發言者、精神障礙者及街頭遊民的人權而戰。一切都很順利，我愉快地白天工作晚上上課，伊旺也是如此。10 月 5 日，母親縱身一躍，在火車輪下結束自己的生命。

　　母親自殺身亡前病了超過二十五年，她的妄想之一是自己嫁給大衛・賴特曼，這使她成為國內新聞的頭條，吸引大眾的注意，聲名狼藉，兄弟姊妹們和我必須面對街頭巷尾停列的電視台採訪車與鎮日不曾間斷的電話鈴響。我成為家族的代言人，很幸運地，認識了像哈維爾一樣的人，幫助我將母親的去世轉化成幫助他人的途徑。我希望這本書能幫助與我有相同處境的人；我因為無法拯救嚴重地罹患精神疾病的母親，因此不幸成為眾多滿心無助、悔恨的人之一。

　　母親初次發病是我出生之前的幾年，那時她從未自願住院接受治療。如今更令我吃驚的事實是，家族及她的朋友們沒有一個人送她進醫院，在所有愛她的近親好友中，沒有人擁有夠強的感情都和能力將她送醫。很多人試著安慰我，告訴我她病得這麼重令人很難過，但是他們看不出有什麼方法可以幫她。愛她的人們宣稱他們尊重她的自由，以及掌握生活的權利。

　　小時候，媽媽和我跟願意伸出援手的親戚朋友們一起住；我記得他們以見治療師當成提供資助的交換條件。但那時她病得非常重，對病情缺乏自我意識，因此無法接受治療。回想起來，其實有好幾次人們可以請求警察的協助，讓母親非自願性地住院治療。只不過現在我明白，即

使她住進醫院，也未必能保證獲得正確的診斷、適當的治療與現今有科學研究為證的藥物。即使當時我只是個孩子，也不難理解為什麼身邊的大人們如此不願意面對任何讓自己變成出氣筒的可能性。這種不情願，以及錯誤地尊重她的意願，使得母親年復一年無家可歸，最後結束自己的生命。期待不要管她，她就會平靜下來，自行奇蹟似地好起來比較容易。

好心不想危害母親個人的獨立自主，只加重了她的病情。我當時太小，不知道可以做什麼幫助她。因為母親在我十二歲時再也無法擔當孩子的監護人，結果童年裡的最後幾年，我轉而和父親同住。

母親結束自己的生命之前，長年受著躁鬱症的折磨，身為她的孩子，我將永遠掙扎在罪惡感與憤怒之間；我們沒有一個人有影響力，說服她接受治療，或在她拒絕自己極度需要的幫助時，試著將她送進醫院。當時如果我們比較瞭解嚴重精神疾病，或許可以改變些什麼。

如今回想起來，我可以看出在她的一生中，許多時候都可以有人介入，讓她服藥，幫助她對抗病魔。因為精神疾病的本質，患者有逃離家人甚或自殺的傾向，你必須在害怕所愛的人覺得你背叛她，與沒有憑著直覺採取行動導致終身懊悔之間找到平衡點。

母親過世之後，我的名字出現在全國的報紙上，家人們努力躲避媒體，跟發生的事保持距離。我試探性地想改變母親在新聞中的形象，我想告訴世人，即使生了病，她還是一個很棒的母親，她並非只是「跟蹤大衛・賴特曼

David Letterman 的人」。剛開始，我非常地恐懼人們知道母親是「瘋子」時，會如何看待我。

後來，我發現有許多其他的人也遭受精神疾病折磨，熟人、朋友、甚至是不認識的人，一個接著一個開始寫信告訴我他們和患病的家人相處的經驗。那時我才明白，自己的悲劇其實每天都在上演，我不再因為母親覺得難堪，反而以她為傲，替家人和我自己對精神疾病的忽視感到難為情。

每個讀這本書的人都有屬於自己的故事可以分享，我知道它們在很多方面映照出我的經驗，細節或許殊異，主題卻非常相似。大家比較清楚我的家人因為未經治療的精神疾病飽受蹂躪的故事，但一樣慘痛的是，在這個國家裡另外還有數以百萬計的家庭正面臨家人患了精神疾病的問題。我希望完成這本書是因為我愛我的母親，並且想要分享我學到的一些教訓，一些付出過高的代價才得到的教訓。這本書即使來不及救她，還是來得及幫助其他人。媽媽是那種在任何烏雲中都看得到一絲曙光的人，我知道她會為我感到驕傲，因為我為困住全家人的悲劇找出希望和意義。即使媽媽從未曾相信自己生病，依然會因為我為這本書所做的事而感到驕傲，她是那樣的母親。她留給後世美好的遺產以及五個出色孩子，個個跟她一樣擁有天賦充滿愛心的靈魂，現在更擁有兩個素未謀面的可愛孫子。她總是告訴哥哥和我，她希望我們長大後會有和我們自己小時候一樣調皮搗蛋的孩子——如今她的願望已然實現。

我欠哈維爾、治療倡導中心（Treatment Advocacy

Center）與全美精神聯盟的永遠都還不清，也謝謝每一位參與我的演講的聽眾，聆聽母親的故事，詢問我的狀況。我遺傳了母親的疾病，紐約一位優秀的精神科醫師在我剛滿五歲時看出端倪，說我也患有躁鬱症。我從那時開始控制自己的病情，至今雖發生過嚴重的憂鬱症，但是除了一次算是輕躁狂的發作之外，從未有過躁期。2001 年 1 月我在約翰霍普金斯大學攻讀公共衛生碩士學位時，將自己的故事發表在 Good Housekeeping Magazine。

丈夫伊旺擁有我最深的感謝，在我的職業，這本書，以及哀悼失去母親上，他一直提供著穩定的支持與力量。他在我打開新的門戶時，站在我身邊，他的愛和鼓勵幫助我通過這些門。在本書中文版附梓的同時，我們也正慶祝彼此成為瑞凱夫婦的第五週年。

最後，我要謝謝母親所有的愛，她是如此地美麗，賦予我生命。她也賜予我一位照顧我的哥哥，一位可以分享祕密的妹妹，以及兩位讓我保持年輕的小弟。當我想她時，想到的是她的笑聲，她在孩子們圍著她嬉鬧時從烤箱取出熱麵包的畫面，或我們在她唱歌給我們聽時找麻煩的樣子；我想的並不是她的病。我希望這本書也可以幫助你如我一樣對待所愛的人。

我很高興聽到這本書將有中文版問世，可以幫助更多的人。能夠特別為中文讀者重新寫序，與你們分享我對這本書的信念是一個美好的經驗；我相信你們也會跟我一樣感受到這本書的可貴。

2003 年 7 月

現代醫學領域中，最具挑戰性也最糾結的角力場

弗萊瑞克‧佛瑞斯三世 博士

（俄亥俄東北大學醫學院，精神醫學心理科臨床助理教授，並為一位精神分裂症患者）

1966 年 3 月，我在美國海軍陸戰隊擔任保安警衛，負責看守海軍航空基地的原子武器，並且剛被擢升為上校。某天，我經過一段特別沉重的值勤之後，有了一個「新發現」：某些高層的美國官員被敵對的共產黨人迷惑，試圖解除國家的原子能戰備。

我決定揭露這個發現後不久，發覺自己被關進了基地精神病院一個隔絕的房間裡，診斷的結果是精神分裂症。這是我生涯中與嚴重精神疾病為伴的正式起點。

過了大約六個月之後，我從馬里蘭州貝斯達的美國海軍精神疾病醫院及海軍陸戰隊中被釋放出來。接下來的十年間，我在全國各地各種不同的精神疾病機構裡反覆進出，絕大多數的住院並非出於自願。

僅管歷經這些精神分裂症的發作，我還是拿到了心理學的博士學位，接著在俄亥俄州最大的一家州立醫院，斷斷續續地工作二十年，照顧跟我有類似處境的人們。有很長的一段時間，除了直屬督導之外，我沒有告訴任何人自

己的狀況。

在「隱匿」工作的那段時間裡，我不斷吃驚地發現，跟我一起工作的人員並不怎麼看重病人們說的話，病人的觀點幾乎總是立即被漠視。他們是來接受照顧的，應該以工作人員認為恰當的方式被照顧。總之，如果病人和照顧他們的人意見不一，病人怎麼說並不重要。

大約十五年之前，我們這些來自各地，因為精神分裂症或其他嚴重精神疾病而接受治療的人，開始有人走出陰影，說出自己的身分。我們再也不想躲躲藏藏，沉默地遭受嘲笑與敵意，那些行為是別人對嚴重精神疾病最常有的反應。慢慢地，我們開始組織起來，為病友和同盟成立地方性、州立然後國家級的機構，進行倡導，試圖重新拾回自己生而為人的權利。大致說來，較為清晰有力的病友兼倡導者認為不能信任專業人員，因為當我們是病人時，他們輕易地便將我們的觀點拋諸腦後。我們之中很多人相信我們可以只靠自己，為什麼不？我們全都被診斷出患有嚴重精神疾病，但絕大多數並不相信自己有任何問題。診斷出患病的最初幾年裡，我相當確定自己沒有任何不對勁。

然而，在十二年前左右，一些病友兼倡導者開始表示，我們之中，特別是嚴重失去能力者，有很多人無法輕易地「只靠自己」。我們認為絕大多數的人的確需要其他人：家人、朋友，通常也需要有經驗的專業人員給予協助。只不過，真發現自己需要這些專業人員時，夠幸運才能找到一個願意把我們當成「伙伴」合作的人，用同等的信任與我們建立互相尊重的關係。

雖然理想的伙伴關係聽起來是個值得一試的目標，但要專業人員和一個不相信自己有病的人變成「伙伴」，在實行上可能特別困難。我必須承認在某種程度上，自己對這件事情一直覺得詞不達意。我經常警告問問題的人，為了看似妄想或不合邏輯的想法而試圖跟病人爭執是不明智的，卻從來沒能說出一個具體的計畫，告訴他們，當一個人不知道自己生病時，該如何跟他一起找到彼此的共識。

　　這是《他不知道他病了》讓我印象特別深刻的原因之一。在這本書裡，阿瑪多博士詳細列出具體的計畫，說明如何著手解決這個難題；這個策略可以有效地找出共同點，和患者相互討論問題，建立信任與合作。從書中對「傾聽─運用同理心─贊同─結為伙伴」的闡釋和描述聽起來，這個人真的曾經「身歷其境」。更珍貴的是，它建議治療人員及親友們不要公開質疑精神障礙者相信的事。很不幸地，這樣的質疑仍然十分常見，並且經常堂而皇之被冠上「你不應該相信妄想症患者的看法」。

　　精神衛生醫療人員不應該有這樣的想法，尤其在與患者互動的初期，專業人員能給予接受照顧的人尊嚴是很重要的；傳達尊重是非常重要的一件事。

　　我很高興看到阿瑪多博士在書中的建議不但反映出常識，也帶來精神疾患是一種腦部疾患這項新知，而非盲目依附傳統的臨床教條。舉例來說，他強烈建議應該努力讓家屬參與治療活動。無疑地，哥哥患有精神分裂症的經驗教會他這個策略的價值。阿瑪多博士也建議如果必須進行非自願性治療，應與警方密切合作，特別是假如他們採取

行動的態度和田納西孟菲斯危機處理小組相似【註1】，這又是另一個非常好的忠告。

　　談論送醫的部分擁有特別的重要性。不幸地，有時全然為了精神症狀明顯的人著想，違背他的意願施予治療是最好的處理方式。的確，雖然當初我無疑是抗拒的，但如果不曾被警察帶到醫院，或許我今天不會好好地活著。身為心理學家施行治療三十載，我絕對認識無數的病人儘管在被強迫就醫時固執地抗議，之後卻無比地感激自己接受有效的治療。

　　這本書在最後提供讀者大量有用的資訊，第十四章列出支持性的組織與其聯絡方式，接著還詳列引用文獻及參考書目。附錄中包含了絕佳的概要，介紹全美各州與哥倫比亞特區在法律上對住院與非住院就醫的規定。接下來新近發表的學術研究針對病識感在精神疾病中所扮演的角色，整理成附有註釋的參考目錄。

　　阿瑪多博士除了敘述與精神障礙者相處時有效的技巧，以及列出一連串有用的資源之外，也提供了令人眼睛為之一亮的見聞，藉此強調他的主旨與闡明建議。在嘗試運用他的建議，實際幫助患有精神疾病的家人時，這些內涵提供了絕佳的技巧。最後，阿瑪多博士與強那森女士分享了他們個人與精神障礙者相處的經驗，讓這本書特別深

註1　譯注：孟菲斯警局於 1988 年與全美精神疾病聯盟及社區醫護專業人員合作，成立危機處理小組，一直以來是警方有效協助精神障礙者及家屬處理問題的模範。

刻而具有可看性。

　　我希望你也會和我一樣，對書裡幫助嚴重精神障礙者
接受治療的方法大為感動。我深深地為阿瑪多博士喝采，
不只因為他成就了這些治療的策略，也因為面對現代醫學
領域中，最具挑戰性也最糾結複雜的角力場之一，他為站
在上面的人提供了睿智的忠告。

最棒的是我們能幫助他們幫助自己！

魏嘉瑩

　　今夜紐約市大停電，來此不到兩年，似乎我便「有幸」參與到這些幾乎算是「歷史性的重大災難事件」，先有 911 事件，這次是美加大停電。《他不知道他病了》下星期就要送印，我手上仍殘存些許零星的翻譯及校稿工作，如今卻完全束手無策。然而在黑暗中呆坐著，腦袋卻反而變得清明起來，赫然發現自己已許久未曾如此靜心思考了，忍不住就著手電筒微弱的燈光，寫下這篇預期之外的序言。

　　來美近兩年，陸續開始學校、學術研究、翻譯、全美精神障礙聯盟與中華民國康復之友聯盟的義工工作……，在北國四季鮮明的更替之下，忙碌的日子像水流一樣快，彷彿只一晃眼，我就將取得碩士學位，彷彿只一晃眼，自己翻譯的第二本書已出版在即。然而，卻也似乎有一種恍如隔世的感覺。

　　異鄉的生活絕非易事，但我在一度陌生的城市安定了下來，新友變舊朋，遇到許許多多讓我大為撼動的人、事、物。我一直覺得自己非常幸運地能夠出國深造，身為一個公務員的四個子女之一，這原看起來似乎是個遙不

可及的夢想，但是家人卻支持我的任性；我知道我是幸運的。我忍不住感受到一股衝動，催促我必須將我所學的讓在國內的大家也都能體會。

我清楚地記得自己是怎麼和翻譯工作結緣的。不能否認心理學長久以來都是我個人的興趣，也無法否認進行這本書的翻譯工作還包含許多其他私人的理由，但是最初的動力卻真真切切因為我是一個家人。媽媽在我出國前，已被診斷出患了憂鬱症有一段時間，一連串的奔波、擔憂，看著她受苦，身旁的家人也跟著痛苦的困境，一直是我生命中覺得最無力的一件事。過去我一直深信自己已經盡力給媽媽最佳的協助，陪她上醫院、與醫生溝通、敦促她吃藥、花費所有我能的時間陪她，聽她說話……。

碩士班的第一個學期裡，我修了哈維亞在我們臨床心理科開的「精神疾病診斷手冊應用與研究」這一門課，學期中時，我們上到憂鬱症與焦慮症的部分，一下了課，我躲近一間無人的教室，按捺不住地痛哭失聲——原來關於疾病還有那麼多我不知道的事；我為了媽媽可能因為我們的無知受了許多不必要的苦而哭泣，也為了從不知道的希望而哭，還為自己知道荒謬，可是卻揮之不去的罪惡感而哭。縱然理智上確信自己做了所有能力可及的努力，由於你是那麼地愛著、關心著家人，想為她拂去所有的痛苦，你永遠都覺得自己做得不夠。我開始體會，如果沒有相當的知識，你不但可能事倍功半，或有如身在五里霧中，有心卻無方幫助你愛的人，更糟的還可能「幫倒忙」。

我已經記不得自己是怎麼開始看起《當所愛的人有

憂鬱症》和《他不知道他病了》的原文書，也許只是單純因為想知道「教授」到底是何方神聖，但我永遠忘不了自己讀它們時，腦中不斷迴響的一個想法是：「天哪，我想讓家裡的人也看一看！」我知道我們需要「學」，才能明白怎麼幫助我們所愛的人，而真的有資源可以幫助我們學習。這是最單純、最原始的動力，於是我開始了一連串為書找出版社、談合約及翻譯的工作。在過程之中，學到的事不計可數，遇到的人更讓我獲得無價的經驗，張老師出版社的總編輯娟秀、壽成，心靈工坊的總編輯桂花、責任編輯慧明，以及中華民國康復之友聯盟的西華都是我想感謝的人。而我想，另一個特別要感謝的人無疑是哈維亞。

我絕對相信我只是無數說自己很幸運能認識他的人之一。我從在哥倫比亞大的第一個學期就認識了他，上不了幾堂他的課，我便嘆息絕倒：「哇，這就是我理想中專業人員該有的想法！」他詮釋專業人員的地位與角色，及其在臨床上應該有的認知及抱持的態度，非常地吸引人，基本上來說即坦誠、具有同理心、建立平等合作的關係。它們看似想當然爾的基礎原則，可是或許因為他絕佳的幽默感和自信與生動的談吐，讓人有煥然一新的啟發。聽來或自大，但是我剎那間真的有遇到知音的感覺，找出了他的書來看之後，我更剎那便決定要想辦法讓他的書以中文版問世。如果說翻譯《當所愛的人有憂鬱症》是為了對家人的愛，那麼翻譯《他不知道他病了》可以說單純出於對知識的驚豔。他的專業絕對是無庸置疑的。

去年我有幸專訪福樂・托利醫師，他是全美最著名的

精神科醫師之一，也以「直言無畏」為精神障礙者發聲而聞名，跟他聊到哈維亞的研究成果時，他說：「早在十年前他初次在學術研討會中發表研究成果時，我就說過這個小伙子的研究值得注意，未來一定會有所成就。……他的研究是心理學與精神醫學、腦部科學結合應用非常好的典範，應當是心理學未來在學術研究上的發展趨勢。」

　　他的專業和學識與對無病識感問題獨到的見解或許從書中就能一覽無遺，但是跟他越來越熟之後，才發現更精彩的還在後面。因為書的關係，我們漸漸變成朋友，總戲稱對方為「前」教授或學生。我上過他的課，翻譯他的書和文章，看過他演講的錄影，跟他無所不談；剛開始時只知道他的哥哥亨利的事，漸漸地發現他還有一位患了憂鬱症的家長和躁鬱症的手足，而他自己更患有憂鬱症。閱讀作者序後的作者簡介，你大概很難相信我說的話；一個終年演講不斷，場場座無虛席，極受聽眾歡迎的學者，更別提他還進行學術研究、臨床工作、上法庭作證、寫書、教課，怎麼也無從得知他有憂鬱症！

　　然而，身為一個朋友，我絕對看過他狀況不佳的時候，除了心疼之外，心裡更升起一股欽佩，還有希望；我於是鼓舞媽媽：「看，哈維亞也得了憂鬱症啊，他得斷斷續續地吃藥，但是還是過得很好，這麼有成就；病是會好的！」不論在他的文章或是演講中，我都聽過他談自己生病的經驗，他總是以自身為例子，用輕鬆幽默的方式讓大家明白看似艱深的學術理論。私底下，他也從不諱言自己的低潮期，他總是很坦白地說出他覺得不好受的時候，接

受朋友的鼓勵與支持。一次我們談到患有憂鬱症是什麼樣子，他聳聳肩說：「什麼事也做不成，然後在狀況好的時候再加倍趕工。」他學會在生病時容忍自己的無力感，接受治療，想辦法幫助自己，做對自己好的事。

或許是自己親身的體驗，他說出來的話總那麼貼近人心，雖具有專業身分，卻真正地了解患者和家人的感受和需要。一位曾與他共事的朋友有感而發地告訴我：「他真的是一個很有、很有耐心的人；與有妄想的精神分裂症患者溝通需要非常大的耐心！」而他也異常明白大眾需要的是能「用」的知識，所以他的書、文章、演講，都以非常實際，能夠應用的角度出發。我還記得一次我們聊到臨床心理與寫書這些事時，他告訴我：「最棒的是我們能幫助他們幫助自己！」是的，最重要的是把專業知識轉換成大家能到手即用、幫助自己或所愛的人的實用良方。

我想說的並不是哈維亞是多麼地與眾不同或成就不凡，事實上，我認識的他是一個再平凡不過的人，平凡的、也會生病的人；我感動的是他對疾病處之泰然，把經歷過的痛苦轉化成正面的歷練與動力，在生命中奮戰努力，並且把這種體會也傳達給其他需要的人。而他並不是唯一一個這麼做的人。

我開始參與全美精神障愛聯盟的活動之後，驚喜地發現有這麼多的障礙者、家屬毫不諱言自己跟精神障礙的淵源，他們之中很多人也同時身為精神健康專業人員，而絕大多數的人都有一段慘痛的人生故事可說──兒子自殺身亡的母親、弟弟殺害父母親的姊姊，女兒失蹤多年的雙

親……。但是我認識的他們，卻是充滿活力與熱情的，同時散發出一股堅定的力量與溫暖的愛心；他們並不害怕告訴大眾所發生的事，反而希望自己的經驗能對他人有所助益，把自己的人生教訓轉化成幫助他人的動力。

很幸運地，我也從不覺得自己必須避諱談論媽媽的病，不知為何我就是認為，如果我可以坦白告訴我的朋友媽媽會胃痛，也就能向醫生直言媽媽患了憂鬱症；我清楚地知道，在憂鬱症背後，媽媽還是我愛的媽媽。只是我也知道對大多數人來說，情形並非如此，患有精神疾患經常是一種禁忌，「家醜不可外揚」絕對不是句陌生的話。

因此我希望《他不知道他病了》除了可以具體地幫助精神障礙者及家屬處理無病識感的問題之外，更能帶給我們一點點的省思，讓我們看清疾病背後那個我們所愛的人。精神疾病就像其他疾病一樣，它不是「醜」，我們所愛的人更不是。打破社會大眾積習已久的成見在一開始或許困難重重，但是如果我們有我們對家人的愛為焦點，應該會容易一些。而假使你知道，你的經驗也許可以幫助別人時，或許可以讓你的態度更堅定。

在剛開始為這本書找出版社時，我心中其實是抱著些許遲疑的：這本書寫的是美國的情形，對本土的讀者適用嗎？但是漸漸地我明白，哈維亞在書中談的事，其實本著的是「人性」，誰不希望自己受到別人尊重，感受到對方的愛意？這一點並不因為國界或生病與否而改變。醫療條件、社會文化等客觀環境或許有所不同，但人們基本的情感與需求卻是相似的。因為家人之間緊密的程度與父母

的權威，我們或許比較能夠不顧我們所愛的障礙者意願為何，有力地強制他們就醫，但是長遠地來看，那並不是一個理想的解決問題的方式，對雙方之間的關係也不會有幫助。我們需要的是一種更人性，更正面的方法，而《他不知道他病了》提供的正符合我們的需要。

我只希望所有拾起這本書的讀者，都能獲得一些啟發，找到一個方法幫助你所愛的人。我還想特別一提的是哈維亞和安娜麗莎分別都為中文版寫了新的序，哈維亞甚至是在出海航行的途中，想盡辦法，最後才在截稿當天將稿子交到我手中，我非常、非常感激在整個過程之中他們給予我的支持和鼓勵。他們都很清楚精神健康是一個全球性的議題，期待他們以英文發表的成果，也能以中文版服務更多的讀者大眾。

一篇文章如何也道不盡我心中的感受萬千，我期許自己在不久的將來也能成為一位懂得關心「人」的專業人員，用像我對媽媽一樣的家人之愛，去關心所有有需要的人，也協助他們幫助自己與自己所愛的人。而我相信，將有很多很多包括專業人員、家屬、患者的人一起努力，在世界各地的每一個角落，為所愛的人、也為自己爭取到更好的生活。

最後，最深的愛和感謝，給哈維亞和我的家人。

2003 年八月于紐約

作者簡介

　　阿瑪多博士是國際間備受歡迎的演說家，同時也是臨床心理學家、美國紐約州立大學教授、LEAP 學會與基金會董事，而且著有八本書。

　　美國公共電視網（PBS）「新星」（NOVA）系列節目，在 2010 年製播《這段感人肺腑的人生》（*This Emotional Life*），而這個節目中，特別報導了阿瑪多博士和他的「LEAP」方案。阿瑪多博士的專業知識，除了使他定期為美國國家廣播公司的「今日秀」（Today Show）節目撰稿，也讓他成為美國廣播公司（ABC）「早安美國」（Good Morning America）、「黃金時段新聞現場」（Prime Time Live）和「CBS 今晨」（CBS This Morning）、「NBC 晚間新聞」（NBC Nightly News）、「六十分鐘」（60 Minutes）、美國有線電視新聞網（CNN）、「日界線」（Dateline）、「ABC 世界新聞」（ABC World News Tonight）、美國福斯新聞頻道（Fox News）、《紐約時報》、《華爾街日報》（*Wall Street Journal*）、《今日美國》（*USA Today*），與其他許多節目或媒體的特別來賓。

　　阿瑪多博士曾經在為數眾多的公司，和包括美國國家衛生研究院（National Institute of Health）等政府行政機關任職顧問。由他經手的法庭鑑證案，則包括大學航空炸

彈客犯罪案件、美國陸軍一等兵琳迪・英格蘭（Lynndie England）監獄虐囚案，和伊莉莎白・史馬特綁架案，以及對於穆沙維，和與其他人共同暗中策劃「九一一恐怖攻擊事件」，而遭到控告的比納爾什布（Ramzi bin al-Shibh）等人進行的審判。

　　阿瑪多博士與成年人、家庭成員以及夫妻共同攜手合作的經驗，超過三十五年。他目前住在美國紐約。

　　阿瑪多博士先前不僅曾擔任美國哥倫比亞大學內外科醫學院精神醫學系教授，也曾經是全美精神障礙聯盟董事會成員、全美精神障礙聯盟研究中心總部主任，以及美國紐約州精神醫學研究中心的心理部門主任。

　　阿瑪多博士發表過的同行審核科學論文報告，數量已經破百，而他的其他許多出版品，目前也已經譯為二十多種語言。

　　（眾人經常稱之為「精神科醫師聖經」的）《精神疾病診斷與統計手冊》第四版修訂版中，前次針對思覺失調症與相關精神障礙章節進行內文修訂時，阿瑪多博士是修訂工作的協同召集人。

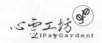

SelfHelp 046

他不知道他病了：協助精神障礙者接受治療
（20 週年紀念版）

I Am Not Sick, I Don't Need Help! : How to Help Someone Accept
Treatment（*20th Anniversary Edition*）

哈維亞‧阿瑪多（Xavier Amador, Ph.D.） 著

陳文怡、魏嘉瑩 譯

楊連謙 審閱

出版者—心靈工坊文化事業股份有限公司
發行人—王浩威　總編輯—徐嘉俊
責任編輯—黃心宜
內頁排版—旭豐數位排版有限公司
通訊地址—10684 台北市大安區信義路四段 53 巷 8 號 2 樓
郵政劃撥—19546215　戶名—心靈工坊文化事業股份有限公司
電話—02）2702-9186　傳真—02）2702-9286
Email—service@psygarden.com.tw　網址—www.psygarden.com.tw
製版‧印刷—中茂製版印刷股份有限公司
總經銷—大和書報圖書股份有限公司
電話—02）8990-2588　傳真—02）2290-1658
通訊地址—248 新北市五股工業區五工五路二號
二版一刷—2024 年 5 月　ISBN—978-986-357-380-7　定價—599 元
版權所有‧翻印必究。如有缺頁、破損或裝訂錯誤，請寄回更換。

國家圖書館出版品預行編目資料

他不知道他病了：協助精神障礙者接受治療 / 哈維亞‧阿瑪多 (Xavier Amador) 著；魏
嘉瑩，陳文怡譯 .-- 二版 .-- 臺北市：心靈工坊文化事業股份有限公司，2024.05
面；　公分
20 週年紀念版
譯自：I am not sick, I don't need help! : how to help someone accept treatment
ISBN 978-986-357-380-7(平裝)

1.CST: 精神醫學

415.95

113006760